전신질환과 치과치료

Systemic Disease and Dental Treatment

전신질환과 치과치료

김여갑 · 김영설 · 이종호 · 이재광 · 최병준

dh 대한나래출판사

머리말

전신질환 환자의 치과 치료 시 문제점과 그 대책

치과 치료를 받는 사람 중에는 전신질환이 없는 사람도 많지만, 요즘은 고혈압, 당뇨병, 간질환, 골다공증 등으로 치료를 받고 있거나, 암으로 치료를 받은 환자나, 특정 약물에 알레르기 반응이 있는 환자가 많이 증가하고 있습니다. 이런 환자의 치과 치료 시 에피네프린이나 리도카인 등이 심혈관질환에 직접적 영향을 미칠 수도 있으며, 각종 금속제가 입안에 노출되어 문제를 일으키기도 합니다. 치과 치료 자체가 공포심을 유발하고, 환자에게 스트레스를 줄 수 있어서 전신질환이 있는 환자의 진료는 항상 주의를 해야 합니다. 무엇보다 긴장되는 것은 간단한 발치에서부터 양악수술 같은 어려운 수술까지 수술 중이나 수술 후 완벽한 지혈을 얻을 수 없다는 점입니다. 그러나 이런 어려움이 있어도 환자의 건강 증진과 삶의 질 개선을 위해서 힘든 치과 치료를 피할 수는 없습니다.

치과에 오는 사람 중에서 전신질환을 가진 환자는 다양하지만, 여기에서는 크게 8개 계통으로 나누어 치과 치료에서 흔히 만나게 되거나, 후유증을 일으킬 가능성이 높은 질환을 선택하여 설명하였습니다. 지금까지 치과 분야에서 전신질환 관리에 대한 교재들이 많이 발간되었으나, 내과학 교과서 수준의 내용으로 어려움이 있었습니다. 이 책에서는 여러 증례를 제시하여 전신질환에 대한 이해를 높이도록 노력하였으며, 전문가의 견해를 통해 실제 임상에 바로 적용할 수 있도록 그동안 이 분야의 진료를 담당한 치과의사와 전문의의 경험을 직접 전달할 수 있도록 노력하였습니다. 최종적인 목표는 전신질환 환자의 치료에 대해 어려워하지 말고, 전신질환을 가진 환자의 진료에 자신감을 갖도록 하려는 것입니다.

인구의 고령화와 평균 수명의 증가에 의해 많은 사람이 전신질환을 가지고 살아가야 하는 오늘날 치과의사의 임무를 다시 생각해보게 되었습니다. 전신질환을 가진 환자의 치과 치료는 반드시 출혈이 있는 외과적인 치료뿐만 아니라 일반적인 보존 및 보철치료에서도 치과라는 말만 들어도 무서워하는 마음과 엔진 소리 등 치과의 특유한 스트레스를 불러일으키는 요소들, 그리고 실제적인 통증 등 환자와 치과의사를 당황하게 하는 여러 가지 경우가 많기 때문에 전신질환을 가진 환자의 치료 시 전신질환에 대한 전문적 식견이 있어야 하며, 환자가 치료받고 있는 병원의 담당의사와 의사소통이 원활해야 환자에게 도움이 되는 치과진료를 할 수 있을 것입니다. 전신질환을 두려워할 필요도 없지만, 자만심을 경계하고 스스로 학습하여 담당의사와 협의할 수 있어야 합니다. 또한 치과 치료의 결과만을 중요시해서는 안 되며, 치료 후 나타날 수 있는 사소한 문제도 방심해서는 안 됩니다. 그런 의미에서 이 책이 전신질환 학습의 한 지침이 될 수 있다면 더 바랄 것이 없겠습니다.

이 책을 읽어 보시고 의문이 있거나, 경험하였던 환자 중에서 공유하고 싶은 증례들을 보내주시면 (김여갑: kyukab@khu.ac.kr) 답변을 드리고, 개정판에 소개할 생각입니다. 이런 대화를 통해 치과에서 전신질환 연구라는 새로운 장이 마련되기를 기대합니다.

2016년 7월

저자 드림

목차

01 내분비 및 대사질환

1 당뇨병과 치과 치료

1) 질환의 특성

당뇨병(diabetes mellitus)은 인슐린의 작용 부족에 의해 고혈당 상태가 지속되는 대사성 질환이다. 당뇨병에는 췌장세포 파괴에 의한 절대적인 인슐린 결핍으로 일어나는 1형 당뇨병과 인슐린저항성 때문에 일어나는 2형 당뇨병 및 그 외 특정 기전 또는 질환이 원인이 되어 일어나는 당뇨병이 있다. 현재의 당뇨병 진단기준은 표 1-1과 같다.

당뇨병 발생원인에는 유전적 소인과 환경인자가 있으며, 최근의 환자 증가 속도로 추정하면 당뇨병 발생의 대부분은 환경인자(식습관 변화와 운동량 감소)의 변화에 대응할 수 없는 사람에서 발병된다고 생각할 수 있다.

(1) 1형 당뇨병(Insulin dependent diabetes mellitus; IDDM)

1형 당뇨병은 췌장 β 세포의 파괴에 의한 절대적 인슐린 결핍으로 일어나는 질환으로, β 세포 파괴에 자가면역이 관여하는 자가면역성과 그 관계가 분명하지 않은 특발성으로 구분된다. 1형 당뇨병은 20세 이하에서 발병하는 예가 많고, 급격히 발생하며, 생활습관이나 비만과 관계가 없고, 인슐린 절대량이 부족하므로 인슐린 주사가 불가피하다.

(2) 2형 당뇨병(Non-insulin dependent diabetes mellitus; NIDDM)

2형 당뇨병은 인슐린 작용 부족으로 만성 고혈당을 일으키는 질환이다. 혈당 관리가 불충분하면 당뇨병에 고유한 미세혈관합병증(신경병증, 망막증, 신병증)과 동맥경화성 질환으로 대표되는 대혈관합병증(뇌혈관 장애, 관상동맥질환, 말초동맥질환)이 나타난다. 이런 합병증은 삶의 질을 저하하고, 수명을 단축한다. 합병증 방지를 위해서 자각증상이 없어도 계속적인 혈당 조절이 필요하다.

(3) 특정 기전이나 특정 질환에 의한 당뇨병

유전인자로 유전자 이상이 동정된 췌장 β 세포와 관계된 유전자 이상에 의한 것과 인슐린 작용 전달과 관계되는 유전자 이상에 의한 당뇨병이 있다. 다른 질환, 조건에 의한 당뇨병으로 췌장 외분비질환, 내분비질환, 간질환, 약제나 화학물질에 의한 것과 감염증, 면역기전에 의한 드문 병태 및 그 외의 유전자 증후군(genetic syndrome) 등으로 당뇨병을 동반하는 질환들이 있다.

표 1-1. 당뇨병 진단 기준(WHO)

	혈당 농도(mg/dL)			
	혈장(plasma)		전혈(whole blood)	
	정맥	말초혈관	정맥	말초혈관
당뇨병: 공복 또는 당부하 2시간 후	≥ 126 ≥ 200	≥ 126 ≥ 220	≥ 110 ≥ 180	≥ 110 ≥ 200
내당능장애*: 공복 또는 당부하 2시간 후	< 126 ≥ 140 그리고 < 200	< 126 ≥ 160 그리고 < 220	< 110 ≥ 121 그리고 < 180	< 110 ≥ 140 그리고 < 200
공복혈당장애*: 공복 2시간 후	≥ 110 그리고 < 126 < 140	≥ 110 그리고 < 126 < 160	≥ 101 그리고 < 110 < 121	≥ 101 그리고 < 110 < 140

* 내당능장애(impared glucose torelance; IGT), 공복혈당장애(impared fasting glucose)

2) 담당의사에게 진료 의뢰와 치료 내용 확인

당뇨병 환자의 치과 치료 시 우선 담당의사에게 의뢰하여 환자 상태와 최근의 검사 결과 및 치료 내용을 문의한다. 치과 치료 전부터 긴밀한 협의를 할 필요가 있는 것은 물론 치과 치료 종료 후에도 유지 관리 시 환자의 상태에 대한 협진이 필요하다.

당뇨병은 병형, 병태, 병기에 따라 사용하는 약물이 다르며, 투약 내용에 따라 환자의 상태를 추측할 수 있다.

인슐린요법은 인슐린 의존 상태, 당뇨병성 혼수, 당뇨병 동반 임신, 인슐린 비의존성에서도 공복 혈당 250mg/dL 이상 또는 수시 혈당 350mg/dL, 중증 감염이 있으면 시행한다.

한편 경구 혈당강하제(oral hypoglycemic agent)는 인슐린 비의존 상태로 식사요법과 운동요법을 충분히 해도 혈당이 목표치에 도달하지 않으면 투여한다.

경구 혈당강하제는 작용 특징에 따라서 ① 인슐린분비촉진제, ② 인슐린감수성 개선제, ③ 식후 고혈당 개선제 등으로 분류된다. 인슐린분비촉진제에는 설폰요소제(sufonylureas; SU), 속효성 인슐린분비촉진제(글리니드), 인크레틴 관련제(DPP-4 억제제, GLP-1 수용체 작용제) 등이 있다. 인슐린감수성 개선제에는 비구아나이드제, 티아졸리딘제 등이 있으며, 식후 고혈당 개선제는 α-글루코시타제억제제가 있다. 이런 약제의 특징은 표 1-2와 같다.

표 1-2. 당뇨병 치료제의 종류와 특징

	작용기전과 용법	A1c 감소 (단독요법)	부작용	주의점
Sulfonylurea(gliclazide, glipizide, glimepiride, glibenclamide)	췌장 β 세포에서 인슐린 분비 증가	1.0~2.0%	저혈당, 체중 증가, 관절통, 관절염, 요통, 기관지염	간 장애(정상치의 3배, 신질환 Cr > 2.0mg/dL)
Biguanide (Metformin)	간 당생성 감소, 말초 인슐린감수성 개선, 식사와 함께 복용, 소량부터 시작	1.0~2.0%	체중 증가와 저혈당 없음, 소화기 장애(식욕감퇴/오심/구토/설사), 젖산증	< GFR 30mL/min, 고령, 감염, 탈수, 심폐부전, 간부전, 방사선요오드 조영제를 정맥 내 투여하는 검사 환자
α-glucosidase inhibitor (acarbose, voglibose, miglitol)	상부 위장관에서 다당류 흡수를 억제하여 식후 고혈당 감소, 하루 3회 식전 복용	0.5~0.8%	체중 증가 및 저혈당 없음, 소화 장애	신질환(Cr > 2.0mg/dL), 간질환, 염증성 장질환
Thiazolidinedione (pioglitazone)	근육, 간, 지방의 인슐린감수성 개선	0.5~1.4%	체중 증가, 부종, 혈색소 감소, 골절, 심부전	중증 심부전 또는 기왕력자(NYHA 분류 3, 4), 간 장애, 중증 신 장애
Meglitinide(repaglinide, nateglinide, mitiglinide)	인슐린 분비 증가, 식후 고혈당 개선, 하루 3회 식전 복용	0.5~1.5%	체중 증가, 저혈당, 변비 상기도 감염, 부비동염	간 기능 이상 시 용량 조절
DPPIV-inhibitor (sitagliptin, vildagliptin)	Incretin(GLP-1, GIP) 분해 억제, 포도당의존 인슐린 분비, 식후 글루카곤 분비 억제	0.5~0.8%	체중 증가, 저혈당 없음	신질환에서 장기 사용 시 안전성 미확보
GLP-1 receptor agonist (exenatide)	포도당의존 인슐린 분비, 식후 글루카곤 분비 억제, 위배출 억제, 피하주사	0.5~1.0%	저혈당 없음, 체중 감소, 위장 장애	장기 사용 시 안전성 미확보

최근 GLP-1(glucagon-likepeptide-1; 글루카곤 유사펩티드-1)의 작용을 이용하여 개발된 GLP-1 작용제(agonist)가 있으며, 엑세나티드(exenatide)와 리라글루티드(liraglutide)가 이에 해당한다. 또한 GLP-1을 신속하게 불활성화시키는 효소인 DPP-4(dipeptidylpeptidase-4; 디펩티딜펩티다제-4)의 작용을 억제하는 DPP-4 억제제(inhibitor)도 최근 개발된 신약이며, 시타글립틴(sitagliptin), 빌다글립틴(vildagliptin), 삭사글립틴(saxagliptin) 등이 있다. 인슐린분비촉진제의 일종인 메글리티나이드계는 약효가 매우 빠른 제제로 식전에 복용하며, 레파글리나이드(repaglinide), 나테글리나이드(nateglinide), 미티글리나이드(mitiglinide) 등이 있다. 인슐린감수성 개선제는 단독으로 복용 시 저혈당이 거의 없는 것이 특징이며, 바이구아나이드(biguanide)계열 약물인 메트포르민(metformin)과 치아졸리딘다이온(thiazolidinedione)계열의 피오글리타존(pioglitazone) 등이 있다. 그 외에 소장에서 탄수화물 흡수를 지연시키는 아카보스(acarbose), 보글리보스(voglibose) 등이 있다.

당뇨병 치료제를 경구 투여하여 혈당 관리가 잘 된다면 주사제를 사용할 필요가 없겠지만 담당의사가 권한다면 주저할 필요는 없다. 특히 인슐린 분비가 절대적으로 부족한 1형 당뇨병 환자에게 적합하다. 인슐린 주사제의 종류와 특징은 표 1-3과 같다.

표 1-3. 인슐린 주사제의 종류와 특징

인슐린 종류(상품명)	작용 시작	최고작용	작용 시간
식사 시 인슐린			
초속효성(rapid-acting) 인슐린 유사체(투명)			
인슐린 아스파르트(aspart)(NovoRapid)	10~15분	1~1.5시간	3~5시간
인슐린 리스프로(lispro)(Humalog)	10~15분	1~2시간	3.5~4.75시간
인슐린 글루리신(glulisine)(Apidra)	10~15분	1~1.5시간	3~5시간
속효성 인슐린(regular insulin)(투명)			
휴물린(Humulin) R(regular insulin)	30분	2~3시간	6.5시간
기저 인슐린			
중간형 인슐린(혼탁) 휴물린(Humulin) N(NPH)	1~3시간	5~8시간	18시간까지
지속형(long-acting) 인슐린 유사체(투명) • 인슐린 디터머(detemir)(Levemir) • 인슐린 글라진(glargine)(Lantus)	90분	없음	24시간까지 (글라진 24시간, 디터머 16~24시간)
혼합형 인슐린			
혼합형 속효성 인슐린 NPH insulin(혼탁) • 휴물린(Humulin) 30/70	바이알 또는 펜형 인슐린 안에 고정 비율의 인슐린이 섞여 있는 형태(속효성 인슐린 또는 속효성 인슐린 유사체와 중간형 인슐린: an intermediate-acting insulin National Pediatric Hospital)		
혼합형 인슐린 유사체(혼탁) • 노보믹스(Novomix) 30, 50 • 휴마로그믹스(Humaligmix) 25, 50			

3) 환자 상태 평가

초진 시 문진에서 당뇨병 병력이 있으면 현재 증상과 치료 내용을 확인한다(그림 1-1). 혈당, HbA1c, 요당 등의 검사 결과를 알고 있는지 묻는다. 또 약을 복용하고 있으면 그 내용을 확인한다. 먹는 약으로 조절되고 있는지 조사하여 조절되지 않았으면 금기증으로 취급해야 한다. 먹는 약으로 조절되고 있어도 합병증과 현재의 검사 결과를 확인한다. 합병증은 별도 항목을 참고하고, 검사 결과는 공복 혈당 110mg/dL 미만, HbA1c 6.2% 미만, 소변 케톤(-)이면 위험이 없다고 생각되나, 그 이상이면 장기적 예후에서 감염에 의한 치과 치료의 실패 가능성을 환자에게 알려주고 "그런데도 치과 치료를 해도 좋다"라는 요구가 있는 환자에서만 치료를 진행한다. 진료 시에 당뇨병 병력이 없다고 대답해도 갈증, 권태감, 다뇨 등의 증상이 있으면 당뇨병을 의심한다.

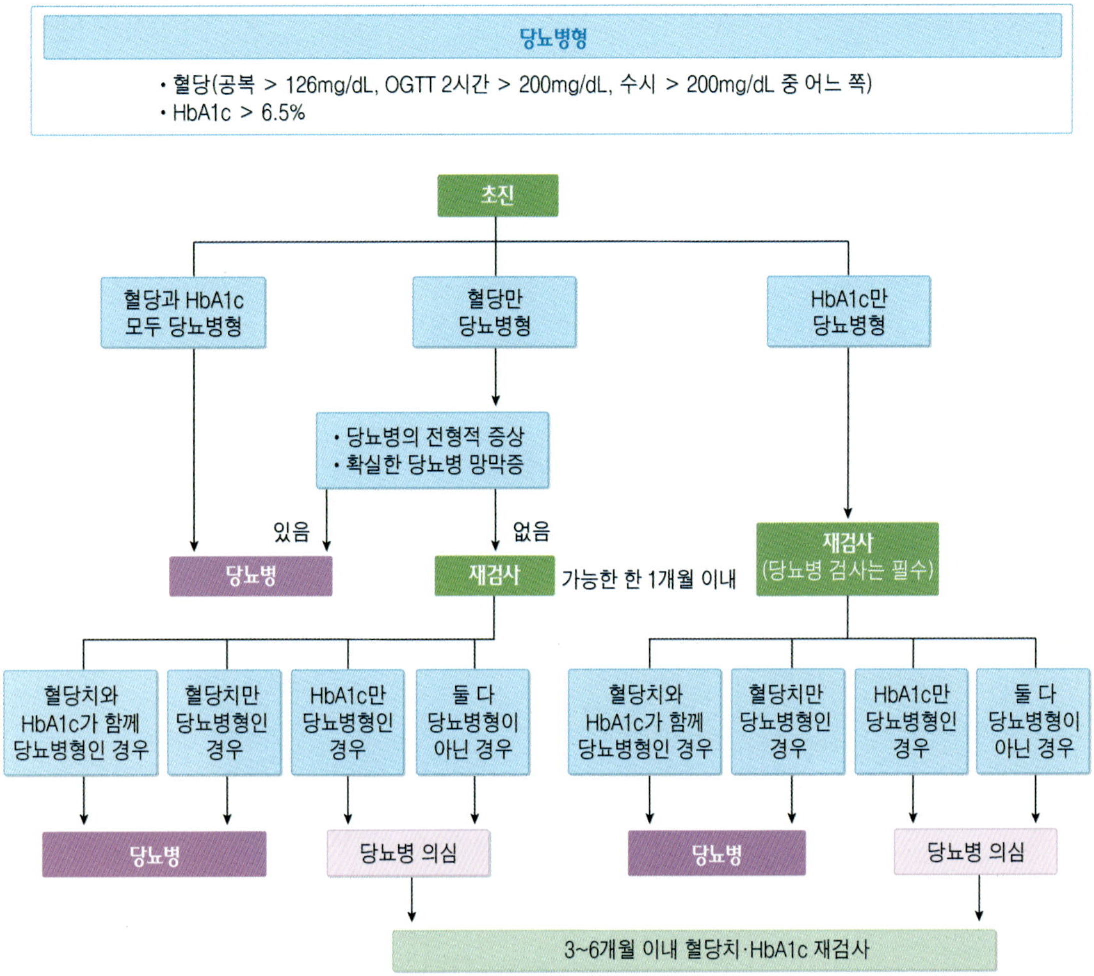

그림 1-1. 당뇨병 진단 순서.

4) 치료계획

(1) 치과 치료의 가능성

조절된 당뇨병 환자는 임플란트 등 치과 수술이 가능하다. 보통 HbA1c 6.5% 미만, 공복 혈당 126mg/dL 미만, 케톤(−)이면 수술할 수 있다고 판단된다. 그러나 치료를 끝내고 음식물 섭취 능력이 좋아지면 환자의 식욕이 늘어나 당뇨병이 악화하는 일이 있어서 수술 후 당뇨병의 관리가 더 중요하다. 당뇨병은 다양한 합병증을 일으키며, 충분히 조절되고 있는 환자도 유병기간에 따라 다른 장기 장애가 잠복하여 있을 가능성이 있다.

조절이 잘 안 되는 당뇨병 환자에서는 수술 중 의식 장애를 동반한 저혈당이 문제가 된다. 또 수술 중 스트레스는 인슐린과 길항작용을 하는 아드레날린 분비를 증가시키므로 고혈당에도 주의가 필요하다.

수술 후 섭식 장애에 의해 식사량이 감소하면 투약에 의한 저혈당이 나타날 가능성이 있다.

혈당이 높으면 조직이나 장기의 저산소 상태가 되고, 호중구의 기능도 장애로 감염이 발생되기 쉽다.

창상 치유가 지연되어 수술창의 치유부전이 일어나고, 임플란트 주위염을 일으킬 가능성이 있다. 혈당은 조골세포의 기능이나 수를 저하시켜 저회전형 골다공증을 일으킬 수 있다.

(2) 치과 치료 시 위험도

치과 치료 중 임플란트 치료의 경우 당뇨병과 임플란트 수술 후 성공률과 관련된 근거 있는 믿을 만한 수준의 보고는 많지 않다. 소수 문헌에서 일반적 임플란트 수술 시 조절된 당뇨병 환자와 비당뇨병 환자를 비교하여 임플란트 성공률에 차이가 없었다. 그러나 조절되지 않은 증례는 감염 또는 상처 치유부전 등을 일으킬 위험이 크므로 임플란트 치료는 담당의사와 협의해야 한다(그림 1-2).

즉, 당뇨병 조절이 잘 안 되는 경우 담당의사에게 당뇨병 치료를 의뢰한다. 중증 당뇨병 환자에서는 당뇨병성 장기 장애가 있으며, 다양한 합병증을 동반할 가능성이 있다. 당뇨병 환자에서는 임플란트 수술 후에도 장기간에 걸쳐 당뇨병을 잘 조절할 필요가 있다. 수술 후 당뇨병이 악화되고, 신부전을 일으켜 중증 임플란트 주위염을 일으킨 증례도 있다. 당뇨병 조절에 어려움이 예상되는 환자는 임플란트 치료의 적응증이 되지 않는다.

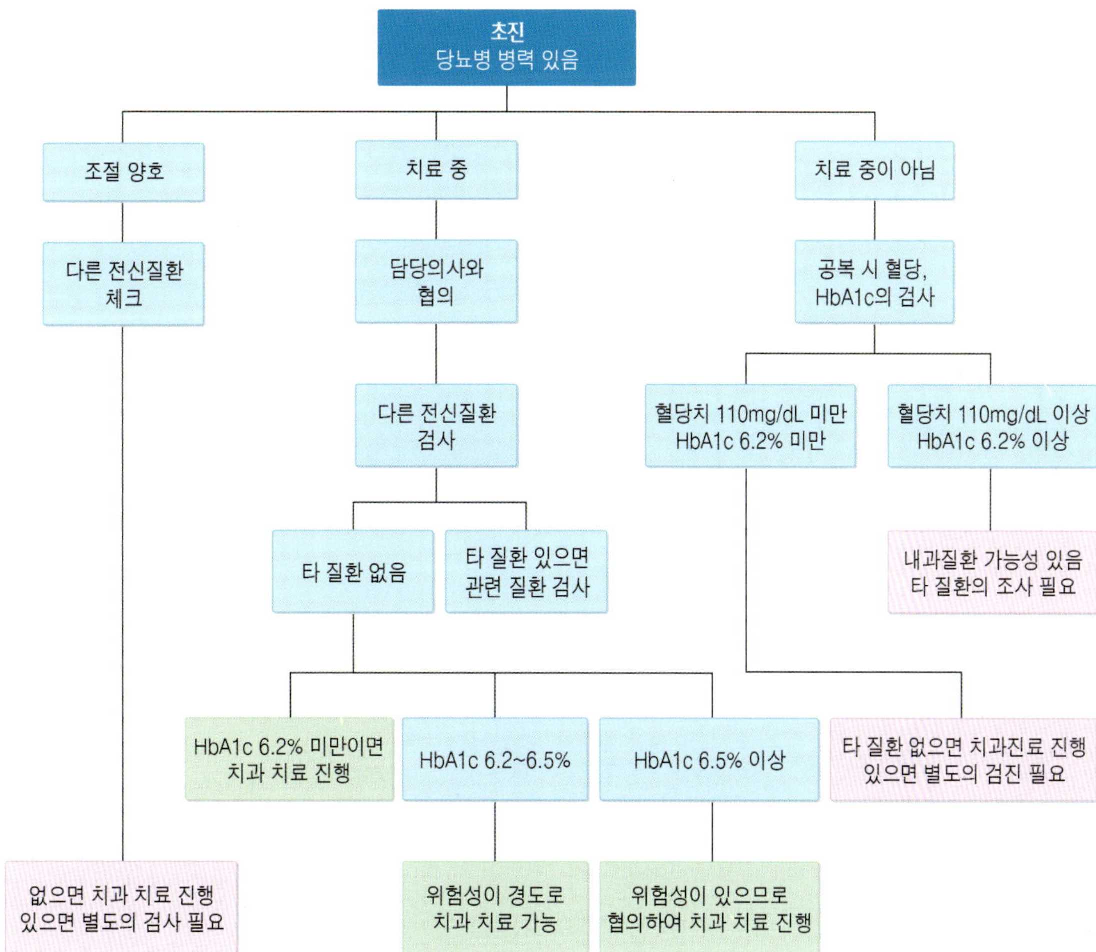

그림 1-2. 초진 시 당뇨병 환자의 위험도 검사를 위한 순서.

5) 증례 연구

증례 1-1 62세 여성, 임플란트 치료를 위해 내원

초진 소견에서 여러 치아의 상실과 잔존 치아의 치조골 흡수가 심한 중증 치주염 상태였다(그림 1-3).

병력에서 당뇨병(diabetes mellitus) 치료를 받고 있었다. 담당의사에게 의뢰하여 현재 혈당 125mg/dL 정도로 비교적 조절되어 수술에 큰 문제는 없다는 회신이었다.

치료계획으로 상악 전치부 치아는 사용하기로 하고, 상악 우측 견치(#13), 제2소구치(#15), 제1, 2대구치(#16, 17), 상악 좌측 제1, 2소구치(#24, 25), 제1, 2대구치(#26, 27), 하악 좌우측 측절치(#32, 42)와 좌측 제1소구치(#34), 제1, 2대구치(#36, 37), 우측 제1, 2대구치(#46, 47) 부위의 임플란트 치료를 하기로 하였다.

하악 좌우측 중, 측절치(#31, 32, 41, 42)와 좌측 제1, 2소구치(#34, 35)를 발치하고, 하악 좌측의 대구치 부위를 제외한 나머지 부위에 12개의 임플란트 고정체를 골이식과 함께 식립하였다(그림 1-4). 수술 전 세파드록실과 디아제팜을 3일간 처방하였고, 수술 후 아목시실린을 7일간, 아세트아미노펜을 3일간 처방하였다. 또한 린코마이신과 케토롤락을 근주하였다. 3개월 후 하악에 식립한 고정체에 2차 수술을 시행하였고, 하악 좌측의 무치악 부위, 즉 #34, 36, 37 부위에 골이식과 함께 고정체를 식립하였다(그림 1-5). 수술 전, 후에 전과 같은 약제를 투여하였다. 고정체 식립 4개월 후 #32-42 부위와 #46, 47 부위의 임플란트 보철치료를 완료하였고, 1개월 후 고정체의 나머지 보철치료를 마무리하였다(그림 1-6).

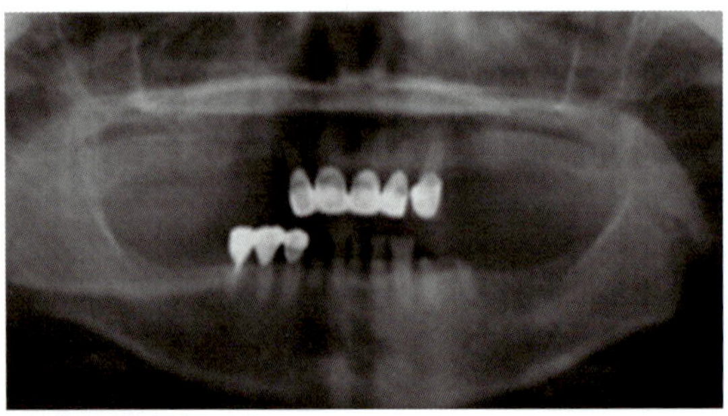

그림 1-3. 초진 시 파노라마 방사선소견.

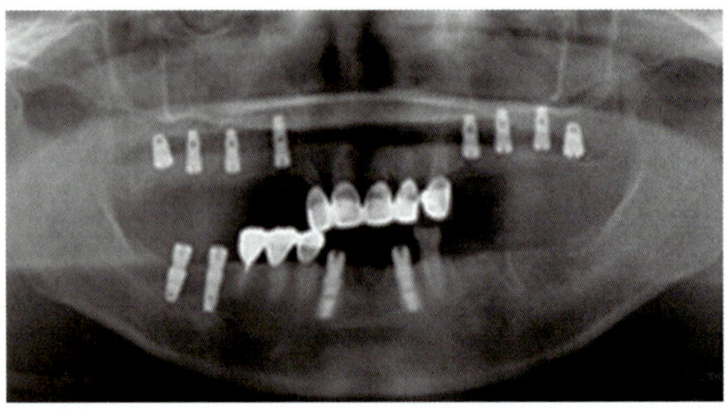

그림 1-4. 다수의 고정체 식립.

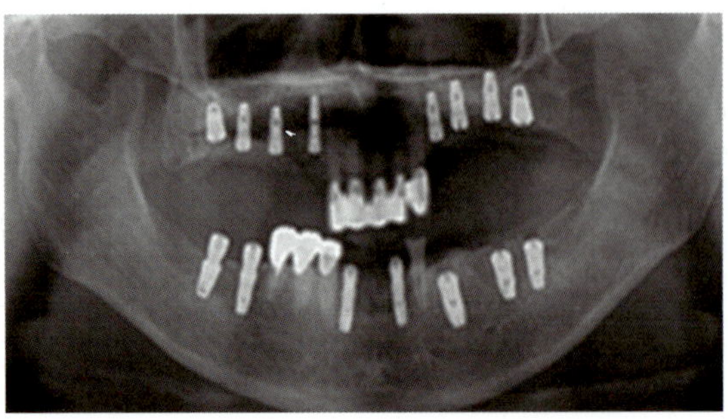

그림 1-5. #34, 36, 37 부위의 고정체 식립.

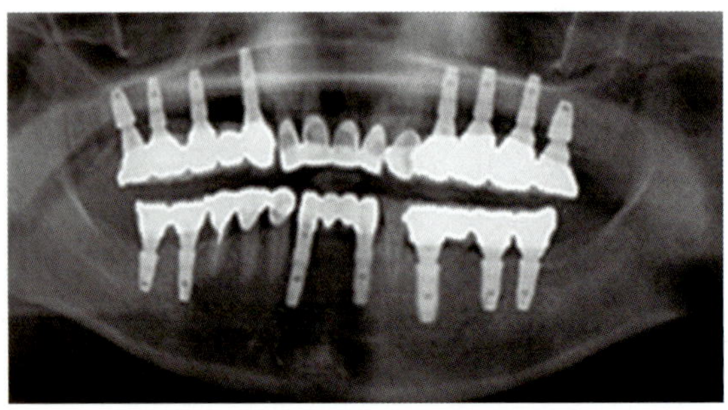

그림 1-6. 임플란트 보철치료 완료.

01

남아있던 상악 좌측 견치(#23)를 비롯한 상악 전치 부위 치아가 흔들리고 통증이 있어 발치하고 임플란트 치료를 계획하였다. 2개월 후 상악 좌우측 중절치(#11, 12), 우측 측절치(#21)와 #23을 발치하고, 골이식과 함께 #12, 21, 23 부위에 임플란트 고정체를 식립하였으며(그림 1-7), 수술 전, 후 약제는 전과 같이 투여하였다. 4개월 후 임플란트 보철치료를 완료하였다(그림 1-8).

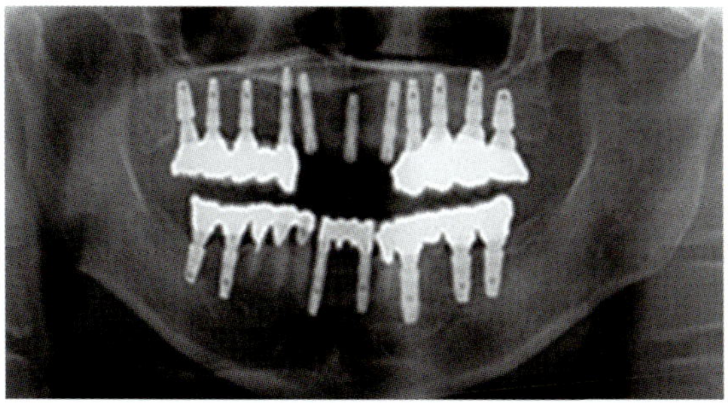

그림 1-7. #12, 21, 23 부위의 고정체 식립.

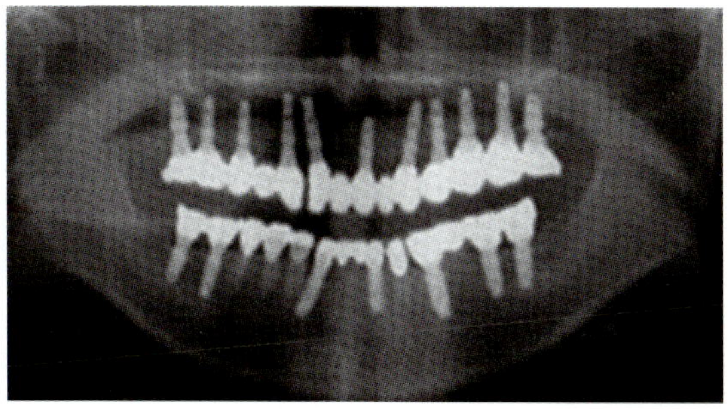

그림 1-8. 상, 하악 전체 임플란트 보철치료 완료.

이 증례는 당뇨병이 있었으나 혈당 조절이 가능하여 임플란트 치료를 성공적으로 마무리하였다.

증례 1-2 59세 남성, 심한 치주염

중증 치주염이 있었으며, 치료계획으로 상악 좌우측 중절치(#11, 21), 우측 측절치(#12), 하악 좌측 제2소구치(#35), 제1대구치(#36)를 발치하고, 나머지 치아는 치주치료를 하기로 하였다(그림 1-9).

병력에 당뇨병이 있었으며, 혈당 115mg/dL으로 조절되어 예방적으로 항생제를 투여하고 치료하기로 하였다. 초진 2개월 후 수술 전에 린코마이신을 근주하고, #11, 12, 21을 발치하였으며, 약 1개월 후 #12, 22 부위에 골이식과 함께 임플란트 고정체를 식립하였다(그림 1-10). 이때 #36도 발치하였다. 수술 후 세파드록실을 7일간, 아세트아미노펜을 3일간 처방하였다.

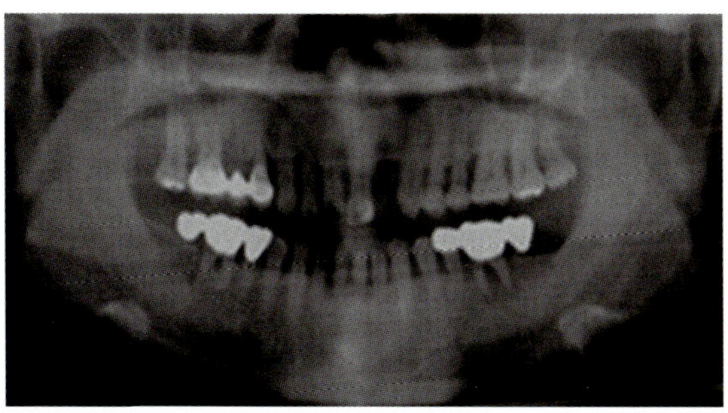

그림 1-9. 초진 시 파노라마 방사선소견.

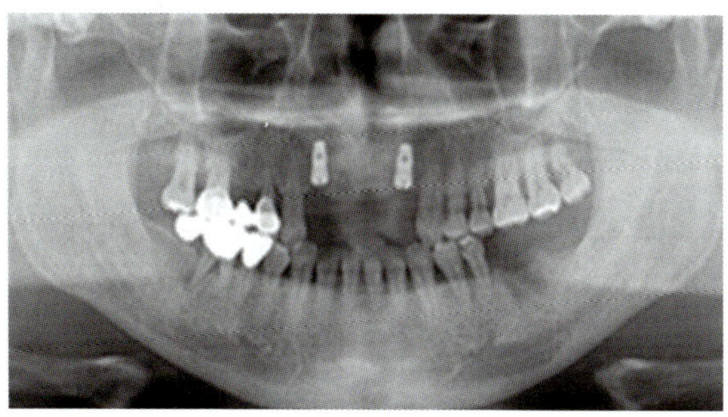

그림 1-10. #12, 22 부위의 골이식과 함께 임플란트 고정체 식립.

3개월 후 #35가 흔들리고 통증이 있어 발치하였고, #35, 37 부위에 고정체를 식립하였다. 수술 전, 후 처방은 전과 같이 하였다. 4개월 후 #12, 22 부위의 고정체에 2차 수술을 시행하였고, 1개월 후 보철치료를 완료하였으며, #35, 37 부위에도 고정체 식립 4개월 후 보철치료를 완료하였다. 4개월 후 치아 결손이 있었던 상악 우측 제2소구치(#15) 부위에 고정체를 식립하였다(그림 1-11). 동요가 있었던 #46을 발치하고, 2개월 경과 후 #46, 47 부위에 고정체를 식립하였으며, #14, 16을 발치하고, 기다리는 동안 #15 부위의 고정체가 탈락하여(⇩) 2개월 후 #14, 15, 16 부위에 고정체를 식립하였다(그림 1-12). 수술 전, 후 약제 처방은 전과 같이 하였다.

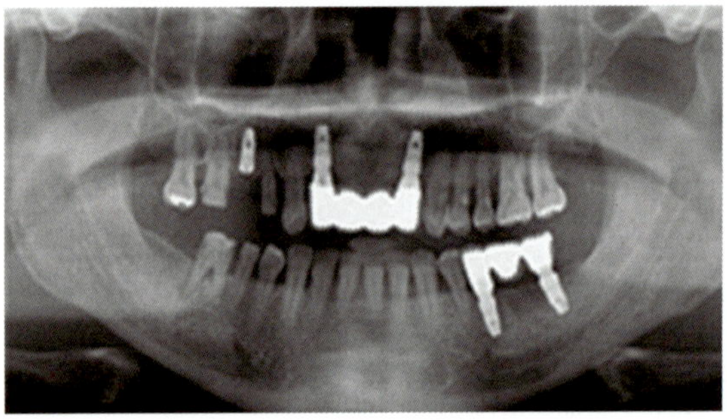

그림 1-11. #15 부위의 고정체 식립.

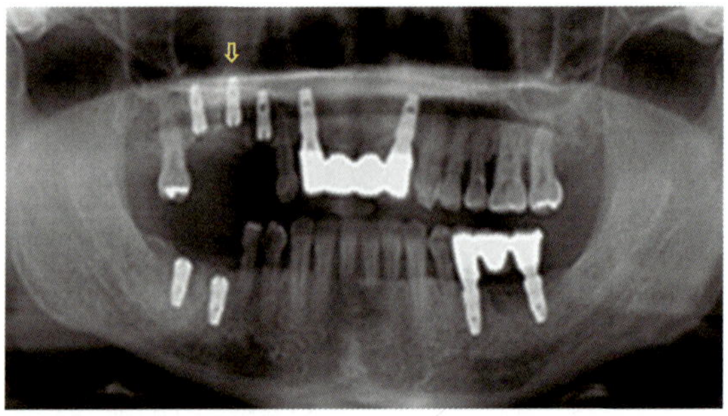

그림 1-12. #14, 15, 16 부위의 고정체 식립(#15 탈락 후 재식립).

탈락된 #15 부위의 고정체 주위에 골유착이 되지 않고 방사선투과성 띠가 관찰되었다. 치아 결손 부위의 골질 상태가 비교적 양호하여 당뇨병의 영향도 생각하였다.

2개월 후 #46, 47(그림 1-13), 1개월 후 #14, 15, 16 부위의 2차 수술을 시행하였다. 보철치료 완료 시까지 치주치료를 시행하였으며, 보철치료 완료 6개월 후 정기검진을 하였다(그림 1-14).

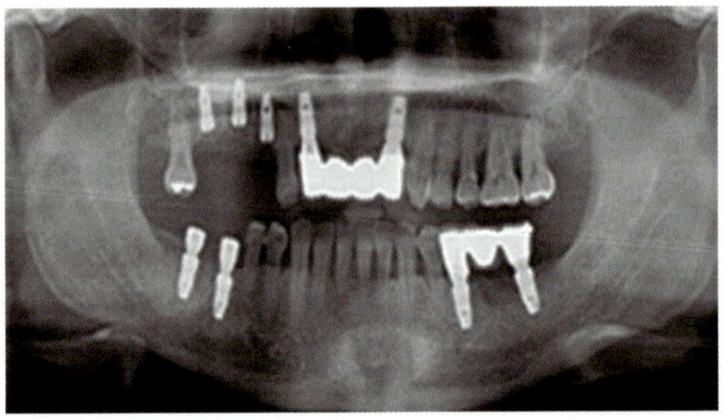

그림 1-13. #46, 47 부위의 2차 수술 진행.

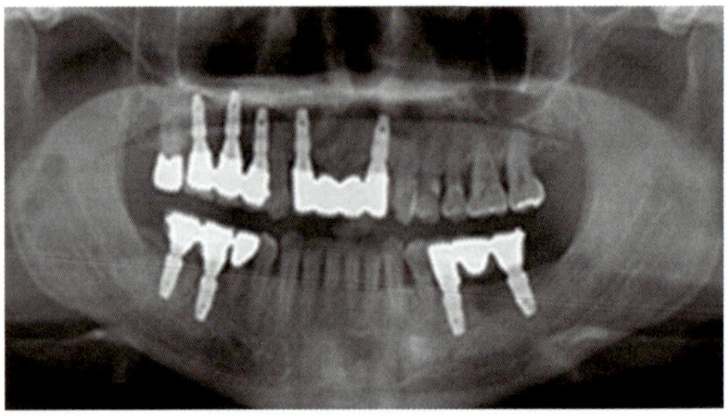

그림 1-14. 전체 임플란트 보철치료 6개월 후 검진.

이 증례는 당뇨병이 조절되었고, #15 부위의 고정체 탈락이 있었으나, 구강청결에 유의하여 최종적으로 임플란트 보철치료를 마무리하였다.

01

증례 1-3 53세 여성, 상악 좌측 대구치 통증

초진 소견에 #26의 치근단농양이 있었으며, 치료계획으로 발치 후 상악동거상술 및 임플란트 수술을 시행하기로 하였다.

병력에서 당뇨병이 있었으며, 담당의사에게 의뢰하여 메트포르민 복용으로 혈당이 조절되고 있다는 회신을 받았다. 발치 전 검사에서 공복 혈당 120mg/dL, HbA1c 5.9%, 소변 케톤(-)이었다.

발치 후 치유 지연 등은 없었다. 발치 8개월 후 #26 부위에 상악동거상술과 함께 임플란트 고정체를 식립하였다(그림 1-15). 당시 공복 혈당은 114mg/dL로 혈당은 잘 조절되고 있었다.

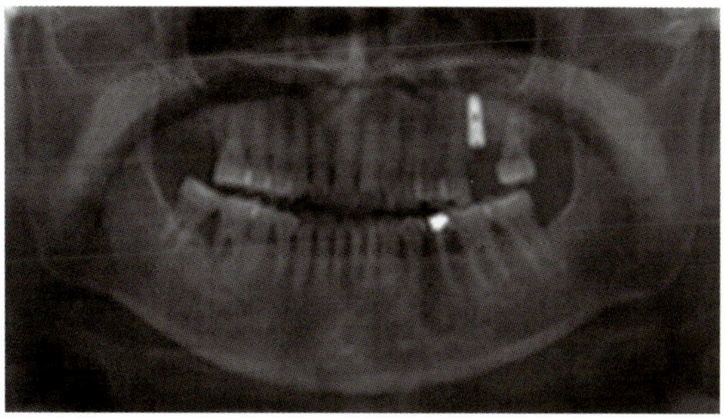

그림 1-15. #26 부위의 상악동거상술 및 임플란트 고정체 식립.

증례 1-4 65세 여성, 상악 좌측 제1소구치와 하악 우측 제1소구치의 흔들림

약 15년 전부터 만성 치주염과 상악 전치부 및 상, 하악 우측 구치부의 임플란트 치료를 받아 온 환자가 재내원하였다. 구강 검진 시 상악 좌측 제1소구치(#24)와 하악 우측 제1소구치(#44)의 동요가 있었다(그림 1-16).

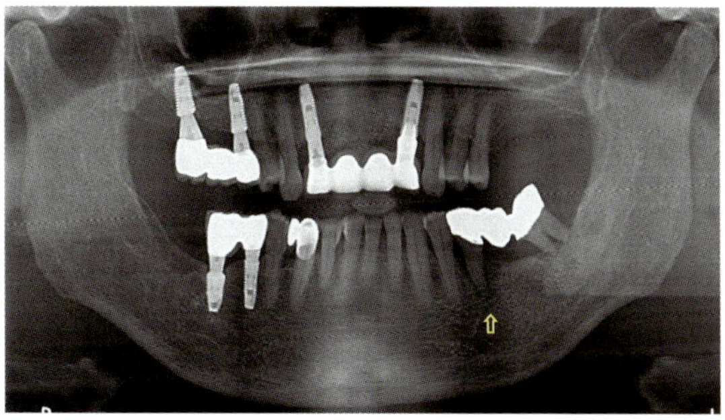

그림 1-16. 내원 시 파노라마 방사선소견.

병력에서 고혈압약과 아스피린을 복용하고 있었으며, 당뇨병(diabetes mellitus)도 있었다. 담당의사에게 의뢰하여 아스피린은 4일 전에 중단하고, 수술 전 3일간 항생제를 투여하기로 하였다.

치료계획은 #24, 44와 상악 우측 제1소구치(#14), 상악 좌측 제2소구치(#25), 그리고 치근단 염증이 있는 하악 좌측 제2소구치(#35)와 브리지로 연결된 하악 좌측 제2대구치(#37)를 발치하고, 상악의 #14, 24, 25, 26, 35 부위와 결손부 하악 좌측 제1대구치(#36) 부위, 그리고 #44 부위에 차례로 임플란트 치료를 하기로 하였다.

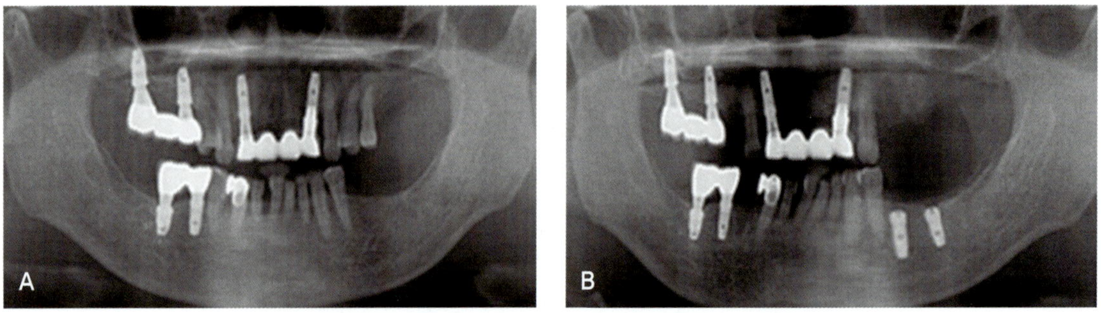

그림 1-17. #35-37 브리지를 제거하고(A), #14, 24, 25, 44를 발치하였으며, #35, 36 부위에 임플란트 고정체 식립(B).

9개월 후 내원 시 혈당 320mg/dL로 조절되지 않아 담당의사에게 의뢰하여 10일간 혈당 조절 후(혈당 220mg/dL), 세파드록실, 이부프로펜을 3일간 투여하고, #14, 24, 25, 44를 발치하였으며, #35, 36(이전 발치한 부위)에 임플란트 고정체를 식립하였다(그림 1-17A, B). 수술 후 이전과 같은 약제를 7일간 투여하였고, 린코마이신과 케토롤락을 근주하였다. 수술 후 경과는 좋았다.

이 증례는 고혈압과 당뇨병이 있었으며, 아스피린은 수술 전에 중단하였고, 혈당을 조절한 후 임플란트 수술을 시행하여 합병증 없이 치유되었다.

증례 1-5 40세 남성, "잇몸이 전체적으로 안 좋다"

초진 소견에서 상악 좌측 제1대구치(#26)의 잔존 치근(그림 1-18A)과 상악 전치부를 비롯하여 전반적으로 치조골 흡수가 심하였다(그림 1-18B). 치료계획으로 상악 좌우측 중, 측절치(#11, 12, 21, 22)와 #26 발치 후 임플란트 치료를 설명하였으며, 소파술을 포함한 치주치료를 먼저 진행하기로 하였다.

병력에서 고혈압(hypertension), 당뇨병, 고지혈증(hyperlipidemia)이 있어 담당의사에게 의뢰하여 아스피린은 중단하고, 혈압과 혈당이 조절된 상태에서 감염에 주의하여 치과 치료를 진행하기로 하였다.

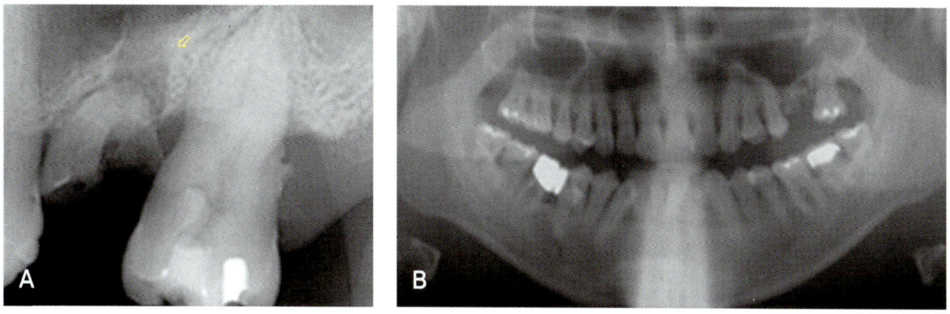

그림 1-18. #26의 잔존 치근(A)과 상악 전치부를 비롯하여 전반적으로 심한 치조골 흡수 소견(B).

약 2개월간 치주치료를 시행하고, 상악 좌측 제2대구치(#27)의 근관치료와 상악 우측 제2대구치(#17)의 보철치료를 하였다. 1개월 후 #26에는 상악동거상술을 시행한 후, #12, 22, 26 부위에 임플란트 고정체를 식립하였다(그림 1-19). 수술 전 세파드록실, 디아제팜, 아세트아미노펜을 처방하였으며, 수술 후 세파클러를 10일간 처방하였다. 4개월 후 #12, 22, 26 부위에 2차 수술을 시행하고, 2개월 후 #12, 22의 보철치료를 완료하였다. 3개월 후 #26 보철치료를 완료하였는데, 약 4개월 후 #26 부위의 고정체가 흔들리고, 식사 시 불편하여 내원하였다(그림 1-20). 이것을 제거하고, 세파드록실, 이부프로펜을 5일간 처방하였다.

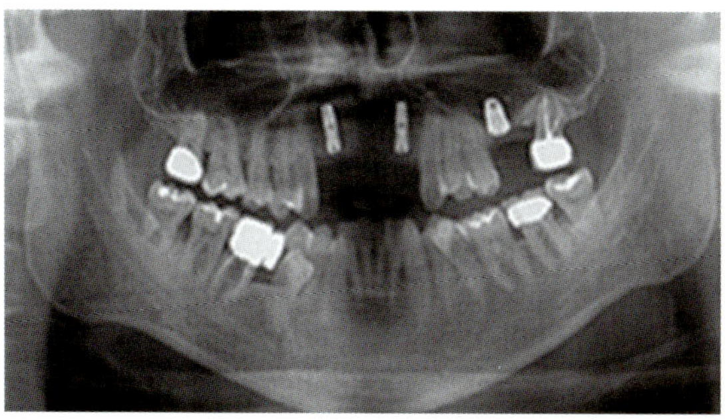

그림 1-19. #12, 22, 26 부위의 임플란트 고정체.

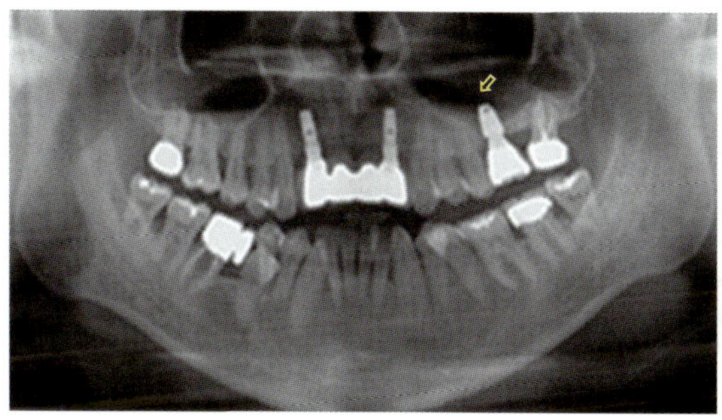

그림 1-20. #26의 불편으로 내원.

#26 고정체 탈락 원인은 명확하지 않지만, 전신질환의 영향과 치조골이 부족하였던 국소적 요인으로 생각되었다. 2개월 후 #26 부위에 골이식과 함께 고정체를 재식립하였다(그림 1-21A, B). 전과 같은 약제를 10일간 투여하고 경과를 관찰 중이다. 고정체 식립 후 비출혈이나 수술 부위의 통증 등 특이한 후유증은 없었으며, 수술 3개월 경과 후 상태도 양호하였다(그림 1-21C). 앞으로 3개월 더 경과 후 2차 수술을 예정하고 있다.

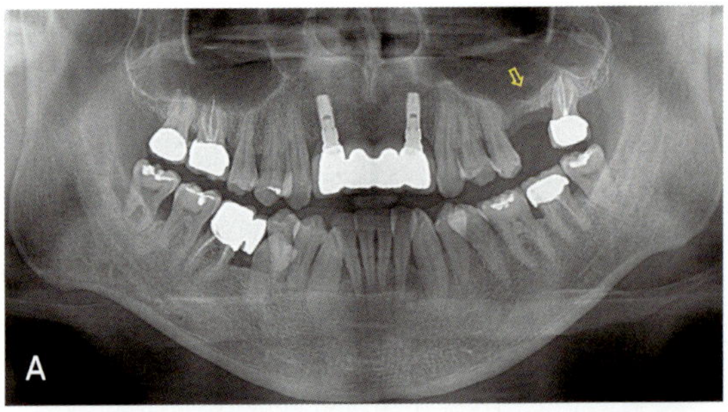

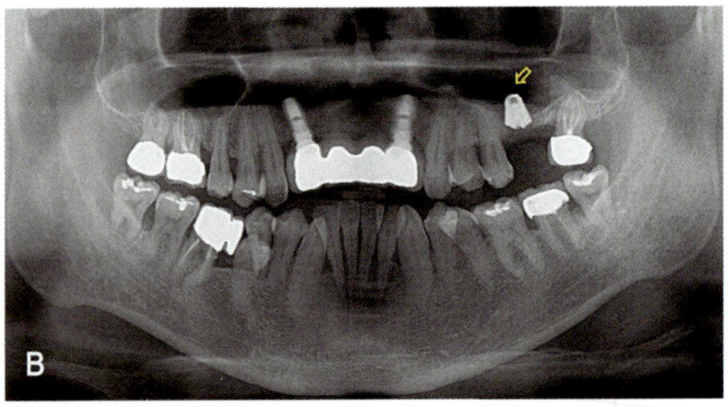

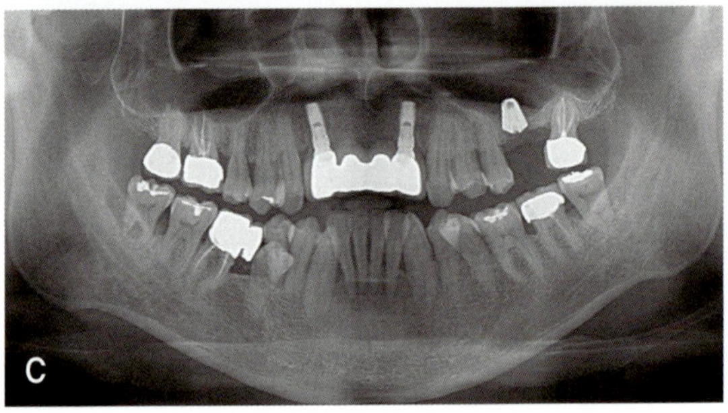

그림 1-21. #26 부위의 고정체 제거 3개월 후 방사선소견(A)과 #26 부위에 골이식과 함께 고정체를 재식립 후 상태이며(B), 식립 3개월 경과 후 양호한 상태를 보여주고 있었다(C).

이 증례는 잘 조절되고 있는 고혈압과 당뇨병을 치료받고 있는 환자로서 이 경우 임플란트 실패 요인을 명확히 규명할 수는 없으나, 전신질환과 함께 고정체 식립 부위의 해부학적 형태나 골량 등도 많은 영향을 미칠 수 있을 것으로 생각된다.

증례 1-6 당뇨병과 고혈압이 있는 환자의 발치

초진 시 상악 우측 제1소구치(#14), 상악 좌측 중, 측절치(#21, 22), 제1대구치(#26)의 잔존 치근만 남아 발치가 의뢰되었다(그림 1-22).

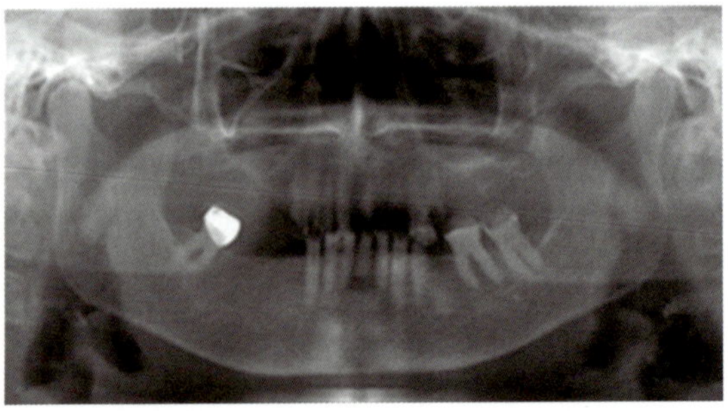

그림 1-22. 초진 시 파노라마 방사선소견.

병력에서 당뇨병, 고혈압, 지방간(fatty liver)에 대한 약을 복용 중이어서 현재 상태에 대해 담당의사에게 의뢰하였다. 회신서에 혈당 조절 상태는 양호하여 치과 시술에 문제가 없고, 발치 4일 전 항혈소판제를 중단하라고 하였다.

#14, 21, 22, 26 발치를 계획하고 수술 전 아목시실린을 투여하였다. 7일 후 좌측 안면 부종으로 내원하여 절개 후 배농하였으며 rubber drain을 삽입하였다. 이세파마이신을 근주하고, 아목시실린과 록소프로펜을 7일간 처방하였다. 7일 후 통증은 감소하였으나 농 배출이 있었고, 얼굴 부종과 경결은 감소하였다. Rubber drain을 교환하고 이세파마이신을 근주하였다. 7일 후 농 배출이 줄었으며, 아목시실린, 브렉신을 7일간 처방하였다. #14, 21, 22, 26을 발치하였고 아목시실린, 브렉신을 7일간 복용하도록 추가 처방하였다. 7일 후 발치 부위는 양호하였다.

6) 전문의 의견

최근 칼로리 섭취 증가와 신체 활동 부족에 의한 영양 과잉으로 비만 인구가 증가하고 있으며, 그에 따라 당뇨병 환자가 급속히 증가하고 있다. 당뇨병으로 진단된 초기에는 약도 먹고 식사도 조절하여 혈당을 조절하려고 생각하지만, 혈당이 높아도 괴로운 증상이 없어 환자 대부분이 시간이 지나면서 치료에 소홀하게 된다. 그 결과 합병증이 시작되지만, 합병증 역시 초기에는 불편한 증상이 없어 검사를 받지 않으면 알 수 없다. 그러다가 합병증이 진행되어 불편한 증상이 나타나면 병원을 찾게 된다.

당뇨병 초기에 공복 혈당은 대부분 정상이나, 식후 혈당은 높은 경우가 많다. 국가 건강검진에서 공복 혈당을 검사하여 정상이면 당뇨병이 아니라고 좋아하지만, 식후 혈당이 높을 수 있어 안심할 수 없다. 따라서 치과 치료를 받는 모든 환자에서 간이 혈당측정기를 이용하여 혈당을 측정할 필요가 있다. 식사 시간과 관계없이 혈당 200mg/dL을 넘으며 당뇨병이다. 식후 2시간 혈당이 140mg/dL 이하이면 혈당 조절이 양호하며, 적어도 180mg/dL 이하이면 치과 치료를 시행하여도 문제가 없다고 예상하나, 그 이상이면 혈당 조절 개선 시까지 치료를 연기하는 것이 좋다.

치주질환은 당뇨병에서 중요한 합병증이며, 만성 고혈당에 의한 대사이상이 구강 내 감염을 일으키고 치주조직을 변화시키는 것은 잘 알려졌다. 또한 치주질환 치료에 의해 혈당 조절 호전도 알려졌으며, 치주염에 의한 인슐린저항성이 당뇨병 조절을 나쁘게 만든다고 한다. 이처럼 치주질환과 당뇨병은 밀접한 관계에 있으며, 당뇨병 전문의는 다른 합병증 관리처럼 정기적인 치주질환 관리를 권고하고 있다. 혈당 검사를 꺼리는 환자에게 치과 치료를 받는 동안 잇몸에서 나오는 혈액을 이용하여 혈당을 검사하여 측정치를 알려주고 혈당 조절을 격려하면 혈당 조절에 도움이 될 것이다.

당뇨병 환자에서는 감염이 증가한다. 감염이 잘되기 때문에 치과 치료 후 감염 예방에 주의가 필요하다. 감염을 일으켜 내원한 환자에게는 흡수가 좋은 항생제를 투여하여 증상 악화를 방지한다. 증상이 악화하면 경구제보다는 주사용 항생제를 사용한다. 예방 원칙은 치료 후 감염을 일으키기 쉬운 경우에 치료 전 항생제 투여이다.

혈당강하제를 복용하고 있는 환자는 치과 치료 시간에 대한 배려가 중요하다. 약을 먹고 공복에 치료하면 저혈당이 될 수 있다. 가벼운 저혈당은 기분이 나빠지는 정도이지만 때로 허탈과 실신을 일으킨다. 치과 치료는 반드시 식후에 하고 공복 시는 피한다. 아스피린은 혈당강하작용을 증진하기 때문에 투여에 주의한다. 특히 인슐린 주사를 사용하는 환자에서 인슐린 작용이 최대가 되어 저혈당이 일어나기 쉬운 시간대에는 치과 치료를 하지 않고 식후에 하는 것을 원칙으로 한다. 치과 치료 후에 일정한 식사를 하도록 지시한다.

참고문헌

1. 대한치과마취과학회 역: 치과진료실에서의 응급처치 6판. 대한나래출판사, 2009.(Malamed SF: Medical Emergency in the Dental Office. Mosby, New York, 2007.)
2. 대한구강악안면외과학회 편찬: 구강악안면외과학 교과서 3판. 의치학사, 2013.
3. 김영설(역): 내과의 불편한 진실. 군자출판사, 2014.
4. 정진우, 등: 전신질환 환자의 치과치료 8판. 대한나래출판사, 2015.(Little JW, Falace DA, Miller CS, Rhodus NL: Dental Management of the Medically Compromised Patient. Elsevier, 2013.)
5. 高北義彦, 大曾根洋: 全身疾患を有する患者の対処法. 日本歯科評論社, 1996.
6. 永原國央, 等: 歯科インプラント治療のリスク度チェクとその對応. クインテッセンス, 2012.
7. Morris HF, Ochi S, Winkler S: Implant survival in patients with type 2 diabetes: placement to 36 months. Ann Periodontal 5:157-165, 2000.
8. Olson JW, et al: Dental endosseous implant assessments in a type 2 diabetic population: a prospective study. Int J Oral Maxillofac Implants. 15(5):811-818, 2000.
9. Farzad P, Andersson L, Nyberg J: Dental implant treatment in diabetic patients. Implant Dent 11:262-267, 2002.
10. Moy PK, et al: Dental implant failure rates and associated risk factors. Int J Oral Maxillofac Implants 20:569-577, 2005.
11. Tawil G, et al: Conventional and advanced implant treatment in the type 2 dabetic patients surgical protocol and long term clinical results. Int J Oral Maxillofac Implants 23:744-752, 2008.
12. Nathan DM, et al: American Diabetes Association; European Association for Study of Diabetes. Medical management of hyperglycemia in type 2 diabetes: a consensus algorithm for the initiation and adjustment of therapy: a consensus statement of the American Diabetes Association and the European Association for the Study of Diabetes. Diabetes Care 32(1):193-203, 2009.

01

2 대사증후군과 치과 치료

1) 질환의 특성

대사증후군(metabolic syndrome)은 영양섭취 과잉과 운동 부족 같은 생활습관에 의한, 내장 비만 축적으로 고혈압, 고혈당, 지질 이상이 나타나고, 동맥경화가 진행되어 심혈관 장애가 발생하는 병태를 말한다. 대사증후군의 발병 원인으로 인슐린저항성이 작용한다고 추정하고 있으나, 대사증후군의 모든 병태를 설명하지는 못한다. 인슐린저항성은 혈당을 낮추는 인슐린에 대한 인체 반응이 감소하여 근육 및 지방세포가 포도당을 섭취하지 못하게 되고, 이를 극복하고자 더욱 많은 인슐린이 분비되어 여러 문제가 일어난 상태를 말한다(그림 1-23). 인슐린저항성은 환경 및 유전적 요인이 관여하여 발생되며, 인슐린저항성을 일으키는 환경적 요인으로 비만이나 운동 부족과 같은 생활습관과 깊은 관계가 있는 것으로 알려져 있으며, 유전적 요인에 대한 연구도 진행 중이다.

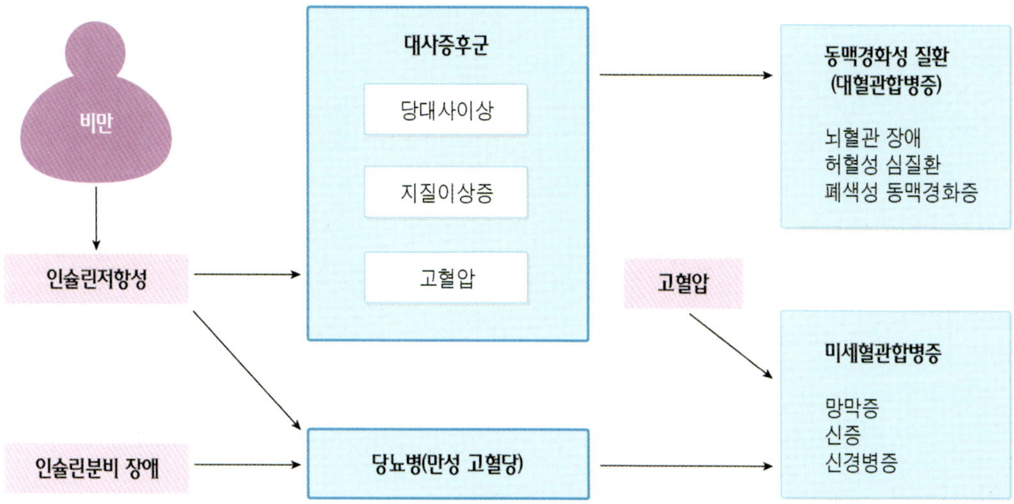

그림 1-23. 당뇨병과 대사증후군.

WHO는 이 병태를 당뇨병의 진단 기준에 포함하였고, 미국의 콜레스테롤교육프로그램은 고콜레스테롤혈증 치료 지침으로 대사증후군을 명명하였으며, 세계당뇨병연맹(International Diabetes Federation; IDF)도 나라별 진단 기준을 제시하였다(표 1-4). 대사증후군은 치명적 심혈관 발생의 전 단계를 찾아내기 위한 질환으로 자리매김되고 있다.

표 1-4. 대사증후군의 진단 기준

위험인자	기준치
1. 복부 비만(인구 집단에 따라 다름)	
남성	> 90cm
여성	> 85cm
2. Triglycerides	≥ 150mg/dL 또는 투약 중
3. HDL-cholesterol	
남성	< 40mg/dL 또는 투약 중
여성	< 50mg/dL 또는 투약 중
4. 혈압	≥ 130/85mmHg 또는 투약 중
5. 공복 혈당	≥ 100mg/dL 또는 투약 중

* 이상의 항목에서 3개 이상이면 대사증후군으로 진단한다.

여러 진단 기준이 있지만, 일반적으로 다음 기준 중 3개 이상이 있으면 대사증후군으로 정의한다.

① 중심성 비만(central obesity): 허리둘레가 남성에서 90cm 이상, 여성에서 85cm 이상

② 고중성 지방혈증(hypertriglyceridemia): 중성 지방 150mg/dL 이상

③ 고밀도지단백 콜레스테롤(HDL-cholesterol)이 저하: 남성에서 40mg/dL 미만, 여성에서 50mg/dL 미만

④ 공복 혈당: 100mg/dL 이상

⑤ 고혈압: 수축기 혈압 130mmHg 또는 이완기 혈압 85mmHg 이상

지방조직은 피하, 복강 내(내장지방, 후복막지방 등), 심장 주위, 동맥혈관 주위, 관절 주위, 골수강 등에 분포되어 있다. 사람의 지방은 대부분 백색 지방이지만, 견갑골이나 신장 주위에 분포하는 갈색 지방조직도 있다. 피하지방조직과 내장지방조직은 다음과 같은 특징이 있다.

• 피하지방조직: 에너지 저장고로 중요하며, 전신지방의 80~90%를 차지한다.

• 내장지방조직: 내장지방은 복강 내에서 문맥 혈류가 분포하는 장간막지방과 대망지방의 총칭이다. 남성에서는 전신지방조직의 10~20%, 여성은 수 % 전, 후이다.

비만은 이런 지방조직의 축적으로 피하지방형 비만(subcutaneous fat accumulated obesity)과 내장지방형 비만(intraabdominal fat accumulated obesity)으로 분류된다. 남성형 비만은 허리둘레가 증가하는 사과형 체형이며, 내장지방의 과잉 축적을 동반한다(내장지방형 비만). 여성형 비만은 엉덩이에서 대퇴부에 피하지방이 축적되어 서양배형 체형을 나타내고(피하지방형 비만), 피하지방 축적보다 대사이상을 잘 나타내지 않는다.

01

2) 담당의사에게 진료 의뢰와 치료 내용 확인

대사증후군으로 관리를 받고 있으면 담당의사에게 의뢰하여 환자 상태에 대한 정보를 얻는다. 당뇨병, 고혈압, 심질환 등의 합병증이 있으면 개개 질환에 대해 알아본다.

합병증이 없으면 대사증후군에 대해 투약은 하지 않는다. 일반적으로 대사증후군은 식사요법을 교육하여 체중을 조절한다. 식사요법은 6가지로 나누어진 기초식품군 중에서 균형을 맞추어 음식을 섭취하여 체중을 조절하도록 하는 것이다(표 1-5). 일반적으로 식사요법 교육은 당뇨병 식품 섭취량 이해를 위한 식품 구성탑 모형을 이용할 수 있다(그림 1-24).

표 1-5. 식품교환표의 칼로리와 대표 식품

식품군	칼로리(cal)	대표식품	단위(g)
곡류군	100	밥	70
어육류군			
저지방군	50	생선	50
중지방군	75	고기	40
고지방군	100	갈비	50
채소군	20	채소	70
지방군	45	참기름	5
우유군	125	우유	200cc
과일군	50	사과	100

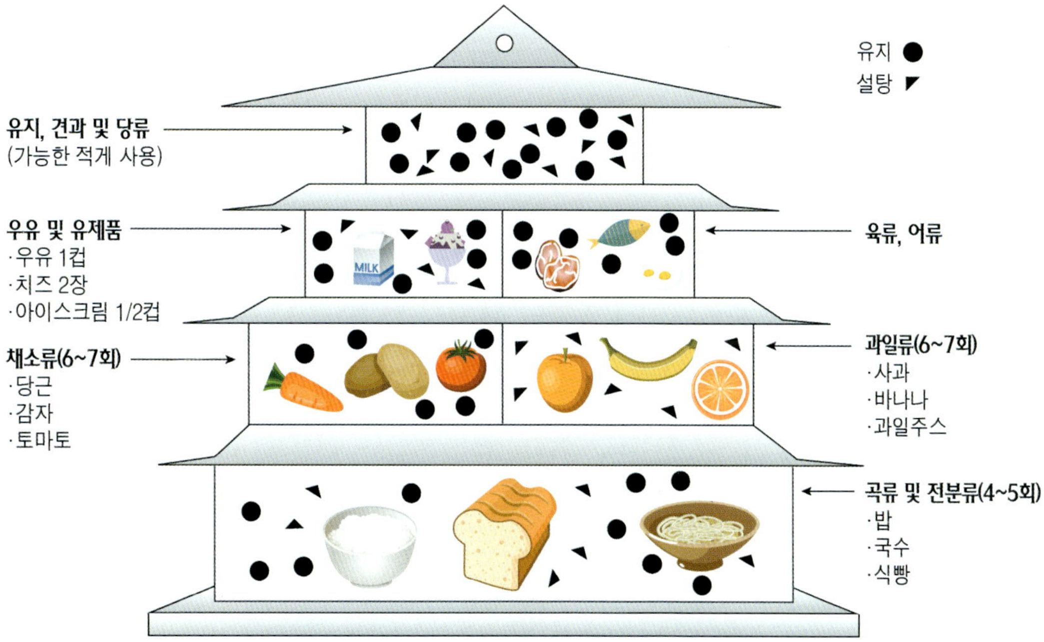
유지 ●
설탕 ◤
유지, 견과 및 당류
(가능한 적게 사용)
우유 및 유제품
·우유 1컵
·치즈 2장
·아이스크림 1/2컵
MILK
육류, 어류
채소류(6~7회)
·당근
·감자
·토마토
과일류(6~7회)
·사과
·바나나
·과일주스
곡류 및 전분류(4~5회)
·밥
·국수
·식빵

그림 1-24. 식품 섭취량 이해를 위한 식품 구성탑 모형.

3) 환자 상태 평가

초진 시 문진에서 대사증후군에 해당하는 병력이 있으면 현재 증상과 치료 내용 및 합병증 유무를 조사한다. 동시에 검사 결과를 참고하여 당뇨병, 고혈압, 심부전 등의 질환 위험을 평가한다(그림 1-25).

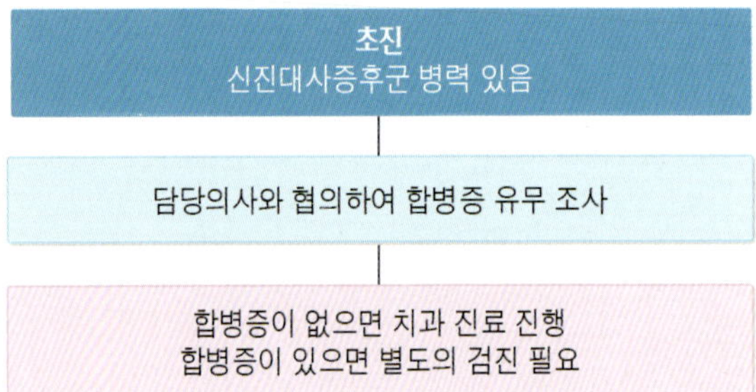

그림 1-25. 초진 시 대사증후군 위험도 검사를 위한 순서.

4) 치료계획

(1) 치과 치료의 가능성

대사증후군만으로 치과 치료가 제한은 되지 않지만, 대사증후군에 동반하여 발생한 질환이 있으면 그 상태에 따른 대처가 필요하다.

(2) 치과 치료 시 위험도

동반된 질환에 주의하여 판단한다. 기본적으로 대사증후군 환자에서 '중등도 이상'의 위험이 있다고 생각한다. 2형 당뇨병, 지질대사 이상, 고혈압, 심근경색·협심증, 뇌경색 등의 병력이 있으면 각각의 질환을 평가한다. 특히 비만도의 높은 증례에서는 앙와위저혈압증후군(supine hypotensive syndrome)에 주의한다.

5) 증례 연구

증례 1-7 **52세 여성, 사랑니 발치**

초진 소견에서 사랑니 주위 치은의 발적 및 종창이 있었으며, 압통을 호소하였다.

키 156cm, 체중 92kg, 허리둘레 38인치(96.5cm)의 비만(obesity)이었고, 진료의자에 앉기도 불편해할 정도이었으며, 병력에서 고혈압 치료를 받고 있었고, 아스피린을 복용 중이었다. 내원 당시 혈압이 160/88mmHg 이었으며, 혈당은 112mg/dL이었다.

방사선소견에서 하악 좌측 제3대구치(#38)의 완전 매복과 제2대구치(#37)와의 사이에 골파괴상이 있었다(그림 1-26). 수술 전 세파드록실과 이부프로펜을 3일간 처방하고, 담당의사에게 의뢰하였다.

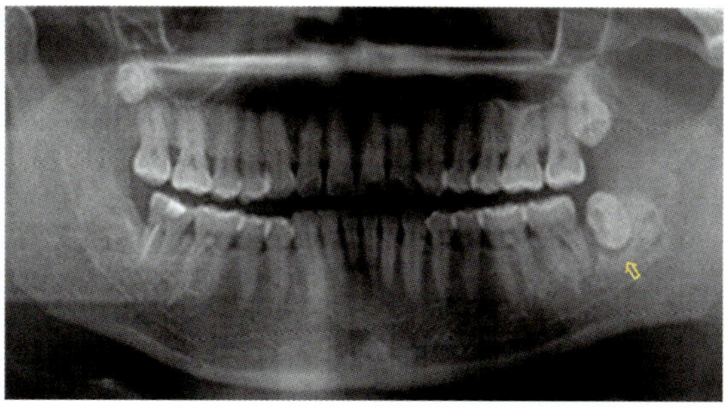

그림 1-26. 완전 매복된 하악 좌측 제3대구치.

담당의사에게 의뢰한 결과 "금일 본원에서 측정한 혈압은 130/84mmHg임. 아스피린을 발치 1주일 전부터 중단 바람. 혈압은 잘 유지 되고 있음"이라는 회신이었다.

1주일간 아스피린 복용을 중단하고 내원하여 수술 후 주의사항을 설명하였고, 수술 전 린코마이신과 케토롤락을 근주하였으며, #38을 치아절단술(odontectomy)로 발치하였다. 수술 후 전과 같은 약제를 5일간 투여하였다.

이 증례는 비만이 있었고, 고혈압 치료 중이었으며, 비만에는 특별한 처치가 없었으나 복용하던 아스피린을 1주일 중단한 후 발치하여 원만히 치유되었다.

증례 1-8 44세 남성, 근관치료 후 지속적 통증

상악 좌측 제1대구치(#26) 근관치료 후 통증 지속으로 내원하였으며, #26 치근단농양 진단으로 발치 후 임플란트 1차 수술을 시행하였다.

병력에 복부 비만(abdominal obesity)이 있다고 하였으며, 고혈압약을 복용 중이었다. 혈압 142/95mmHg이었고, 공복 혈당 108mg/dL로 당뇨병 전 단계였다. 담당의사에게 의뢰하여 고혈압에 안지오텐신 전환효소 억제제를 복용 중이었으며, 발치에 지장이 없다는 회신을 받았다. 발치 후 치유 지연 가능성을 설명하였고, #26 발치 후 치유 과정에 문제가 없었다. 환자에게 식이조절 및 운동을 통한 비만 개선의 필요성을 설명하였고, 3개월 후 #26 부위 임플란트 고정체를 식립하였다(그림 1-27).

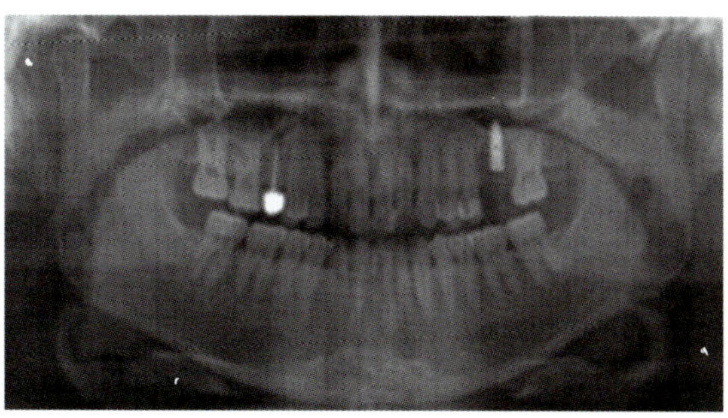

그림 1-27. #26 부위의 임플란트 고정체 식립.

6) 전문의 의견

대사증후군의 진단 기준에 허리둘레 증가에 의한 내장 비만 증가가 포함되지만 대사증후군이 모두 비만을 말하는 것은 아니다. 실제로 비만 환자에서는 혈당이나 혈압이 대사증후군의 기준보다 모두 높다. 따라서 대사증후군은 심각한 비만은 아니지만, 동맥경화증이 시작되어 심혈관질환의 전 단계에 있기 때문에 철저한 관리가 필요한 상태이다. 이런 대사증후군 단계에서 관리를 시작하면 중증 심혈관질환을 방지하는 효과가 있다.

한편 비만은 이미 심각한 장애가 시작된 단계이다. 지방의 증가는 그만큼의 무게를 항상 짊어지는 것과 같으며 지방조직에 여분의 산소나 혈액의 공급이 필요하게 되기 때문에 다른 장기에도 장애를 일으킨다. 심박출량 증가로 심장에 부담이 생겨 심질환을 일으키고, 관상동맥경화증에 의한 심근경색 또는 협심증의 발병인자가 된다. 또한 뇌동맥의 동맥경화에 의해 뇌졸중을 일으킨다. 혈중 유리지방산의 증가, 고지혈증, 인슐린 요구의 증가, 당대사의 변화에 의한 고혈당이나 요당이 출현하는 당뇨병이 유발된다. 간에 지방이 축적되는 지방간으로 간 기능에 장애가 나타나고 콜레스테롤 대사 장애로 담낭염과 담석증을 일으킨다.

비만 환자의 급격한 증가로 치과 치료 시 비만 환자를 흔히 보게 된다. 동반된 병태의 평가와 생활습관 관리에 대한 교육과 함께 환자에게 더욱 가깝게 다가갈 필요가 있다.

참고문헌

1. 대한치과마취과학회 역: 치과진료실에서의 응급처치 6판. 대한나래출판사, 2009.(Malamed SF: Medical Emergency in the Dental Office. Mosby, New York, 2007.)
2. 대한구강악안면외과학회 편찬: 구강악안면외과학 교과서 3판. 의치학사, 2013.
3. 정진우, 등: 전신질환 환자의 치과치료 8판. 대한나래출판사, 2015.(Little JW, Falace DA, Miller CS, Rhodus NL: Dental Management of the Medically Compromised Patient. Elsevier, 2013.)
4. 永原國央, 等: 歯科インプラント治療のリスク度チェクとその對応. クインテッセンス, 2012.
5. Stratton IM, et al: Association of glycaemia with macrovascular and microvascular complications of type 2 diabetes (UKPDS 35): prospective dbservational study. BMJ 321:405-412, 2000.
6. Aren G, et al: Periodontal health, salivary status, and metabolic control in children with type 1 diabetes mellitus. J Periodontol 74:1789-1795, 2003.
7. Tesfaye S, et al: Vascular risk factors and diabetic neuropathy. N Engl J Med 352:341-350, 2005.
8. Tomkin GH: Artherosclerosis, diabetes and lipoproteins. Expert Rev Cardiovasc Ther 8:1015-1029, 2010.

3 골다공증과 치과 치료

1) 질환의 특성

뼈조직의 구성은 무기질 40~50%, 유기질 29~35%이고, 나머지는 물이다. 무기질의 주성분은 인산칼슘이며, 중량의 2/3는 칼슘이다. 칼슘은 인체에 필수 원소이며, 식사의 칼슘이 부족하거나 체내에 흡수되지 않으면 뼈에 축적된 칼슘이 혈중으로 방출되어 혈중 농도를 일정하게 유지하려고 한다.

골다공증(osteoporosis)은 골량이 감소한 상태이며, 전신의 칼슘 저하는 뼈에서 칼슘을 방출하여 뼈를 만들고 있는 인산칼슘이 부족한 상태이다. 골다공증으로 뼈가 약해지면 골절을 일으키기 쉽게 된다. 골절 치유에는 골절된 부위에 새로운 뼈가 형성되어야 하나 골다공증에서는 뼈의 칼슘 저하로 치유 반응이 일어나지 않는다. 식립된 임플란트 주위의 골유착 생성 및 골유착 유지에 중요한 뼈의 리모델링 반응에서도 같은 일이 일어난다.

골다공증은 "골량 감소, 골미세 구조의 붕괴, 취약성의 항진과 쇄약성 골절 증가를 일으키는 질환"으로 정의되며, 뼈 리모델링 활성 저하, 뼈형성 활성 저하를 생각할 수 있다. 치아를 발치한 부위가 제대로 치유되지 않는 것처럼 임플란트 치료 시 고정체 표면에서 뼈의 리모델링 사이클이 정상적으로 일어나지 않고, 흡수가 일어나기 쉬운 상황이 되어 임플란트 고정체와 골유착을 얻을 수 없거나 골유착 유지가 어려워진다.

2) 담당의사에게 진료 의뢰와 치료 내용 확인

골다공증검사는 주로 내분비내과에서 시행한다. 전신의 골밀도검사에서 신뢰성이 있는 것은 요추와 대퇴부이다. 검사 결과 T-score(골다공증 뼈 밀도 정도를 수치화: 정상은 0이다)가 -2.5 이하이면 골다공증으로 치료가 필요하다. -2.0에서 -2.4까지는 골감소증이다. -2.0 이상이면 치과 치료 시 문제가 없다고 생각하지만, 예후에 따라 수년 후에 -2.5가 될 가능성이 있으면 그것을 피하기 위한 예방 방법에 대한 환자 교육이 필요하다. 이런 예방에 전문의의 체계적 대책이 필요하다고 생각하나, 교육을 하여도 안이하게 BP(bisphosphonate: 비스포스포네이트)계 약제를 처방하는 예가 많으므로 치과 치료를 계속해야 할 치과의사의 입장에서 BP계 약제 사용은 피하도록 요청해야 할 것이다.

대부분의 골다공증 환자는 흔히 BP계 약제를 복용하고 있으므로 이런 약제에 대해 잘 알아둘 필요가 있다(표 1-6). BP계 약제를 복용하는 환자에게 BRONJ(bisphosphonate related osteonecrosis of the jaw: 비스포스포네이트 관련 턱뼈 괴사)의 위험성을 설명하고 임플란트 치료나 발치 등의 치과 수술을 하게 된다면 투약을 중지할 필요가 있다. 휴약은 표 1-7의 프로토콜을 따른다. 치과 수술에 대한 데이터는 많지 않지만 BP계 약제를 복용하는 환자에서 치과 수술 시 위험성이 있다고 생각하는 편이 좋다.

표 1-6. BP계 약제 목록

일반명	상품명	주요 적응증	상대적 효력
Etidronate	예나팜	파젯병	1
Alendronate	포사맥스	골다공증	1,000
Risidronate	악토넬	골다공증	1,000
Ibandronate	본비바	골다공증	1,000
Pamidronate	파노린	골전이	1,000~5,000
Zolendronate	조메타	골전이	10,000+

표 1-7. BP계 약제 휴약 프로토콜

1. 3년 이상 또는 3년 미만에서도 당질 스테로이드를 병용하고 있으면 처방 의사와 상의하여 적어도 3개월 이상 중지하며, 치료 후에도 뼈의 치유 경향이 인정될 때까지 중지한다.
2. 복용 기간 3년 미만이면 일반 처치를 시행한다.
3. 복용 기간 3년 미만에서도 당질 스테로이드요법, 호르몬요법, 당뇨병, 악성 종양의 화학요법, 흡연, 음주, 구강위생 상태 불량, 65세 이상의 고령자는 BRONJ 발생이나 악화 위험인자라고 생각하여 주의가 필요하다.

* 첨부된 대한내분비학회, 대한골대사학회, 대한골다공증학회, 대한구강악안면외과학회의 BRONJ에 대한 지침서에서 자세히 설명.

3) 환자 상태 평가

골다공증의 흔한 형태는 폐경 후 또는 고령에서 발생하는 원발성 골다공증(primary osteoporosis)이다. 따라서 초진 시에 여성의 문진에서 폐경 유무, 폐경 시의 나이 등을 기록한다. 폐경 후 환자에서 주의가 필요하다.

속발성(2차성) 골다공증(secondary osteoporosis)과 관련된 질환 검사도 필요하다. 갑상선질환, 성선기능부전증, 쿠싱증후군, 괴혈병, 스테로이드 복용, 항암제 투여, 류마티스 관절염, 당뇨병, 간질환 또는 혈액투석 등에서 골량 저하를 의심할 수 있다(그림 1-28).

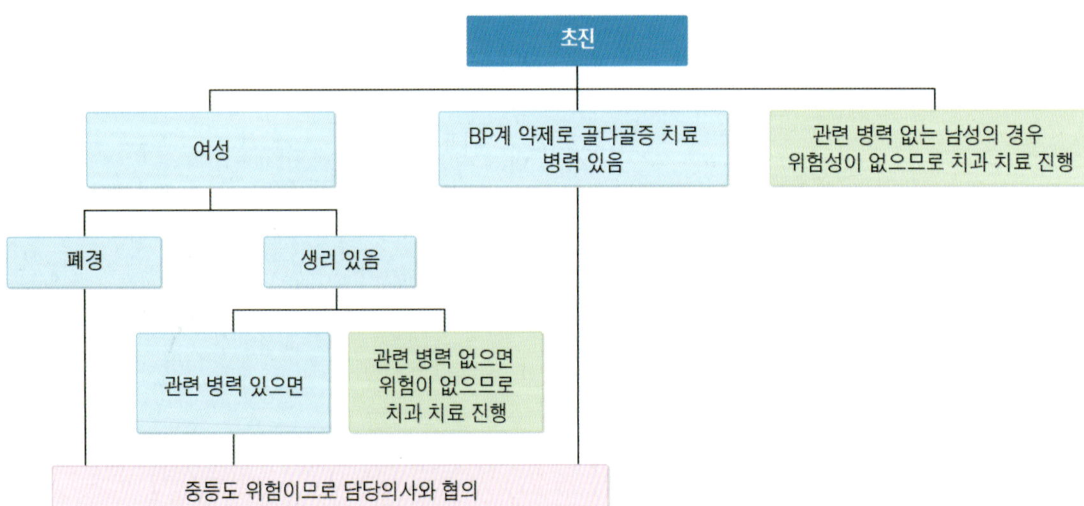

그림 1-28. 초진 시 골다공증 위험도 검사를 위한 순서.

01

4) 치료계획

골다공증 환자의 치과 수술 중 특히, 임플란트 치료 시 전신 뼈의 칼슘이 저하되어 뼈 손상을 치유하는 능력이 저하되므로 악골에 식립한 임플란트 고정체 주위에 뼈조직이 형성되지 않아 골유착을 얻을 수 없다. 유착되지 않은 임플란트는 상부 구조를 장착하여 교합시켜도 곧바로 탈락된다. 또 임플란트 치료 종료 후에 골다공증이 있으면 임플란트 고정체 주위의 교합압에 의한 뼈 파괴의 회복 정도와 새로운 뼈 생성능의 저하로 임플란트 고정체 주위의 뼈흡수가 진행되어 임플란트 고정체가 탈락될 수 있다.

(1) 치과 치료의 가능성

치과 수술 중 특히, 임플란트 치료 시 골다공증으로 진단된 증례는 다음과 같은 문제점이 있다.

① 임플란트 고정체와 주위 치조골과의 골유착에 어려움이 있다.

② 상부 구조물 장착 후에 조기 탈락될 가능성이 높다.

골다공증에서 골밀도의 정밀진단을 위하여 정형외과나 내분비내과 등의 전문의 도움이 필요하지만, 치과에서 손쉽게 시행할 수 있는 다음과 같은 방법이 있다.

치과에서 촬영한 파노라마 사진을 사용하여 골량을 평가하는 방법이다. 이공(mental foramen) 바로 아래에서 하악골 하연의 피질골에 접선을 그어(그림 1-29), 이공에서 수직선 부위의 피질골 두께(mandibular cortical width; MCW)와 같은 부위의 치밀골 형태(mandibular cortical index; MCI)를 C1, C2, C3로 분류하여(그림 1-30A~C), MCW 수치 결과를 참고로 환자의 골량 저하를 추정하는 방법이다.

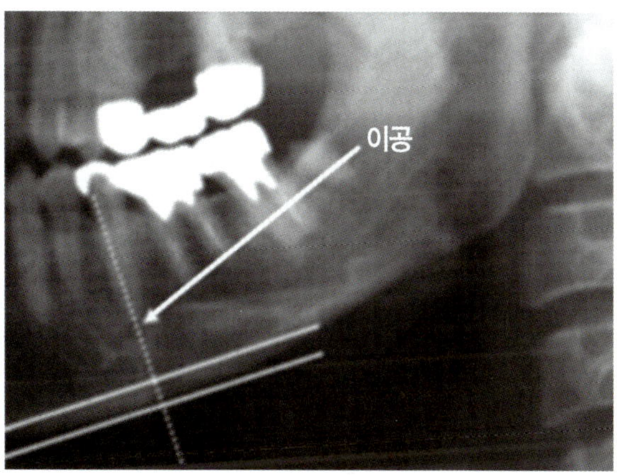

그림 1-29. 파노라마 방사선 사진에서 이공 아래 하악골 하연의 피질골에 접선을 긋는다.

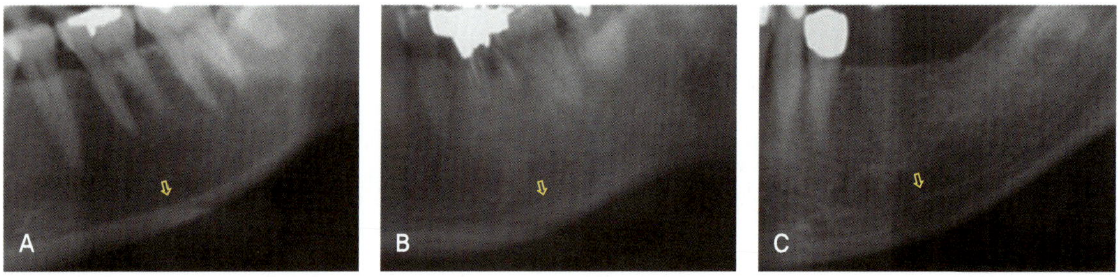

그림 1-30. MCW와 MCI의 분류. **A**, C1. 피질골의 내면에 선명하고 매끄러움이 있다. **B**, C2. 피질골의 내면에 선상의 흡수 또는 반월상의 결손부가 있다. **C**, C3. 피질골 전체에 선상의 흡수가 있다.

임상에서 진단 시 촬영한 방사선 사진을 자료로 설명할 수 있지만, 비스포스포네이트제를 복용하지 않고, 다른 전신질환이 없으며, 흡연자가 아닌 경우 등의 조건이 필요하다. 필자의 연구에서 명확한 결과는 얻지 못하였으나, 환자에게 이해하는 데 도움을 줄 수 있도록 설명하기 위한 참고자료로 이용할 수 있다.

(2) 치과 치료 시 위험도

위험도가 '중등도'로 높다는 인식이 필요하다.

① T-score: −2.5 이하

골밀도 저하가 있으면 전문의에게 의뢰하여 치료를 받도록 권한다. 그러나 BP계 약제 치료를 피해주도록 의뢰한다.

② BP계 약제 복용

BP계 약제를 중지하거나 다른 약제로 바꾸며, 식사요법 및 운동요법으로 골량을 개선한다.

③ 유방암 등의 골전이가 있어서 BP계 약제를 정맥 투여

골다공증과 관련이 없지만, BP계 약제로 치료를 받고 있는 경우 공통점이 있다.

BP계 약물치료를 받고 있는 환자 치료에 대하여 대한내분비학회, 대한골다공증학회, 대한구강악안면외과학회의 공동 지침이 있다.

(3) 임플란트 치료 시 고정체의 선택

임플란트 고정체는 2회법 임플란트 시스템을 사용하며, 발치 후 즉시 식립이나 식립 후 즉시 하중을 가하지 않도록 한다. 부하 유보기간은 하악에서 3개월 이상, 상악에서 6개월 이상을 두고, 식립 후 3주간 치은 점막에 하중이 가해지지 않도록 주의하며 뼈 유착이 확실히 되도록 한다. 또 hydroxyapatite(이하 HA) 코팅 등 뼈 접합 획득에 유리한 표면을 가진 임플란트를 이용한다. HA 코팅 이용 시에는 장기 예후에 대해 환자에게 설명한다.

(4) 수술 중 주의점

임플란트 고정체 식립 부위의 뼈가 연하거나 취약하여 초기 고정을 얻기 어려우며, 뼈 유착 획득이 힘들 수 있다. 수술에 골절단술(osteotome)이나 골확대술(bone expansion technique)을 교대로 사용하여 부드럽고 약한 골조직을 압축하면서, 파괴되지 않도록 식립하는 구멍을 만드는 것이 중요하다. 또 테이퍼드된 고정체로 2회법 임플란트 고정체 선택이 초기 고정을 얻기 쉽다. 고정체의 표면이 순수 티타늄이나 티타늄 합금 임플란트체보다 HA 코팅이 고정체 유착에 유리하다.

(5) 수술 후 주의점

감염 예방에 주의하여 염증을 최소화하도록 한다. 3주간은 부드러운 음식을 섭취하도록 지시하여 식립되어 있는 임플란트 고정체와 뼈에 하중이 가지 않게 한다. 상악동을 포함하여 수술한 경우 강하게 코를 푸는 것도 3주간은 피하도록 지시한다. 또 상부 구조물은 나사로 고정한다.

(6) 장기 예후

교합압(occlusal pressure)이 가해지면 임플란트 고정체 주위 뼈의 리모델링이 정상적으로 이루어지지 않아 뼈 파괴가 항진될 가능성이 있으므로 치주치료, 교합 검사를 충분히 시행하고, 3개월 간격의 유지 관찰이 필요하다. 이갈이 하는 환자는 나이트가드를 장착하여 임플란트 주위의 뼈 파괴가 진행되지 않도록 주의를 기울인다.

방사선 사진에 뼈흡수가 진행되면 상부 구조물을 제거하며, 뼈흡수 부위를 소파하기 위해 점막골막판을 박리하고 오염물을 철저히 제거한다. 임플란트 고정체 표면의 오염물은 Er:YAG 레이저로 제거한다. 그다음에 GBR막을 이용하여 일차 폐쇄창의 뼈 재생을 6개월 정도 기다린다.

5) 증례 연구

증례 1-9 **83세 여성, 임플란트 치료 상담을 위해 내원**

초진 소견에서 상악 우측 중절치(#11), 견치(#13), 제1, 2소구치(#14, 15) 및 제1대구치(#16)와 상악 좌측 중, 측절치(#21, 21) 부위는 임플란트 상태였으며, 하악 우측 제1소구치(#44)부터 좌측 제1소구치(#34)까지 브리지가 있었다(그림 1-31).

병력에 골다공증(osteoporosis) 치료제를 복용하고 있었으나, 환자나 치과의사 모두 골다공증에 관하여 담당의사와 의논하지 않았다. 기존에 치료받은 임플란트에 문제가 없어 간과한 것으로 생각되었다.

치료계획으로 상악 좌측 제1, 2소구치(#24, 25와 #16, 27) 부위에 상악동거상술을 동반한 임플란트 치료를 하기로 하였으며, 하악 좌측 제2소구치 부위(#35)와 제1대구치(#36) 부위 및 우측 제1대구치(#46)

부위에 골이식과 함께 임플란트 치료를 시행하기로 하였다.

12일 후 상악 좌측 구치부(#24, 25, 26, 27)에 상악동거상술과 동시에 임플란트 고정체를 식립하였다. 상악동거상술을 위해 Dynagraft 1cc, Do Bone 0.5cc, Osteon II 0.4cc를 혼합하여 충전하고, GBR막으로 덮었다(그림 1-32).

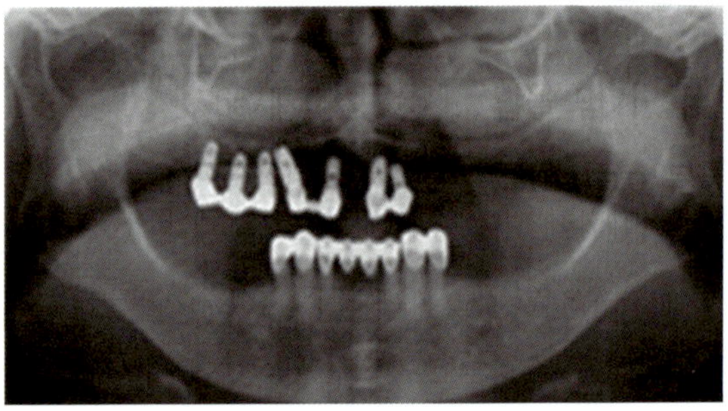

그림 1-31. 초진 시 파노라마 방사선소견.

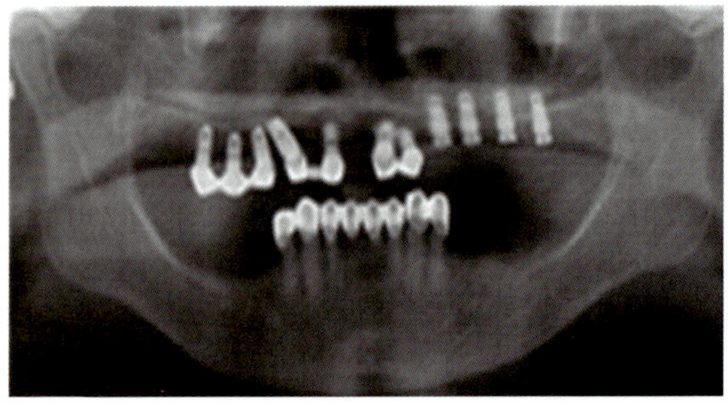

그림 1-32. 상악 우측 구치부에 상악동거상술과 동시에 임플란트 고정체 식립.

1개월 후 하악 우측 제2소구치(#45)와 제1대구치(#46) 그리고 좌측 제2소구치(#35), 제1대구치(#36), 제2대구치(#37) 부위에 골이식(Osteosparx 5cc, Do Bone 0.5cc)과 함께 임플란트 고정체를 식립하였다(그림 1-33).

2개월 후 "아래쪽이 부풀어 올라 염증이 생긴 것 같다"고 내원하였다(그림 1-34). 하악 좌측 제2대구치(#37) 부위의 농양 부위를 절제하였다. 치은 하방, 고정체 주위의 협측 치조골이 괴사하여 고정체 나사 3~4개가 노출되었고, 동요가 있었다. 촉진에서 협부에 종창과 경결감이 있었다.

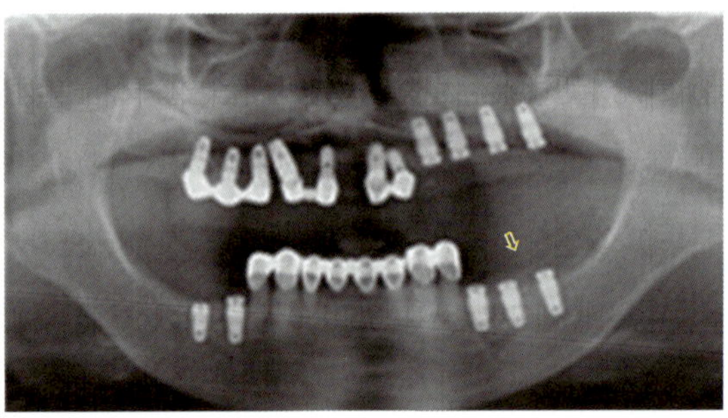

그림 1-33. 상악 좌측 구치부에 상악동거상술과 동시에 임플란트 고정체를 식립하였으며, 하악 좌우측 구치부에 골이식과 함께 임플란트 고정체를 식립하였다.

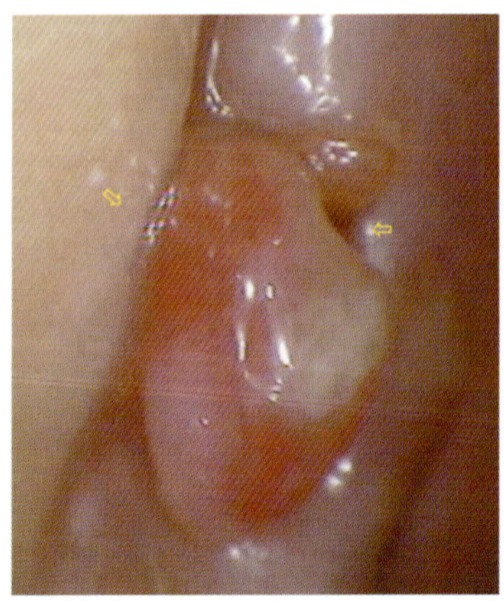

그림 1-34. #37 고정체 상부에 농양 형성.

2개월 후 하악 우측 제2소구치(#45) 부위에 식립된 고정체가 healing abutment 교체 중 탈락하였으나, 원래의 3.8mm 고정체를 4.5mm로 대체하여 식립하였으며, 염증이 지속되었던 하악 좌측 제2대구치(#37) 부위의 고정체는 제거하였다(그림 1-35A). 하악 좌측 제2대구치 부위는 1개월 후 재식립하기로 하였으나, 환자의 거부로 경과를 관찰하기로 하였다. 상악에 식립한 고정체를 기준으로 약 6개월 경과 후 #24, 25, 26, 27, 35, 45, 46 부위의 고정체에 2차 수술을 하였다(그림 1-35B).

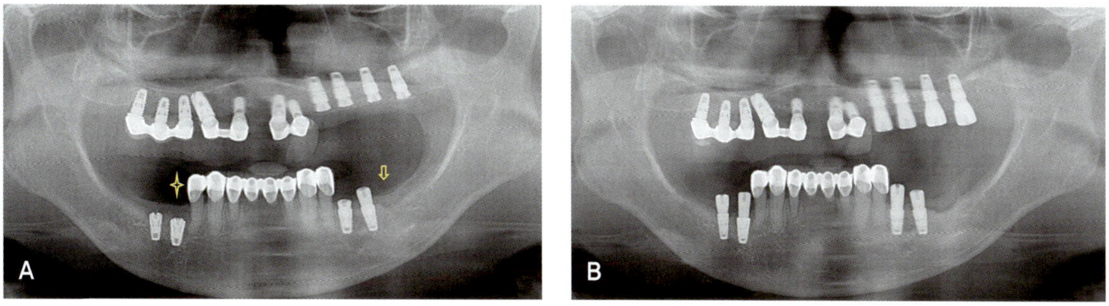

그림 1-35. **A,** 하악 우측 제2소구치부는 3.8mm를 4.5mm 직경의 고정체로 대체하여 식립하였으며(별표), 하악 좌측 제2대구치부의 고정체를 제거하였다(화살표). **B,** #24, 25, 26, 27, 35, 45, 46 부위의 고정체에 2차 수술을 시행하였다.

먼저 하악의 #35, 36, 45, 46 부위에 보철치료를 시작하였으며, 다음에 #24, 25, 26, 27 부위의 보철치료를 완료하였다(그림 1-36). 몇 차례의 교합 조정은 있었으나 큰 어려움 없이 임플란트 치료는 마무리되었다.

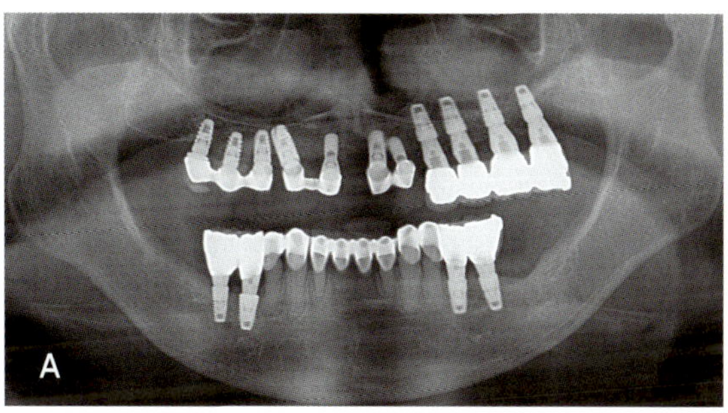

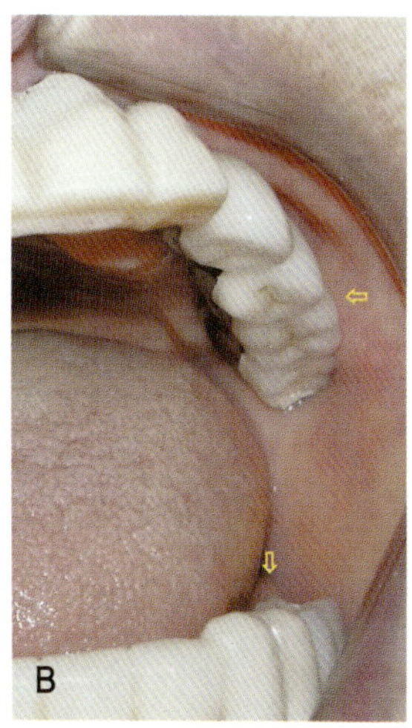

그림 1-36. **A,** #35, 36, 45, 46 부위 및 #24, 25, 26, 27 부위의 보철치료를 완료한 방사선 사진. **B,** 구강 내 모습.

이 증례는 골다공증약을 복용 중인 고령의 여성으로, 기존 상악 임플란트는 유지되어 있었다. 골다공증으로 복용하던 약제를 중단하고, 상, 하악에 임플란트 수술을 시행하였다. 상악의 임플란트 고정체에는 이상이 없었으나, 하악에 식립한 임플란트 고정체가 좌우에서 하나씩 탈락하였다.

이 증례를 통해 같은 환자도 상악과 하악에 따라 상태가 다르다는 인식이 필요하였다. 골다공증약을 계속 복용하고 있는 환자는 약제에 대해 명확하게 교육하고 수술을 시행해야 할 것으로 생각된다. 무엇보다 중요한 점은 담당의사와의 긴밀한 협조이다.

증례 1-10 77세 여성, 하악 대구치 발치 후 치유 지연과 다발성 피부 누공

초진 소견에서 하악 우측 제1대구치(#46)의 발치 후 치유 지연과 하악 우측 소구치 및 전치부의 다발성 피부 누공이 있었다(그림 1-37).

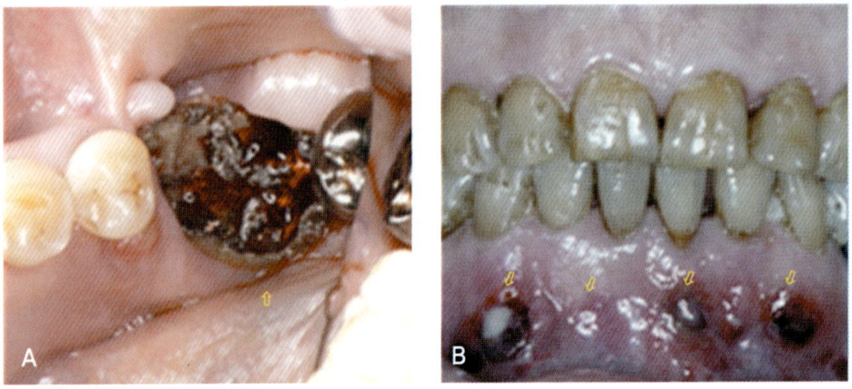

그림 1-37. 치유되지 않은 발치창(A)과 하악 우측 소구치 및 전치부의 다발성 피부 누공(B).

병력에서 매주 알렌드로네이트를 3년간 복용하였고, 당뇨병이 있었으며, 소량의 스테로이드를 복용하고 있었다. 발치창이 3개월 이상 치유되지 않았으며, 염증이 점차 심해졌다고 하였다.

병력에 의해 비스포스포네이트제 관련 악골 골괴사로 진단하고, 내분비내과 진료를 의뢰하였다. 필요한 검사를 시행하고, 구강외과 처치를 진행하기로 하였다. 혈액검사에서 CTX(C-telopeptide)가 144pg/mL 이었다(표 1-8).

표 1-8. 혈청 CTX와 BRONJ 위험의 관계

혈청 CTX 수치	BRONJ 발생 위험도
300~600pg/mL	없음
150~299pg/mL	없거나 미세함
101~149pg/mL	중등도
~100pg/mL	고도

혈청 CTX가 낮을수록 BRONJ 상태가 심한 것이다. 혈청 CTX가 반드시 BRONJ의 정도를 나타내는 것은 아니지만, 임상적 근거는 될 수 있다. 혈청 CTX는 골흡수 억제 정도를 나타내며, 혈청 OC(Osteocalcin: 조골세포에서 형성되는 비교원성 단백질)는 골형성 정도를 나타낸다.

#46 부위의 치유되지 않은 발치창과 치은의 농양이 전치부로 확산하는 양상이었으며, 파노라마 방사선 소견에서 #46 부위에 방사선 투과상의 발치창과 아래쪽에 골파괴상이 있었다(그림 1-38).

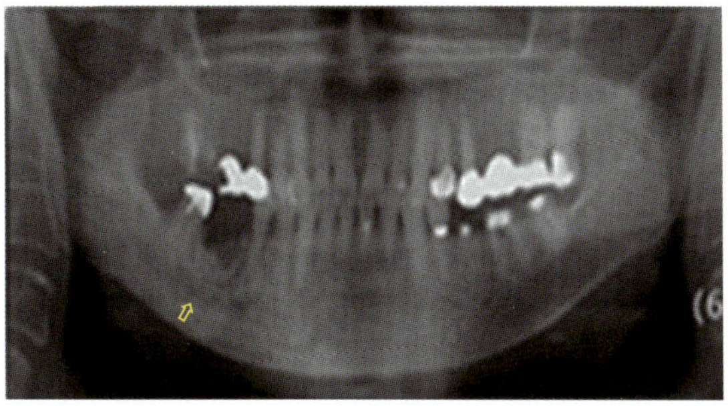

그림 1-38. 파노라마 방사선소견.

CT 촬영에서는 하악 우측 구치부 골체부의 골파괴상을 보였으며, 협측과 설측으로 천공된 소견을 보였다(그림 1-39). 골주사(bone scan)에서 하악 우측 골체부에 집중적인 흡수 소견이 있었다(그림 1-40).

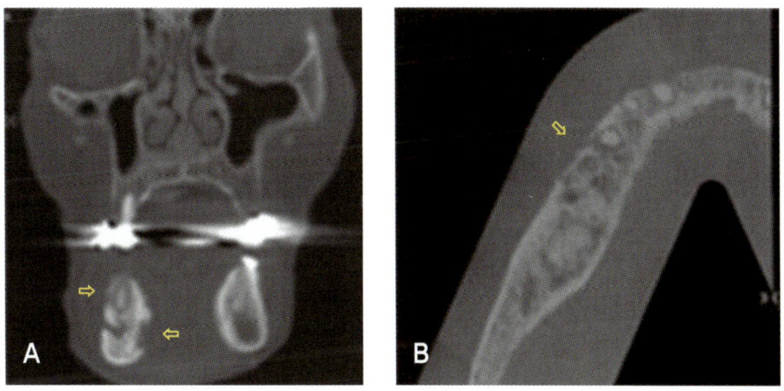

그림 1-39. A, B, CT 촬영 소견.

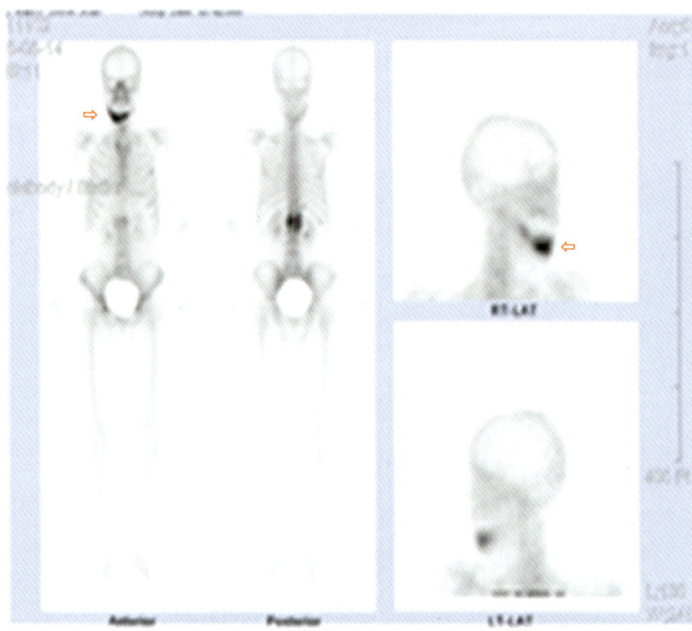

그림 1-40. 골주사(bone scan) 소견.

알렌드로네이트를 비타민 D와 칼슘제로 대체하고, 병소 부위의 보존적 처치와 약물치료로 염증 상태를 완화한 후, 근치술로 하악골 부분골절제술로 병소 부위를 광범위하게 절제하였다(그림 1-41). 수술 3개월 후 구강 내 소견과 파노라마 방사선 사진에서 치유된 소견을 볼 수 있었다(그림 1-42).

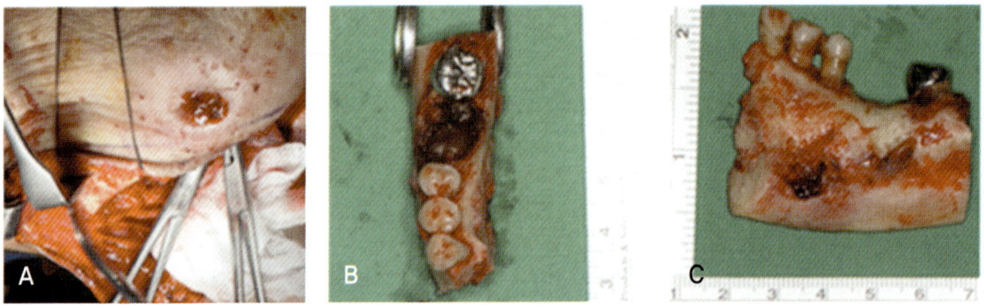

그림 1-41. 우측 하악골체 부위의 부분골 절제술(A)과 절제된 하악골 부분(B, C).

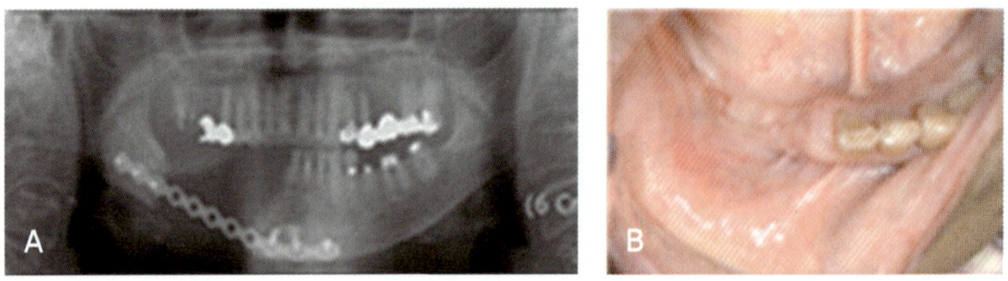

그림 1-42. 수술 3개월 후 파노라마 방사선소견(A)과 구강 내 소견(B).

이 증례는 당뇨병이 있었으며 골다공증 치료를 받은 고령의 여성으로, 임플란트 치료를 위해 시행한 #46 발치 후 염증이 치유되지 않고 확산되어 BRONJ로 진단하였으며, 하악골에 광범위한 골파괴가 진행되어 보존적 치료와 약물치료만으로 호전이 없어서 하악골 부분골절제술을 시행하여 완치되었다.

증례 1-11 80세 여성, 임플란트 치료를 위해 내원

초진 소견에서 상악 우측 제1대구치(#16), 상악 좌측 제2소구치(#25), 제1대구치(#26) 보존이 어려워 발치 후 임플란트를 계획하였다(그림 1-43).

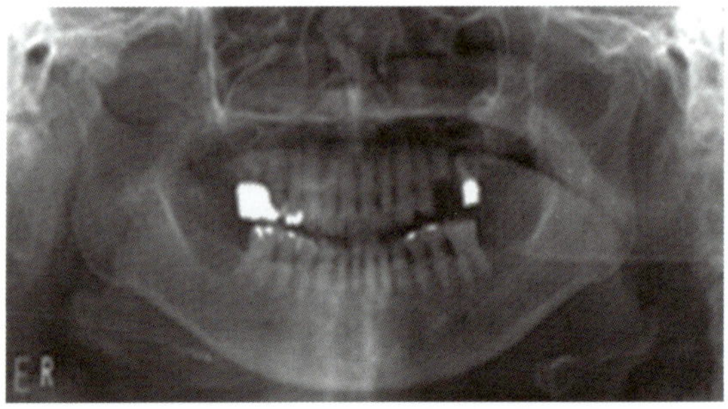

그림 1-43. 초진 시 파노라마 방사선 사진.

병력에서 고혈압(아스피린 복용), 당뇨병, 골다공증약을 복용하고 있었다. 내원 2개월 전 골다공증 주사를 맞았으며, 3개월마다 1회 정맥주사로 치료하고 있었다. BRONJ와 관련하여 내분비내과에 의뢰하여 다음과 같은 회신을 받았다.

"골다공증에 대해 이반드로네이트를 3회 주사하였으며, 3개월 후 수술을 권한다. 출혈 경향은 없으며, 약 처방에 특별한 주의사항은 없음."

3개월 후 아스피린 5일 중단 후 #16, 25, 26을 발치하였고, 임플란트 치료를 진행하였다.

이 증례는 골다공증 치료를 받고 있는 환자에서 발치 전 BRONJ 위험을 줄이기 위해 3개월간 비스포스포네이트를 중단 후 치료하였다.

01

증례 1-12 74세 여성, 대구치 발치 후 하악골이 노출된 상태로 통증 지속

6년 전 골절을 동반한 골다공증(osteoporosis)으로 진단받고 알렌드로네이트를 주 1회 복용해 왔다. 1년 전 하악 좌측 대구치 발치 후 하악골 점막이 아물지 않고 하악골이 노출된 상태로 통증이 지속하여 치과에서 소파술, 부골절제술 등 몇 차례 수술을 하였으나 호전되지 않았다.

병력에 당뇨병, 고혈압이 있었으며, 약물을 투여하여 조절되고 있었다. 골다공증 진단 당시 척추의 다발성 압박골절(T5, 8, 9, 10, 12, L1, 2)이 있었으며, 골밀도검사상 대퇴경부의 T-score는 -3.0이었다.

검사소견에서 공복 혈당 126mg/dL, 당화혈색소 6.3%였고, 혈청 칼슘, 인, 알칼리성 포스파타제는 정상 범위였다. 혈청 오스테오칼신 8.7ng/mL, 소변 N-telopetide 21 nMBCE/mM Cr으로 저하되어 있었다. 파노라마 방사선 촬영에서 치조골 경화와 발치 부위 결손이 있었다. 하악골 병리조직 검사에서 골괴사(osteonecrosis)가 확인되었다.

비스포스포네이트 관련 악골괴사로 진단하여 알렌드로네이트를 중단하고 부갑상선호르몬 주사 치료를 시작하여 2개월 후 하악골 점막이 자라나 상처 부위를 덮게 되었고 통증도 호전되었으며, 6개월 후 통증이 소실되어 정상적인 저작이 가능하게 되었다.

6) 전문의 의견

노인 인구의 증가로 골다공증은 고혈압이나 당뇨병보다 더 흔한 병이 되었다. 골다공증으로 허리뼈가 부러지면 허리가 굽어 일상생활에 불편하지만, 노인에서 근력 저하와 균형감각 저하로 넘어지면서 골절이 되고 움직이지 못하면 폐렴 같은 감염으로 사망하게 된다. 최근 고령자의 수술 관리가 발전되어 골절에 적극적 수술 치료가 시행되고 있으나 장기간의 치료가 필요하고 정상적인 일상생활 복귀가 어렵다. 따라서 골다공증을 조기에 진단하여 적극적 대책을 마련하기 위해 골밀도검사가 필요하나, 우리나라에서는 65세 이상에서만 골밀도검사가 보험으로 인정된다. 우리나라는 식사로 섭취하는 칼슘이 부족하며, 젊은 여성에서 날씬함을 추구하는 다이어트로 젊었을 때 최고 골량이 만들어지지 않으면 나이가 들어 골다공증이 되므로 앞으로 골다공증 환자는 더욱 늘어날 것으로 예상한다. 과거 폐경 여성에서 골다공증 대책으로 에스트로젠을 광범위하게 사용하였으나 골다공증 예방 효과보다 뇌경색이나 유방암 위험이 더 크다는 장기 결과에 따라 골다공증 치료 목적으로 에스트로젠은 더 이상 사용하지 않게 되었다. 그러자 노화에 따른 골파괴를 억제하는 비스포스포네이트가 등장하였으며, 연령 증가에 따라 줄어만 가던 골밀도가 올라가고 골절 위험도 줄여 골다공증은 해결된 것으로 기대되었다. 비스포스포네이트는 위장 장애가 있어서 매일 먹는 대신 1주일이나 한 달에 한 번 복용하거나, 3개월이나 1년에 한 번 주사 맞는 약제가 고령자에서 골다공증 치료에 보편화되었다. 이런 약제를 장기간 사용하여 뼈가 단단해지면서 대퇴골의 가운데 부분이 부러지는 비정형 골절이 나타나서 "골밀도 감소에 의한 골절 증가"라는 종래의 골다공증 정의를 "골밀도와 골질 감소에 의한 골강도 저하로 골절 위험 증가"로 정의가 바뀌었다. 이렇게 뼈의 구성 성분 중 칼슘으로 반영되는 골밀도보다 콜라젠의 형성과 대사의 중요성이 알려졌으나 생체에서 골질 평가 방법은 아직 확립되지 않았다. 한편 비스포스포네이트를 복용한 환자에서 구강외과 처치 후 상처 치유 지연으로 악골의 골괴사가 새로운 문제로 등장하였다. 장기간의 비스포스포네이트 투여로 골형성이 잘 일어나지 않는다는 주장에 의학계 전체의 의견 일치는 없으나 우리나라에서 임플란트 치료가 활발하게 시행되면서 골괴사가 중요한 문제로 등장하였다. 치과 치료 시에 비스포스포네이트제를 금지하자 다른 종류의 골다공증약까지 거부하다가 골절로 고생하는 환자도 있으며, 골다공증을 운동으로 치료하겠다고 주장하는 사람도 있다. 악골 골괴사가 단백질 섭취가 부족한 영양 상태가 불량한 사람이나 구강위생 상태가 좋지 않은 사람에서 많이 생기는 것을 보면 구강건강에도 칼슘을 비롯한 전반적인 영양 상태 개선이 중요할 것으로 생각된다. 최근 질병 치료에서 만성 질환 관리 모델의 중요성이 알려졌다. 어떤 질병이 발생하였을 때 현재의 상태뿐 아니라 그 병이 발생될 수 있는 생활습관이나 배경 요인 등에 관심을 가져야 하며, 보다 장기적인 관심을 가지고 접근해야 한다는 것이다. 치과진료에서도 이런 개념을 도입하여 질병에 이르게 된 생활습관을 찾아 적극 대처하도록 교육하는 태도가 필요할 것이다.

참고문헌

1. 김여갑, 등: 한국인 치과의사의 비스포스포네이트 관련 악골 괴사에 대한 인식 연구: 예비보고. 대한구강악안면외과학회지, 35:153-157, 2009.
2. Kim, YG, et al: Study on bisphosphonate-related osteonecrosis of the jaw(BRONJ): case report and literature review. J Korean Assoc Oral Maxillofac Surg 36:291-302, 2010.
3. 정진우, 등: 전신질환 환자의 치과치료 8판. 대한나래출판사, 2015.(Little JW, Falace DA, Miller CS, Rhodus NL: Dental Management of the Medically Compromised Patient. Elsevier, 2013.)
4. 永原國央, 等: 歯科インプラント治療のリスク度チェクとその對応. クインテッセンス, 2012.
5. Klemetti E, Kolmakov S, Kroger H. Pantomography in assessment of the osteoporosis risk group. Scand J Dent Res 102:68-72, 1994.
6. Fusimoto T, et al: Osseointegrated implants in a patient with osteoporosis: A case report. Int J Oral

Maxillofac Implants 11:539-542, 1996.
7. Eder A, Watzek G: Treatment of a patient with severe osteoporosis and chronic polyarthritis with fixed implant supported prosthesis: A case report. Int J Oral Maxillofac Implants 14:587-590, 1999.
8. Marx RE, et al: Bisphosphonate-induced exposed bone(osteonecrosis/osteopetrosis) of the jaws: Risk factors, recognition, prevention, and treatment. J Oral Maxillofac Surg 63:1567-1575, 2005.
9. American Association of Oral and Maxillofacial Surgeons. Position Paper on Bisphosphonate Related Osteonecrosis of the Jaws. J Oral Maxillofac Surg 65:369-376, 2007.
10. Grant BT, et al: Outcomes of placing dental implants in patients taking oral bisphosphonates: A review of 115 cases. J Oral Maxillofac Surg 66:223-230, 2008.
11. Serra MPM, Llorca CS, Donat FJS: Oral implants in patients receiving bisphosphonates: A review and update. Med Oral Patol Oral Cir Bucal 1:13(12):E755-60, 2008.
12. Lazarovici TS, et al: Bisphosphonate-related osteonecrosis of the jaw associated with dental implants. J Oral Maxillofac Surg 68:790-796, 2010.
13. Koka S, Babu NMS, Norell A: Survival of dental implants in post-menopausal bisphosphonate users. Journal of Prosthodontic Research 54:108-111, 2010.

골다공증에 관한 참고자료

대한내분비학회, 대한골대사학회, 대한골다공증학회, 대한구강악안면외과학회의 비스포스포네이트와 관련된 악골괴사에 대한 견해(대한구강악안면외과학회; http://www.kaoms.org/ 참조)

1. 서론

비스포스포네이트 약제는 파골세포의 세포사멸을 유도하고 활성을 떨어트려 과도한 골흡수를 억제하는 약제이며, 골다공증, 파젯병, 악성 종양의 골전이 등에 사용되었다. 이 약제는 골다공증 치료제로 1995년 도입된 이후, 10년 이상 사용되면서 대규모 임상 연구를 통해 골밀도 감소 억제와 골절 예방 효과가 입증되었다. 최근 비스포스포네이트제 장기간 사용과 관련된 악골(턱뼈)괴사(bisphosphonate related osteonecrosis of the jaws; BRONJ) 사례가 보고되어 안전성에 대한 고찰이 필요한 상황이다. BRONJ는 2003년 암환자에서 발생한 비스포스포네이트 관련 ONJ 104례 보고로 알려지기 시작하였으며, 그 후 전 세계에서 사례가 보고되었다. BRONJ의 병태는 알려지지 않았으며, 비스포스포네이트 투여 환자 중에서 스테로이드 투여 등 위험인자가 있으면 잘 발생하는 것으로 알려졌다. BRONJ는 드물게 발생하나, 일단 발생하면 치료가 어려워 고위험군에서 예방이 필요하다.

2. 정의

- 악골 부위 뼈가 노출되어 적절한 치료에도 치유되지 않고 8주 이상 지속
- 비스포스포네이트를 과거에 복용하였거나 현재 복용하고 있는 경우
- 턱 부위에 방사선치료를 받은 병력이 없는 경우

이상 3가지를 모두 만족하여야 한다.

3. 역학

- 자연적으로도 발병할 수 있지만, 대부분 발지나 구강 내 수술과 관련이 있다.

- 장기간 투여할수록 BRONJ 발병 위험이 크다.
- 비스포스포네이트 경구제는 주사제보다 BRONJ 발병 위험이 낮다.
- 골다공증 치료 용량의 주사제는 경구제와 비교하여 BRONJ 발병률 차이가 없는 것 같다.
- 경구 투여에서 BRONJ 발병 위험은 낮지만, 3년 이상 투여에서 증가할 수 있다.
- 동반 질환이 있거나 스테로이드 등을 동시에 투여하면 단기간 투여에도 BRONJ 발병 위험이 증가할 수 있다.
- 경구 투여에서 실제 BRONJ 발병 위험은 기존 보고보다 높을 것으로 추측된다.

4. 위험인자

- 비스포스포네이트: 약효가 강한 약제일수록, 오래 투여할수록 더 잘 발생
- 국소인자: 치아 발치, 임플란트 및 구강 내 수술, 잘 맞지 않는 틀니 착용 시
- 해부학적 요인
  - 하악골:상악골 = 2:1
  - 돌출된 뼈를 덮는 점막이 얇은 부위
  - 구강위생 불량, 음주 및 흡연
- 전신인자: 고령, 악성 종양, 만성 신부전, 당뇨병, 항암요법, 스테로이드제

5. 예방

1) 비스포스포네이트 경구 투여 전 골다공증 환자

- 사전 치과 검진 및 정기적 치과진료: 일정 변경이 필요한 것은 아니다.
- 환자 교육을 권장한다.
  - 치과진료 시 비스포스포네이트 복용 사실을 알리도록 한다.
  - 비스포스포네이트의 장점 및 드문 합병증으로 BRONJ 발생 위험성
  - 구강위생 청결 유지
  - BRONJ의 위험인자 및 증상
  - 통증이나 부종 및 노출된 뼈가 보이면 바로 알린다.

6. 치료

1) 비스포스포네이트를 투여받는 골다공증 환자로서 증상이 없는 경우

(1) 3년 미만 투여한 환자에서 다른 위험인자가 없는 경우

- 계획된 발치 및 치주수술은 시행해도 좋다.
- 임플란트는 시행할 수 있지만, 비스포스포네이트를 계속 복용할 경우 BRONJ 발생 위험에 대해 알리고 정기적으로 추적 관찰한다.

(2) 3년 미만 투여한 환자에서 스테로이드를 동시에 투여하고 있는 경우

- 침습적(뼈가 노출되는) 수술이 필요하면 처방한 의사와 상의하여 환자의 상태가 허락하면 수술 전 약 3개월 전부터 비스포스포네이트 투약 중단을 고려한다. 그러나 비스포스포네이트 투여 중단으로 수술 결과가 호전된다는 연구 결과는 없다.
- 뼈가 완전히 치유된 후 다시 투여한다.

(3) 3년 이상 투여하고 있는 경우

- 발치 등은 연기하고 가능한 비수술적 치료를 한다.
- 침습적 수술이 필요하면 처방한 의사와 상의하여 환자의 상태가 허락하면 수술 전 약 3개월 전부터 비스

포스포네이트 투여 중단을 고려한다. 그러나 비스포스포네이트 투여 중단으로 수술 결과가 호전된다는 연구 결과는 없다.

• 발치가 필요하다면 atraumatic procedure(비외상적 시술)를 시행하도록 한다.

2) BRONJ로 진단된 환자

• 숙련된 치과전문의의 치료를 받는다.
• 치료 목적은 통증 완화와 연부 조직 및 뼈 감염 억제 및 뼈 괴사의 최소화이다.
• 감염 치료: 구강 살균세정제(클로르헥시딘)로 세정한다. 감염이 있으면 전신 항생제를 투여한다.
• 보존적 치료를 한다.
• 치주수술은 수술 부위가 다시 괴사할 수 있으므로 가능한 한 연기하며, stage 3 이상이거나 괴사한 뼈가 주위보다 확실하게 경계가 되면 실시한다.
• 괴사된 뼈 및 모서리가 뾰족한 뼈는 주위 연조직을 자극하므로, 침범되지 않은 주위 뼈에는 손상을 주지 않는 범위에서 일부 제거한다.
• 광범위한 골괴사나 병적 골절의 동반에서 부분적 턱뼈 절제가 필요할 수도 있다.

3) 비스포스포네이트 투여 중단

• BRONJ 환자는 비스포스포네이트 투여를 중단한다.
• 일반적으로 6~12개월간 중단하여 괴사된 부위의 경계가 형성되면[부골(sequestrum) 형성] 수술적 제거로 치유된다.
• 전신상태가 허락하면 담당의사와 상의하여 대체약 투여를 고려한다.

(1) 병의 단계에 따른 치료 전략(AAOMS, 2009)

• 0기: 뼈가 괴사하지 않았지만, 비특이적 증상 호소
• 1기: 괴사한 뼈가 노출되어 있으나 증상 및 감염 없음
• 2기: 괴사한 뼈가 노출되어 있으며 통증 및 감염 있음
• 3기: 2기 소견과 다음 중 한 가지 이상이 동반된 경우
  - 괴사한 뼈의 노출 부위가 치조골을 넘어 침범
  - 병적 골절 동반
  - 구강 외 누공 형성
  - 구강과 비강으로 누공 또는 개통(communication) 형성
  - 하악골 아래로 골 용해 진행

① 0기 치료
  • 증상에 대해 치료하며, 필요하면 항생제를 투여한다.
  • 충치 및 치주질환의 보존적 치료를 한다.

② 1기 치료
  • 구강 살균세정제(클로르헥시딘)로 세정한다.
  • 3개월마다 추적 검사한다.
  • 수술은 시행하지 않는다.
  • 환자 교육과 비스포스포네이트 투여 필요성에 대해 처방의와 치과의가 협의한다.

③ 2기 치료
  • 경구 항생제 투여와 구강 살균세정제로 세정한다.
  • 페니실린을 투여하며, 알레르기가 있으면 퀴놀론, 메트로니다졸, 클린다마이신, 독시사이클린, 에리트로마이신 등을 투여한다.

• 경구 항생제에 잘 반응하면 항생제 복합요법을 시행하며, 필요하면 주사제를 투여한다.
• 괴사한 조직이 주위 연조직을 자극하지 않도록 표층만 제거한다.

④ 3기 치료
• 구강 살균세정제로 세정한다.
• 통증 완화와 전신 항생제를 투여한다.
• 괴사한 뼈 부위는 제거한다.

4 갑상선질환과 치과 치료

1) 질환의 특성

갑상선(thyroid gland)은 내분비기관의 하나이며, 갑상선호르몬을 생산한다. 갑상선호르몬(thyroid hormone)은 전신 세포에 작용하여 대사를 활성화한다. 갑상선호르몬에는 트리요드티로닌(triiodothyronin: T_3)과 티록신(thyroxin: T_4)의 2종류가 있다. 갑상선기능저하증 치료제로 사용하는 신지로이드(synthyroid)는 합성한 티록신 제제이다. 갑상선질환은 호르몬의 작용에 따라 갑상선기능항진증과 갑상선기능저하증으로 나눌 수 있다(표 1-9).

표 1-9. 갑상선질환의 분류

갑상선기능항진증	• 그레이브스병 • 아급성 갑상선염 • 다결절성 갑상선종
갑상선기능저하증	• 원발성 갑상선기능저하증 – 만성 갑상선염(하시모토병) – 선천성 갑상선 저형성 – 갑상선호르몬 합성효소 결핍증 – 요오드 결핍증 – 요오드 과잉 – TSH(thyroid stimulating hormone: 정상 참고치 0.4~4.0uU/mL) 불응증 • 뇌하수체성 갑상선기능저하증 • 시상하부성 갑상선기능저하증 • 갑상선호르몬불응증

(1) 갑상선기능항진증(Hyperthyroidism)

갑상선기능항진증은 말초 혈중에 존재하는 과잉의 갑상선호르몬이 전신의 모든 장기에 분포하는 갑상선호르몬 수용체를 통해 갑상선중독증을 일으킨 병태이다. 갑상선기능항진증에서 가장 흔한 원인은 그레이브스병이며, 그 밖에 중독성 다결절성 갑상선종, 아급성 갑상선염(일과성 기능항진), 무통성 갑상선염

(일과성 기능항진) 등이 갑상선기능항진증을 일으킬 수 있다.

그레이브스병(Graves disease)은 항TSH(thyroid stimulating hormone: 갑상선자극호르몬) 수용체에 대한 항체에 의해 갑상선기능항진이 일어나는 자가면역질환이다. 유전적 소인에 환경인자가 더해져 항TSH 수용체 항체가 생성되며, 이 항체는 TSH처럼 갑상선을 자극하여 갑상선호르몬 합성과 분비를 증가시켜 갑상선기능항진증을 일으킨다. 여성에서 많이 발생하여 남성의 약 7~10배라고 한다. 발생 연령은 15~50세이다. 그레이브스병의 임상증상은 안구 돌출, 다한, 두근거림, 체중 감소, 손 떨림, 피로감 등의 자각증상과 갑상선 증대, 빈맥 등의 타각증상이 있다.

(2) 갑상선기능저하증(Hypothyroidism)

갑상선기능저하증은 여러 원인에 의해 갑상선호르몬의 작용이 부족한 상태이며, 원발성과 중추성으로 나눌 수 있다. 원발성 갑상선기능저하증은 갑상선 자체의 손상으로 기능부전이 있는 상태이며, 중추성 기능저하증은 갑상선 기능을 조절하는 뇌하수체나 시상하부에 이상이 있는 경우이다. 갑상선기능저하증의 원인으로 많은 것은 하시모토병이다. 하시모토병(Hashimoto's disease)은 자가면역질환이며, 갑상선특이자가항체 생산에 의한 갑상선세포 장애이다. 그레이브스병의 원인이 되는 자가항원은 TSH 수용체이지만, 하시모토병에서는 다양한 요소가 관여하여 항원과 병인의 관계가 명확하지 않다. 하시모토병은 자가면역질환에 의한 만성 갑상선염의 병태를 나타내는 질환이다.

하시모토병은 성인 여성에서 많이 발생하며, 남성의 약 10~20배이다. 갑상선기능저하증 환자는 특징적으로 멍하고 무기력한 얼굴 모습이며, 얼굴의 부종, 얇은 눈썹, 입술이나 혀의 비대 등이 나타나는 경우가 많다. 피부도 갑상선호르몬의 결핍에 민감하게 반응하여 건조하고 거칠게 된다. 성대 부종으로 쉰 목소리가 난다. 혀의 운동도 나빠서 대화도 느리게 된다. 전신적으로 서맥, 체중 증가, 전신권태감, 저체온 등이 있다.

2) 담당의사에게 진료 의뢰와 치료 내용 확인

갑상선기능항진증과 갑상선기능저하증이 있으면 담당의사에게 의뢰하여 조절 상태를 파악한다. 조절되지 않은 상태이면 치과 수술을 연기한다. 조절 지표는 임상증상과 검사소견에서 혈중 fT_4(유리 T_4), T_3, TSH의 정상 범위 유지이다. 특히 갑상선기능항진증의 조절 불량 상태에서 치과 수술의 스트레스에 의해 갑상선 발작이 발생하면 여러 장기의 부전으로 생명에 위협이 될 수 있다. 갑상선기능항진증 치료에 사용하는 항갑상선제(antithyroid drug)의 부작용에 대해서도 문진할 필요가 있다. 부작용으로 백혈구감소증이 있으면 치과 수술은 물론 일반적 치과 치료가 불가한 경우이므로 주의해야 한다. 갑상선기능저하증의 합병증(심 기능저하, 정신활동 저하 등) 동반에도 알아둘 필요가 있다.

갑상선기능항진증에 대한 약제는 항갑상선제이며, 갑상선세포에서 요오드의 유기화를 저해하여 갑상선호르몬 합성을 억제한다. 항갑상선제의 부작용은 표 1-10과 같다.

빈도가 높은 두드러기, 피부 발진, 백혈구 감소, 간 기능 장애는 약제 투여 시작 3개월 이내에 많다. 중증 과립구감소증에서는 감염에 대한 철저한 주의가 필요하다.

갑상선기능저하증에 투여하는 약제는 갑상선호르몬제이다. 갑상선호르몬 투여의 부작용으로 협심증, 심근경색 유발이 있으므로 치과 수술 시 활력 징후 모니터에 의한 관리가 필요하다.

표 1-10. 항갑상선제의 부작용

경증 부작용	1. 자주 발생되는 증상 발진, 두드러기, 관절통, 발열, 일과성 백혈구 감소, 일과성 간 기능 장애
	2. 드문 증상 소화기 증상, 미각 및 후각 장애, 관절염
중증 부작용	1. 드문 증상 과립구감소증
	2. 매우 드문 증상 재생불량성 빈혈, 혈소판 감소, 간염, 담즙 정체성 간염, 혈관염, 루푸스 유사 증상, 저프로트롬빈혈증, 저혈당(항인슐린 항체) 등

3) 환자 상태 평가

최근 갑상선암(thyroid cancer)이 증가하면서 갑상선질환에 대한 관심이 높아졌으며, 건강검진 항목에 갑상선 검사가 포함되어 많은 환자가 갑상선질환으로 진단되어 장기적으로 약을 복용하면서 정상 상태로 지내는 경우가 많다. 그러나 갑상선질환에 대한 인식은 아직 부족하며, 특히 갑상선기능저하증의 증상이 비특이적이므로 병을 의심하여 검사하지 않으면 오랫동안 피곤한 상태로 지내거나 허약한 상태로 지내는 경우가 많다. 갑상선기능항진증(hyperthyroidism)이 20~30대 젊은 나이에 시작되면 갑상선이 커지고, 두근거림, 손 떨림, 발한 같은 갑상선 중독 증상이 명확하여 쉽사리 갑상선질환을 의심하여 검사를 받고 진단받는다. 그러나 50~60대에는 명확한 중독 증상은 없이 피곤과 체중 감소만 나타나서 몸 안에 암이 숨어있는지 내시경 검사와 CT 검사를 받고 이상이 없다고 내버려두는 경우도 많다. 이런 사람이 치과 치료를 받다가 스트레스에 의한 부정맥이나 어지럼증으로 실신하거나 쇼크 상태가 될 수 있다. 원인이 없는 피곤감과 체중 변동이 있을 때 갑상선질환을 의심하고 검사를 시행하여 갑상선 기능 정상 여부를 확인하고 치과 치료를 계획하는 것이 좋다.

갑상선기능저하증(hypothyroidism)을 일으키는 하시모토병은 중년 이상 여성에 매우 흔한 질환이지만 특이 증상이 없어 진단에 이르기까지 장기간 방치되는 경우가 많다. 갑상선질환은 비교적 흔하지만, 약물요법으로 갑상선 기능을 정상으로 조절할 수 있으므로, 환자의 병력에 갑상선질환이 있다고 하여 치과 치료에 대해 과민할 필요는 없으며, 치과의사의 지식 부족으로 환자에게 불안을 주어서는 안 된다.

갑상선질환에서 기능항진증과 기능저하증은 반대말처럼 들리지만, 항진증이었던 환자가 치료로 저하증이 되고, 저하증이었던 환자가 때로 항진증 증상을 보이는 경우도 있다. 따라서 최근의 검사 결과에 따른 환자의 상태를 인식하며, 구체적 진단명으로 확진된 시기와 현재의 치료 상태 및 임상증상을 파악한다(그림 1-44).

갑상선기능항진증으로 가장 흔한 병태인 그레이브스병의 치료 방법에는 항갑상선약, 방사선동위원소 치료, 외과요법 등이 있다. 최근에는 외과 수술은 시행하지 않으며, 우선 항갑상선약을 복용하여 정상 기능이 되면 방사선동위원소 치료를 권고한다. 방사선동위원소 치료를 받으면 갑상선이 모두 파괴되어 갑상선기능저하증이 되므로 평생 갑상선약을 먹어야 한다. 이렇게 설명하면 동위원소 치료를 받지 않겠다는 환자가 많으며 장기간 항갑상선약을 복용하고 있다. 약을 잘 복용하면 정상 기능 상태에 있지만 약을 먹지 않으면 다시 항진증 상태가 된다. 갑상선기능저하증에서도 갑상선호르몬제를 잘 복용하고 있으면 정상 기능이 유지되지만, 다른 병을 치료하기 위해 약을 먹을 때나 한약을 먹을 때 갑상선호르몬제를 먹지 않는 환자도 많다. 그러면 다시 갑상선기능저하증이 되는 것은 당연하다. 따라서 약을 잘 복용하여 현재 갑상선 기능이 안정된 상태에 있는지 또는 조절이 불충분한지 파악하는 것이 치과 치료 시행에 중요한 요인이다. 갑상선질환의 합병증으로 다른 자가면역질환의 동반, 당뇨병, 심방세동, 고혈압, 협심증, 심근경색, 뇌경색 등이 동반되어 있는지 확인한다.

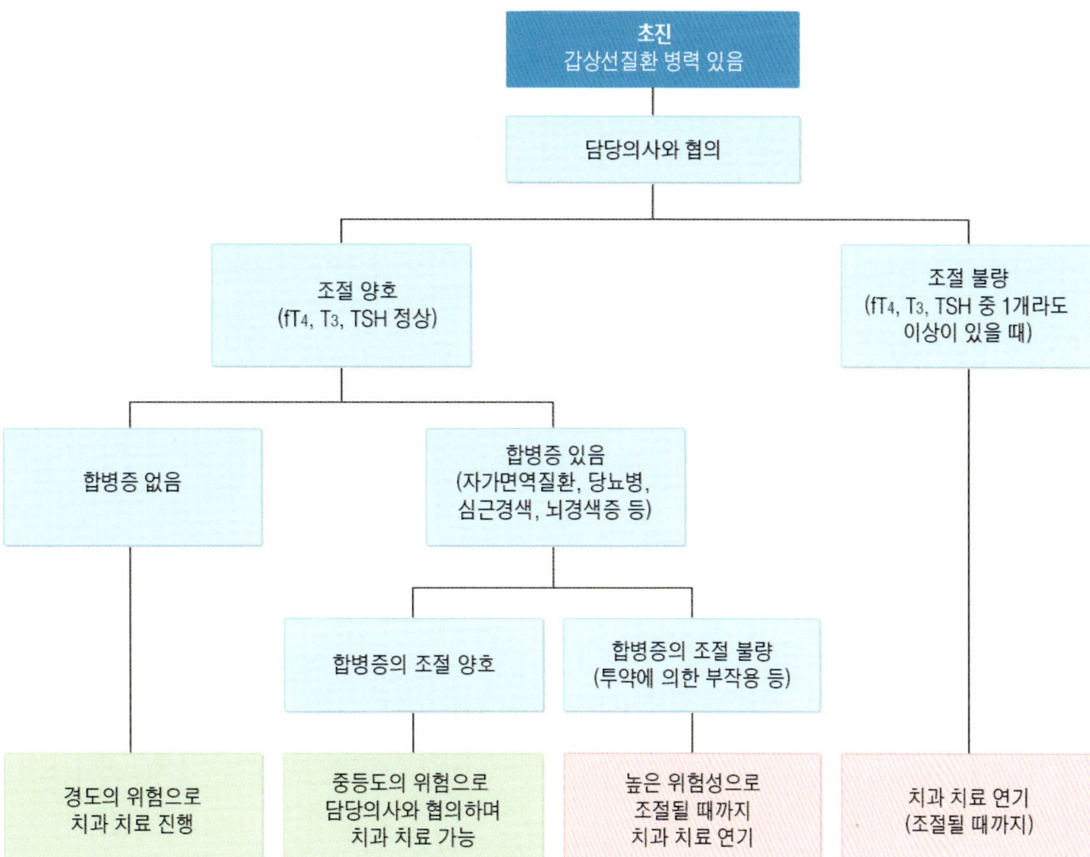

그림 1-44. 초진 시 갑상선질환 위험도 검사를 위한 순서.

4) 치료계획

(1) 치과 치료의 가능성

갑상선질환이 치과 수술 시 위험인자가 될 수 있는데, 그 정도는 임플란트 치료나 발치 등 모든 치과 수술들이 같은 정도의 위험도를 보인다.

(2) 치과 치료 시 위험도

갑상선기능항진증에서 갑상선호르몬 농도가 정상으로 조절이 양호하고, 다른 합병증이 없거나 양호하게 관리되고 있으면 치과 수술에 문제가 없다. 조절 지표는 혈중 fT_4, T_3 및 TSH의 정상화이다.

갑상선기능항진증에서 문제가 되는 위험은 갑상선발증(thyroid crisis)이다. 갑상선발증은 갑상선기능항진증이 조절이 안 되는 상태에서 전신적 스트레스(수술, 마취 등)가 있을 때 갑상선호르몬이 단시간에 급격히 상승하여 여러 장기의 기능부전으로 생명에 위협이 되는 응급상황이다. 갑상선발증의 증상으로, 38℃ 이상의 고열, 발한, 1분에 120회를 넘는 빈맥이나 심방세동, 구토, 복통, 설사 등의 위장 증상, 의식장애, 경련이 나타난다. 응급처치가 필요하며, 일단 발병하면 사망률이 높고 예후가 불량하다. 따라서 갑상선기능항진증이 조절되지 않는 상태에서 치과 수술은 금기이다.

갑상선기능저하증에서 혈중 갑상선호르몬 농도가 정상이고, 조절이 양호하며, 다른 합병증이 없으면 치과 수술에 문제가 없다. 갑상선호르몬은 신진대사에 관여하는 호르몬이므로 갑상선 기능저하에서는 여러 장기에 기능 장애가 있어 치과 수술의 위험인자가 된다. 특히 심 기능저하(서맥, 심부전)와 정신 활동의 저하(무기력, 기억력 저하)는 수술 위험도와 관계가 많다. 갑상선호르몬제 투여 시 주의해야 할 점은 협심증이나 심근경색을 유발할 수 있으며, 부신피질 기능부전이 있을 때는 스테로이드제 보충이 필요하다. 충분히 조절되고 있는 갑상선기능저하증에서도 심장질환 위험이 있다는 것을 고려하며 치과 치료 진행이 중요하다. 조절이 안 된 갑상선기능저하증은 치과 수술을 연기해야 한다. 조절 지표는 기능항진증에서처럼 fT_4, T_3, TSH이다.

갑상선기능항진증이나 갑상선기능저하증에서 조절이 양호하고, 합병증이 없으면 치과 수술 진행이 가능하다. 조절이 불량하고 백혈구감소증, 간 기능 이상 등의 합병증이나 협심증, 심근경색, 부신기능저하증 등의 합병증이 있으면 수술 위험도가 높아진다.

갑상선기능항진증 환자의 치과 수술 시에는 수술 전에 활력 징후가 안정되어 있는지 확인한다. 빈맥이나 발열이 있으면 수술을 연기한다. 또 국소마취 시 에피네프린 혼합을 피한다. 가능하면 수술 중 혈압, 심박 수, 심전도 모니터를 시행한다. 갑상선 발작이 의심되면 즉시 처치를 중단하고 전문병원에 응급 후송을 계획하며, 순환허탈에 대한 처치로 정맥경로의 확보와 수액이 필요하다.

5) 증례 연구

증례 1-13 56세 여성, 임플란트 치료를 위해 내원

초진 소견에서 상악 우측 구치부와 하악 좌우측 구치부가 무치악 상태였으며, 상악 좌측 제2대구치(#27)의 경사가 있었다(그림 1-45). 치료계획으로 상악 우측 제1, 2대구치(#16, 17), 하악 좌우측 제1, 2대구치(#36, 37, 46, 47) 부위와 하악 우측 제3대구치(#48) 부위의 임플란트 치료를 하기로 하였다.

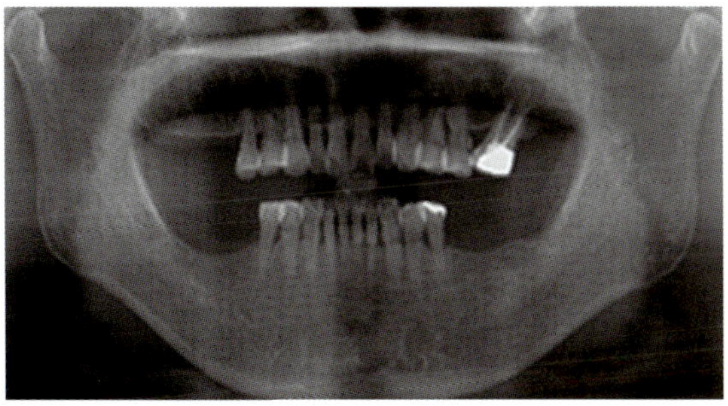

그림 1-45. 상악 우측, 하악 좌우측 구치부의 무치악 상태.

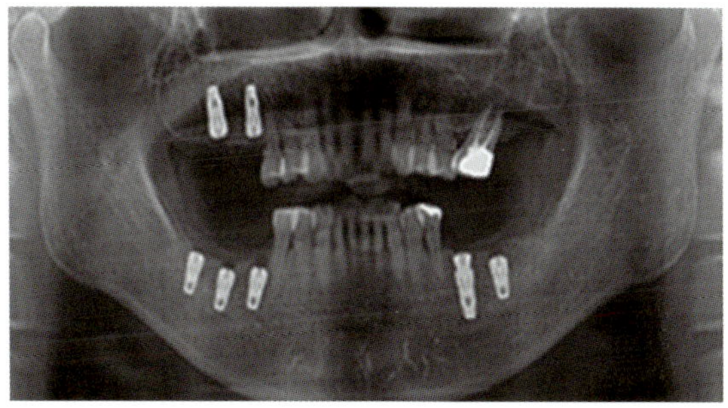

그림 1-46. #16, 17, 36, 37, 46, 47, 48 부위의 임플란트 고정체 식립.

병력에서 갑상선기능항진증(hyperthyroidism)약을 복용 중에 있었고, 담당의사에게 의뢰하여 환자의 상태를 파악한 결과 fT_4, T_3, TSH는 정상 범위에 있었다. 에피네프린이 포함되지 않은 국소마취제를 사용하고, 스트레스를 줄여 안정 상태에서 치료하면 문제가 없을 것이라는 회신으로 치료를 진행하기로 하였다. 임플란트 치료 시 수술 스트레스에 의한 갑상선 증상 악화를 방지하기 위해 수술 전 디아제팜을 투여하였으며, 린코마이신을 주사하였다.

1주일 후 #16, 17, 36, 37, 46-48 부위에 임플란트 고정체를 식립하였다(그림 1-46). 수술 후 amoxicillin-clavulanate을 7일간 투여하고, 아세트아미노펜을 3일간 처방하였다. 2개월 후 상, 하악 고정체 식립 부위에 유리치은이식술을 시행하였다. 다시 2개월 후 상, 하악 우측 부위에, 1개월 후 하악 좌측 부위에 유리치은이식술(free skin graft)을 시행하였으며, 1개월 후 2차 수술을 시행하였다(그림 1-47).

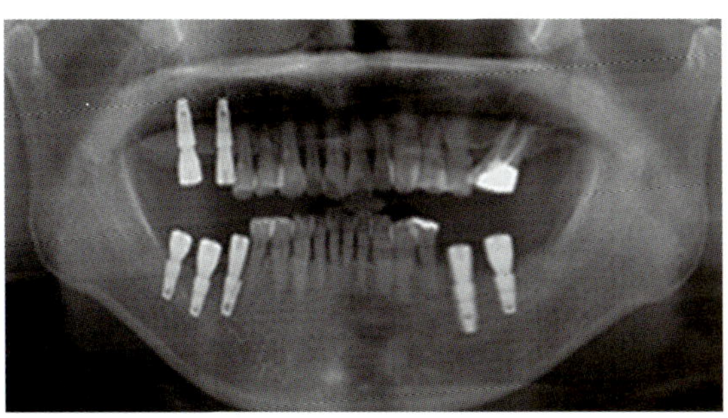

그림 1-47. 2차 수술 소견.

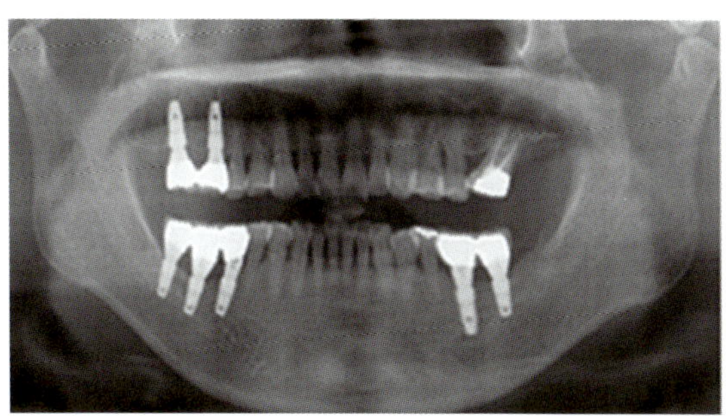

그림 1-48. 보철치료 완료 7개월 후 검진.

2개월 후 임플란트 보철치료를 완료하였으며, 7개월 후 1차 검진을 하였다(그림 1-48). 임플란트가 양호한 상태로 유지되고 있었다.

이 증례는 갑상선기능항진증으로 약제 복용 중이었으나, 담당의사에게 의뢰하였고, 스트레스를 줄이고 예방적 항생제 사용으로 좋은 결과를 얻었다.

증례 1-14 65세 여성 환자, "밥을 먹기 힘들다"

초진 소견에서 상, 하악 좌우측이 캔티레버 브리지였으며, 브리지의 각 최후방 치아의 치근막 비후가 있었다(그림 1-49). 치료계획으로 상악 우측 제2소구치(#15) 원심측에서 브리지 절단, 제1, 2대구치(#16, 17) 부위와 하악 우측 제1소구치(#44) 원심측에서 브리지 절단과 제2소구치(#45), 제1, 2대구치(#46, 47) 부위의 임플란트 치료를 하기로 하였다.

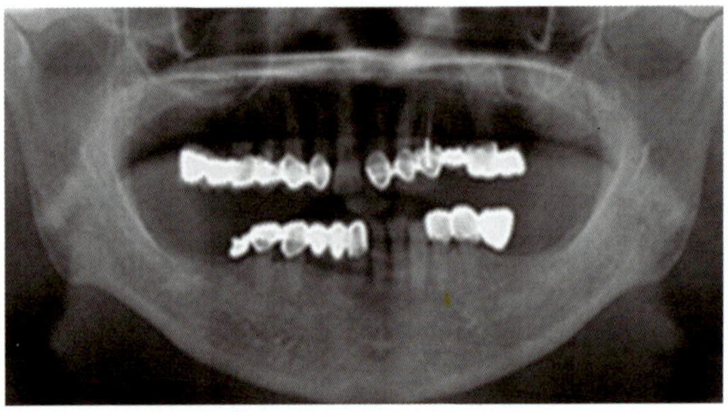

그림 1-49. 초진 시 파노라마 방사선소견.

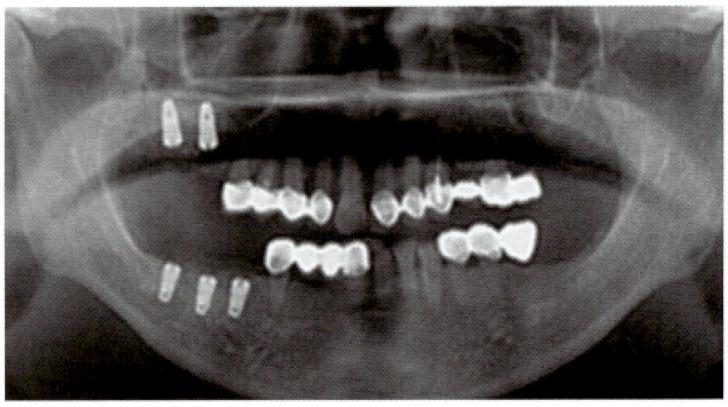

그림 1-50. #16, 17, 45, 46, 47 부위 임플란트 고정체 식립.

병력에서 갑상선기능항진증 치료를 받고 있었으며, 마취 시 어지러움의 과거력이 있어 담당의사에게 진료 의뢰를 하여 갑상선 기능은 조절되고 있으며, 에피네프린이 없는 국소마취제 사용과 스트레스를 줄여 환자를 안정 상태에서 치과 치료하면 좋겠다는 회신을 받았다.

2주 후 임플란트 수술 전 디아제팜을 투여하였으며, 린코마이신을 주사하였다. 에피네프린이 없는 국소마취제를 사용하고, #16, 17, 45-47 부위에 임플란트 고정체를 식립하였다(그림 1-50). 수술 부위 지혈을 위해 견고히 봉합하고 거즈를 잘 물도록 하였으며, 환자는 수술을 잘 견뎌내었다. 수술 후 세파드록실 7일, 아세트아미노펜 3일을 처방하였다. 구강청결 유지를 위해 헥사메딘액을 사용하게 하였다. 5개월 후 2차 수술을 시행하였고, 2개월 후 보철치료를 완료하였다.

3개월 후 전에 치료받은 하악 우측 중절치(#41) 부위의 보철물 탈락으로 내원하여 #41과 하악 우측 제1소구치(#44)를 발치하고, 같은 부위에 골이식과 함께 임플란트 고정체를 식립하였다(그림 1-51A, B). 수술 준비와 약 처방은 전과 같이 하였다. 4개월 후 #41-44 부위의 보철치료를 완료하였다.

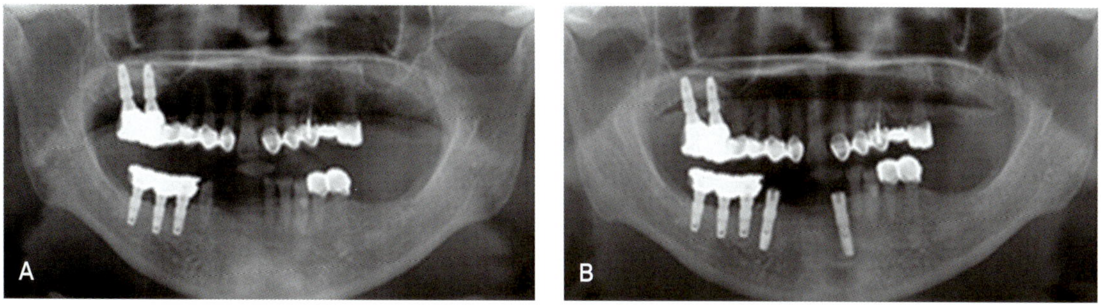

그림 1-51. #41 부위 보철물 탈락으로 내원하여(A) #41과 #44를 발치하고 골이식과 함께 임플란트 고정체를 식립하였다(B).

2개월 후 #16, 17 임플란트 치료 부위의 통증으로 내원하였으며 방사선검사 결과 임플란트 치료의 문제는 아니며, #14, 15가 좋지 않아서 발치하고, #14 부위에 고정체를 식립하였으며, #15 부위는 2개월 후 식립하기로 하였다(그림 1-52A, B).

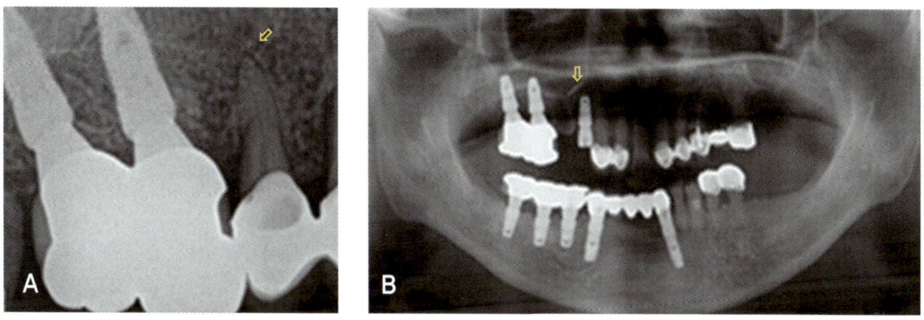

그림 1-52. #14, 15 치근의 치조골 흡수 소견(A)과 #14, 15 발치 후 #14 부위에 고정체 식립(B).

4개월 후 #15 부위에 고정체를 식립하였고, 식립 5개월 후 보철치료를 완료하였다. 4개월 후 정기검진에서 상악 좌측 견치(#23) 치근 파절이 의심되어 경과를 보았으나, 5개월 후 파절된 #23과 치주상태가 불량한 #25를 발치 후 #23-26 부위에 골이식과 함께 고정체를 식립하였다(그림 1-53A, B). 수술 준비와 약 처방은 전과 같이 하였다. 환자는 몇 차례의 임플란트 수술을 잘 견뎌내었으며, 현재 정기적으로 검진하고 있다.

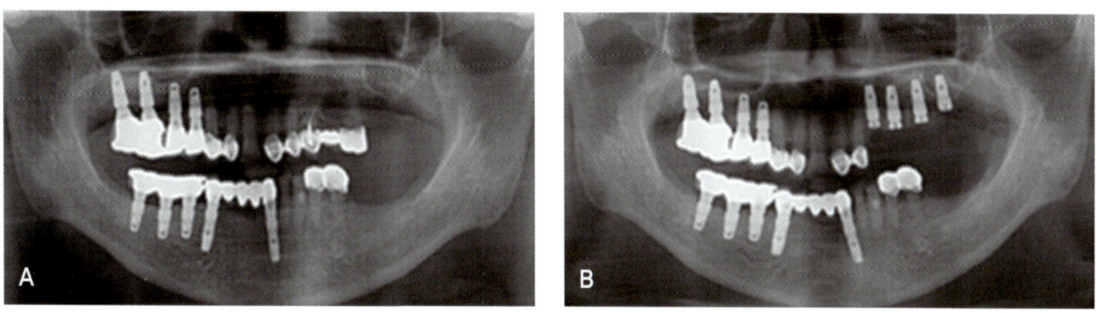

그림 1-53. #23 치관 하방에 치근 파절 소견(A)과 #23, 25 발치 후 #23-26 부위에 골이식과 함께 고정체 식립(B).

이 증례는 갑상선기능항진증이 있었으나 담당의사에게 조절 상태를 확인하고, 에피네프린이 없는 국소마취제를 사용하였으며, 스트레스를 줄이기 위해 수술 전 디아제팜을 투여하고 안정된 상태에서 치료하여 좋은 결과를 얻을 수 있었다.

증례 1-15 47세 남성 "뼈이식 후 임플란트 치료가 가능한가요?"

초진 소견에서 상악 우측 제1, 2대구치(#16, 17) 부위에서 상악동 하방의 치조골이 1~2mm 밖에 없어 뼈이식과 함께 임플란트 치료를 하기로 하였다(그림 1-54).

병력에서 고혈압이 이었고, 갑상선절제술(thyroidectomy) 후 약을 복용 중으로 담당의사에게 의뢰하였다. 아스피린은 복용하지 않았으며, 고혈압은 잘 조절되고 있었다. 2년 전 갑상선암 수술을 받고 신지로이드를 복용 중이며 갑상선암 재발 소견은 없어 임플란트 수술을 진행하기로 하였다.

2일 후 #16, 17 부위의 상악동거상술(Dynagraft 사용)을 시행함과 동시에 임플란트 고정체를 식립하였다(그림 1-55). 수술 전 린코마이신을 근주하였으며, 수술 후 아목시실린 7일, 아세트아미노펜 3일을 처방하고, 구강청결을 위해 헥사메딘을 처방하였다.

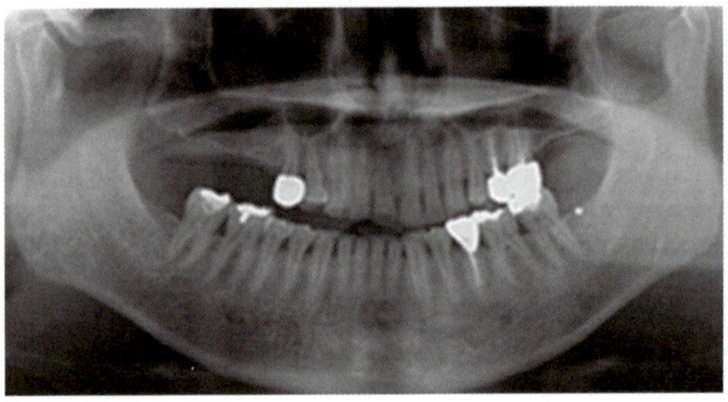

그림 1-54. #16, 17 부위 상악동 하방에 얇은 치조골 소견.

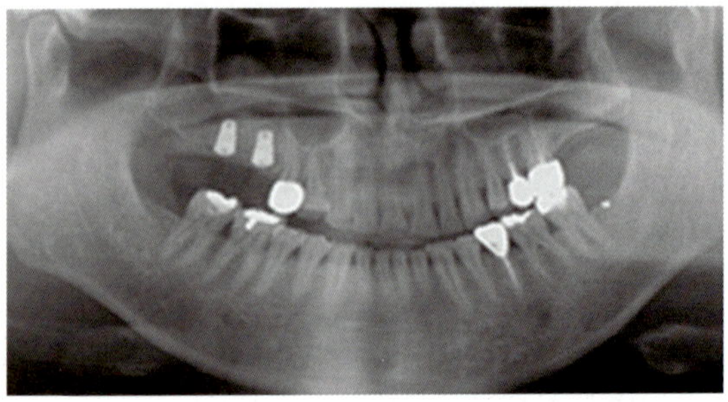

그림 1-55. #16, 17 부위의 상악동거상술과 동시에 임플란트 고정체 식립.

기존에 치료한 하악 좌측 제2대구치(#37)와 우측 제1, 2대구치(#46, 47)의 불편감에 치관을 형성하였으며, 9개월 후 #16, 17 부위에 2차 수술을 시행하였고(그림 1-56A), 1개월 후 임플란트 보철치료를 완료하였다(그림 1-56B).

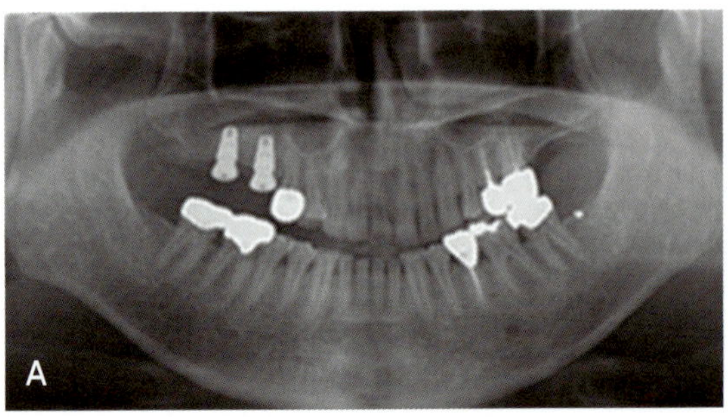

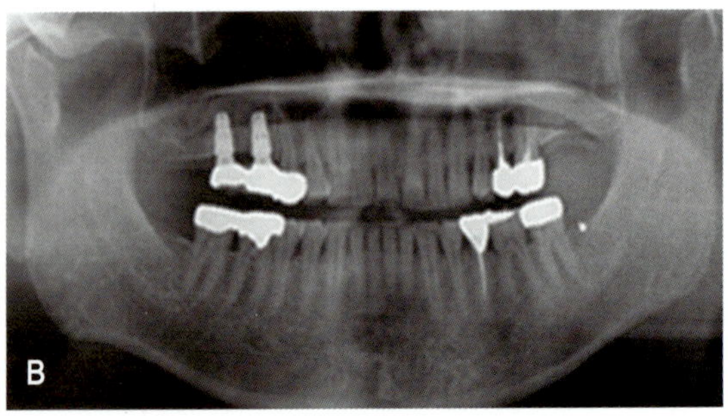

그림 1-56. 식립 9개월 후 #16, 17 부위의 2차 수술을 하고(A), 이후 보철치료 완료(B).

이 증례는 갑상선절제술을 받고 투약 중인 환자로 상악골의 치조골이 부족하여 어려웠으나 담당의사와 협의하여 임플란트 치료를 마무리할 수 있었다.

증례 1-16 73세 남성, 임플란트 치료 상담을 위해 내원

초진 소견에서 상악 좌우측 부위 및 하악 좌측 부위의 기존 임플란트 상태는 양호하였으나, 하악 우측 제1대구치(#46)의 결손이 있었다(그림 1-57).

병력에서 3년 전 갑상선암 수술을 받고 신지로이드를 복용 중이었으며, 고혈압과 아스피린 투여 및 전립선비대증에 대한 약을 복용 중이었다. 담당의사에게 의뢰하여 아스피린은 수술 5일 전에 중단하고, 갑상선암 치료에 대해서는 문제가 없어서 임플란트 치료를 진행하기로 하였다.

1개월 후 #45, 46 부위에 임플란트 1차 수술을 시행하였다(그림 1-58). 수술 전 린코마이신을 근주하였으며, 수술 후 세파드록실 1캡슐을 1일 3회, 아세트아미노펜을 5일간 투여하였다. 헥사메딘액을 처방하여 구강청결을 유지하도록 하였다. 3개월 후 보철치료를 완료하였다.

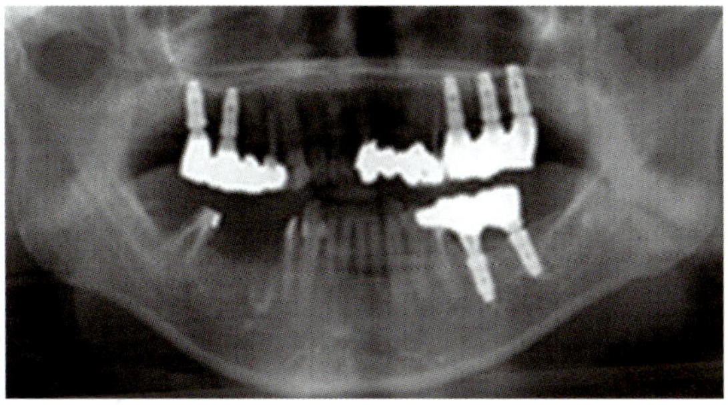

그림 1-57. 하악 우측 대구치 부위 결손.

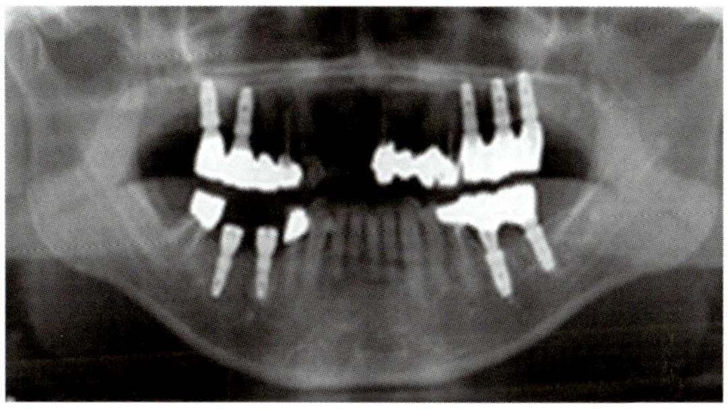

그림 1-58. 하악 우측 임플란트 수술 후 소견.

1개월 후 상악 좌측 전치부 브리지 부위 통증으로 내원하여(그림 1-59A, B), 아스피린 복용을 중단하고, 수술 전 세파드록실을 2일간 투약 후 상악 좌측 견치, 제1소구치(#23, 24)를 발치하였으며, 상악 좌측 측절치와 제1소구치(#22, 24) 부위에 임플란트 수술을 하였다. 수술 후 세파클러와 아세트아미노펜을 처방하였다.

1개월 후 하악 우측 제2대구치(#47) 발치 및 골이식과 함께 임플란트 고정체를 식립하였다(그림 1-59C). 현재 특이 소견 없이 치유되었다. 기존 임플란트도 잘 유지되어 갑상선 기능에 영향을 받지 않은 것으로 생각하였다.

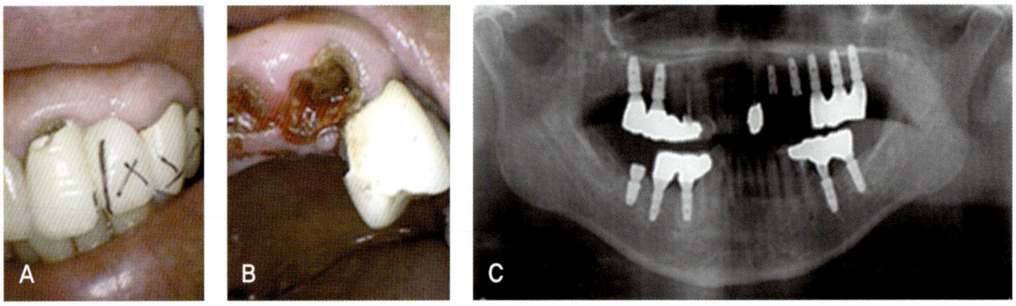

그림 1-59. A, 통증을 호소한 상악 좌측 측절치, 견치. B, 치관 제거 후 치근만 남은 모습. C, 상악 좌측 측절치와 소구치부 및 하악 우측 제2대구치 부위의 임플란트 고정체 식립.

증례 1-17 65세 여성, 과거에 치료한 임플란트의 불편함

초진 소견에서 상악 우측 구치부와 하악 좌측 구치부의 임플란트 주위염으로 진단되어(그림 1-60A) 전신마취 하에 임플란트 고정체를 제거하기로 하였다.

병력에 자가면역성 갑상선염(autoimmune thyroidits)이 있어 담당의사에게 의뢰하여 다음과 같은 회신을 받았다.

"자가면역성 갑상선염으로 신지로이드(synthyroid)를 복용 중임. 최근 시행한 검사에서 혈중 fT_4, T_3, TSH 농도는 정상으로 유지되고 있어 치과 수술에 문제는 없을 것으로 사료됨. 환자는 그 밖에 다른 자가면역질환의 병력은 없음."

2개월 후 전신마취 하에 #16, 17, 36, 37 부위의 임플란트를 제거하고, 소파술을 시행하였다(그림 1-60B). 수술 후 특이사항이 없어 3일 후 퇴원하였다.

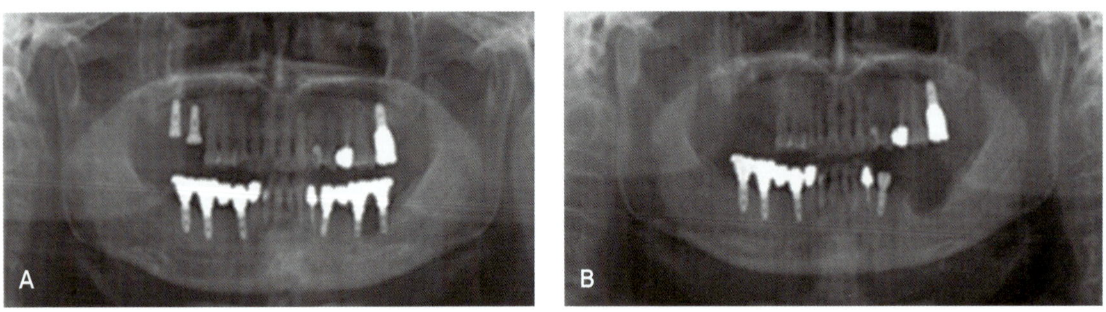

그림 1-60. 상악 우측 및 하악 좌측 대구치부 고정체 주위에 심한 골흡수 소견(A)과 고정체 제거 후 치유 소견(B).

이 증례는 갑상선기능저하증으로 장기간 내분비내과 치료 중인 환자로, 혈중 갑상선호르몬 농도가 정상으로 유지되고 있어서 치과 수술에 문제가 없었다. 수술 전 의뢰하여 약제 복용 내용 및 갑상선 기능을 확인하고 치과 치료를 진행하였다.

6) 전문의 의견

과거 내분비검사가 대학병원에서만 가능하여 대부분의 갑상선질환 환자가 대학병원에서 진료를 받았으나 최근 위탁 검사기관이 보편화되면서 개인병원에서 관리하고 있는 갑상선질환 환자도 많다. 따라서 갑상선기능검사 결과가 정상 범위라는 의뢰 회신이 있으면 치과 치료에 문제는 없다. 그러나 중증 갑상선기능항진증을 내버려두고 치료하지 않는 환자도 있어 병력에 주의해서 병태를 파악하여 갑상선발증의 유발요인이 되는 치과 치료에 대비해야 한다. 특히 치과 치료 시 에피네프린 사용에 주의한다.

갑상선발증(thyrotoxic crisis)은 갑상선기능항진증이 매우 심하여 생명에 위협이 되는 상태이며, 예후는 조기 진단과 치료로 결정된다. 평소에 갑상선기능항진증을 가지고 있으면서 치료에 소홀하던 환자가 수술, 발치, 외상, 저혈당 또는 심근경색 등이 유발요인이 되어 발생될 수 있다. 최근에는 갑상선기능항진증을 잘 치료하고 있기 때문에 빈도가 드물지만, 병원에 오지 않고 자신이 임의로 치료하던 환자에서 간혹 볼 수 있다. 갑상선기능항진증 환자에서 고열, 빈맥, 발한 증가, 설사, 정신불안 같은 증상이 있으면 갑상선발증 가능성이 있어 수술 또는 발치 등의 시술에 주의가 필요하다.

최근 갑상선질환으로 가장 문제가 되는 것은 갑상선절제술 후 갑상선기능저하증이다. 갑상선 초음파의 발전으로 갑상선암의 정확한 진단이 가능해졌으며 일단 암으로 진단되면 갑상선절제술을 시행하지 않을 수 없어 우리나라에서 발생 빈도가 가장 높은 암이 되었다. 갑상선암에서 갑상선을 모두 제거하고 동위원소 치료까지 받으면 암이 재발하는 경우는 매우 드물지만, 기능저하증 방지를 위해 갑상선호르몬을 평생 복용해야 한다. 우리나라 환자에서 약제의 장기 복용 순응도는 매우 낮아 갑상선호르몬제를 제대로 복용하지 않는 환자가 뜻밖에 많다. 따라서 갑상선암 수술 후 환자에서 정기적 혈액검사로 갑상선 기능이 정상으로 유지되고 있는지 확인한다. 담당의사에게 최근 검사 결과를 확인하고 환자가 갑상선호르몬제를 잘 복용하고 있으면 치과 치료의 문제는 없다.

참고문헌

1. 대한치과마취과학회 역: 치과진료실에서의 응급처치 6판. 대한나래출판사, 2009.(Malamed SF: Medical Emergency in the Dental Office. Mosby, New York, 2007.)
2. 김영설(역): 내과의 불편한 진실. 군자출판사, 2014.
3. 정진우, 등: 전신질환 환자의 치과치료 8판. 대한나래출판사, 2015.(Little JW, Falace DA, Miller CS, Rhodus NL: Dental Management of the Medically Compromised Patient. Elsevier, 2013.)
4. 高北義彦, 大曾根洋: 全身疾患を有する患者の対処法. 日本歯科評論社, 1996.
5. 永原國央, 等: 歯科インプラント治療のリスク度チェクとその對応. クインテッセンス, 2012.
6. Weetman AP: Graves' disease. N Eng J Med 343:1236-1248, 2000.
7. Pinto A, Glick M: Management of patient with thyroid disease: oral health considerations. J Am Dent Assoc 133:849-858, 2002.
8. Germain DLS: Thyroid hormone metabolism. In DeGroot LJ, Jameson JL: Endocrinology. ed 5 Saunders

pp 1861-1873, Philadelphia, 2006.
9. Little JW: Thyroid disorders: Part I: hyperthyroidism. Oral Surg Oral Med Oral Path Oral Radiol Endod 101:276-284, 2006.
10. Little JW: Thyroid disorders: Part II: hypothyroidism and thyroiditis. Oral Surg Oral Med Oral Path Oral Radiol Endod 102:148-153, 2006.
11. Little JW: Thyroid disorders: Part III: thyroid neoplasm. Oral Surg Oral Med Oral Path Oral Radiol Endod 102:275-280, 2006.
12. Skugor M, Fleseriu M: Hypothyroidism and hyperthyroidism. In Carey WD, et al: Current Clinical Medicine 2009. Cleveland Clinic, pp 431-439, Saunders, Philadelphia, 2009.

5 부신피질질환과 치과 치료

1) 질환의 특성

부신피질질환에는 부신피질호르몬 분비가 저하된 질환과 과잉 분비되는 질환이 있으며, 분비 저하는 애디슨병, 분비 과잉은 쿠싱증후군이다.

(1) 애디슨병(Addison's disease)

애디슨병은 만성적으로 진행되는 원발성 부신피질기능저하증(primary hypoadrenocorticism)이며, 부신피질호르몬 분비능이 저하된 상태이다. 부신피질 자체의 이상에 의한 원발성과 뇌하수체의 부신피질자극호르몬(adrenocorticotropic hormone; ACTH) 분비 부전에 의한 속발성으로 나눈다. 원발성 만성 부신피질 기능부전(primary chronic adrenocortical insufficiency)은 1855년 Thomas Addison이 처음 보고하여 애디슨병이라고 부른다. 원발성 만성 부신피질기능저하증의 병인으로는 부신피질 스테로이드 합성효소 결핍증에 의한 선천성 부신피질증식증, 선천성 부신저형성 등이 있으며, 원인 유전자가 밝혀져 선천성은 독립된 질환으로 다루어지고, 애디슨병은 후천성 원인에 의한 병태를 총칭하는 용어로 사용되고 있다. 만성 부신피질기능저하증은 부신피질의 스테로이드 분비가 생체에 필요한 양 이하로 저하된 상태이며, 양측 부신피질의 90% 이상 파괴될 때 발생된다. 애디슨병의 원인은 감염증과 특발성으로 나눌 수 있다. 감염증에는 결핵이 대표적이나 진균증이나 후천성 면역부전증후군도 있다. 특발성 애디슨병은 자가면역성 부신피질염에 의한 부신피질저하증이다. 애디슨병의 임상증상(표 1-11)은 전신권태감, 피로, 탈진감, 근력 저하, 체중 감소 등이 있고, ACTH 분비항진으로 전신 피부나 점막에 색소 침착이 나타난다. 색소 침착의 원인은 부신피질에서 코티솔 분비가 감소하면 음성 피드백 기전으로 뇌하수체에서 ACTH 분비가 증가한다. ACTH와 같이 분비되는 멜라닌 자극호르몬이 피부, 점막의 멜라닌 양을 증가시켜 색소 침착이 나타난다. 피부에서는 손, 안면, 유두, 허리 부위, 반흔 부위 등에 나타나며, 점막에서는 혀, 입,

치은 등에 침착된다. 피부의 색소 침착은 잘 발견되지 않지만, 구강의 색소 침착이 흔하여 치과진료 시 애디슨병이 자주 발견된다.

만성기 치료는 호르몬보충요법이며 부신피질호르몬을 투여한다. 이 약은 평생 복용해야 한다. 따라서 환자에게 충분한 교육이 필요하며, 특히 스트레스 상황에서 투여량의 증가나 경구 투약할 수 없는 경우 주사제 투여가 필요한 상황을 본인과 가족이 알고 있어야 한다. 스트레스가 있을 때 환자가 충분히 대응할 수 없으면 쇼크를 일으켜 사망할 수 있다.

표 1-11. 애디슨병의 주요 임상증상

임상증상	빈도(%)
피부 색소 침착	89.7
점막 색소 침착	83.9
피로감이 쉽게 나타남	81.7
식욕부진	64.8
생리 이상	60.0
체중 감소	56.1
겨드랑이털 빠짐	38.6
오심과 구토	33.8
저혈압 증상	27.6
염분 섭취 증가	23.5
저혈압	20.3

(2) 쿠싱증후군(Cushing's syndrome)

쿠싱증후군은 부신피질의 코티솔 과잉 분비에 의한 증상군이다. 쿠싱증후군의 병인은 뇌하수체 선종에서 ACTH 과잉 분비로 양측 부신피질이 증식되는 쿠싱병과 부신선종에서 코티솔 분비 과잉에 의한 것이 있다. 쿠싱병의 원인인 뇌하수체 선종의 80~90%는 크기가 작은 미세선종이다. 부신피질에 발생한 선종이나 암에 의해 코티솔이 과잉 생산되면 뇌하수체의 ACTH 분비는 음성 피드백으로 억제된다.

쿠싱증후군은 코티솔의 만성적 분비 과잉에 의해 특징적 증상을 나타낸다(표 1-12). 코티솔 분비 과잉 상태가 되면 현저한 지방 침착을 나타내며, 지방 분포에 특징이 있어 중심성 비만(central obesity: 몸통이 굵고, 사지가 가늘다), 둥근 달 모양 얼굴(moon face), 들소 어깨(buffalo hump)를 나타낸다. 복벽의 지방 침착에 의한 피부 균열로 적자색 피부 선조가 보인다. 전신적으로 고혈압, 골다공증, 당뇨병, 근력 저하, 정신 장애(신경 불안정, 자극 반응 항진, 우울 등)도 나타난다. 감염되기 쉬우며 상처 치유부전도 볼 수 있다.

표 1-12. 쿠싱증후군의 주요 임상증상

임상증상	쿠싱병 빈도(%)	부신선종 빈도(%)
둥근 얼굴	90~94	87~95
중심성 비만	88~96	82~90
목 뒤의 지방 침착	86	85
고혈압	76~81	85~91
피부 선조(striation)	63~76	62~74
여드름	51~65	42~59
피하 출혈	43~56	57~62
당뇨병	40~50	29~48
골다공증 및 골절	32~37	27~38
정신 장애	17~26	19~30

2) 담당의사에게 진료 의뢰와 치료 내용 확인

부신질환을 장기간에 걸쳐 치료받고 있기 때문에 담당의사에게 중요한 정보를 얻어야 한다. 담당의사에게 의뢰할 때 초진 시 평가와 같은 항목이 필요하다.

또한 스테로이드 치료를 시행하고 있으면 투약하고 있는 스테로이드제의 상대적 역가를 알 필요가 있다. 당질 코르티코이드(glucocorticoid)의 항염증작용을 기본으로 한 역가 비교는 표 1-13과 같다.

프레드니솔론은 하이드로코르티손의 1/4에 해당하는 항염증작용이 있고, 덱사메타손은 하이드로코티손의 1/20이라고 생각된다.

표 1-13. 당질 코르티코이드(glucocorticoid)의 상대적 역가 비교

약제명	용량	작용과 부작용
코티손(cortison)	25mg	부종, 고혈압, 과민증
하이드로코티손	20mg	발열, 피부 건조 등
프레드니솔론	5mg	알도스테론(무기질 코르티코이드)의 부작용보다 적음
메틸프레드니솔론	4mg	하이드로코티손의 6배 항염증작용
트리암시놀론	4mg	고혈압, 부종, 부정맥, 근육통 등
파라메타손	1mg	합성 부신피질스테로이드
덱사메타손	0.5mg	
베타메타손	0.5mg	

3) 환자 상태 평가

애디슨병 또는 쿠싱증후군으로 임플란트를 희망하는 환자는 대부분 원 질환 치료는 이미 시행되어 충분한 치료로 안정된 상태에 있다고 생각할 수 있다. 그러나 애디슨병에서 부신피질호르몬제 투약이 계속되고, 쿠싱증후군에서는 위축된 부신이 회복되지 않아 호르몬을 보충하고 있을 가능성이 있다. 따라서 다음 항목에 대해 점검할 필요가 있다.

- 현재 치료받고 있는 병원과 담당의사
- 애디슨병 또는 쿠싱증후군의 발생 시기
- 원 질환명과 치료 상황(쿠싱증후군에서는 종양 수술 시기)
- 부신피질호르몬 투여 기간, 투여량, 약제명
- 현재 조절 상황과 경과
- 부신발증 유무와 그때 상황
- 최근의 상태
- 합병증 유무와 투약 내용

이런 문진에 대한 대답이 불명확하면 담당의사에게 의뢰하여 확인이 필요하다.

4) 치료계획

(1) 치과 치료의 가능성

애디슨병, 쿠싱증후군에는 치과 수술의 위험 및 치과 수술의 성공을 방해하는 위험이 있다.

(2) 치과 치료 시 위험도

질환의 치료 상태와 합병증 유무에 따라 위험도가 다르다(그림 1-61).

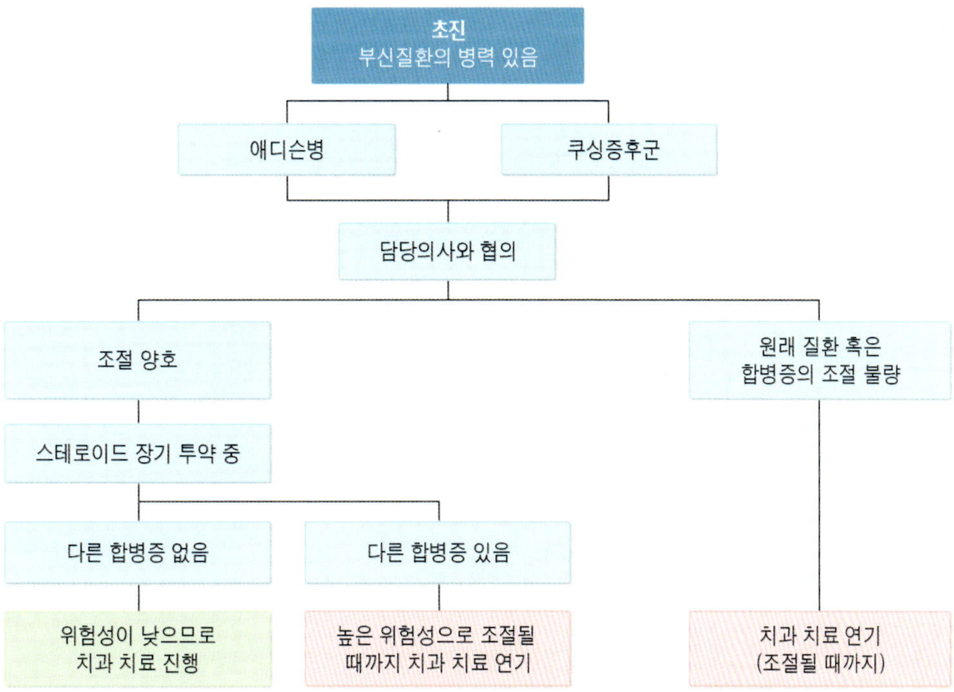

그림 1-61. 초진 시 부신피질질환 환자의 위험도 검사를 위한 순서.

애디슨병은 부신피질호르몬을 투여하여 제대로 치료하고 있는지가 위험성과 관계있다. 쿠싱증후군은 외과적으로 치료한다. 부신피질선종은 외과적으로 환측 부신을 종양과 함께 적출한다. 예후는 양호하고, 쿠싱증후군 대부분은 수술 2~3개월 후에 치유되지만, 골다공증이나 정신적 증상은 회복이 늦다. 남아 있는 부신이 위축되어 있으며, 기능이 완전히 회복되기 위해서는 반년에서 1년이 필요하다. 그동안 스테로이드 보충이 필요하다.

애디슨병에서 위험한 상황은 부신발증(adrenal crisis)이다. 평생 스테로이드를 복용하여야 하며, 치과 수술에 의한 스트레스로 부신발증이 나타날 수 있다. 부신발증이 나타나면 하이드로코티손 정주와 저혈압, 탈수, 쇼크 상태에 대해 대량의 생리식염수와 포도당 등의 수액요법이 필요하다. 혈압 조절이 안 되면 노르에피네프린 주사가 필요하며 충분한 응급처치가 가능한 병원으로 후송한다.

스테로이드에 의한 속발성 골다공증이나 연조직 및 경조직의 창상 치유부전은 치과 치료의 성공을 방해하는 요인이다.

쿠싱증후군 수술 후 부신피질호르몬을 투여하고 있으면 부신발증에 대한 주의가 필요하다. 또 고혈압, 골다공증, 당뇨병, 정신 장애 등의 합병증이 많아서 충분히 조절되고 있는 시기를 선택하여 치과 치료를 시행할 필요가 있다. 따라서 쿠싱증후군 환자에서 치과 치료는 부신 기능 정상을 확인하여 치료한다.

5) 증례 연구

증례 1-18 63세 여성, 상악 구개측 종창을 주소로 내원

초진 소견에서 상악 좌측 중절치와 측절치(#21, 22) 부위의 구개측 종창이 있었고, 방사선소견에서 #21, 22의 치근단 낭종으로 진단되었다(그림 1-62).

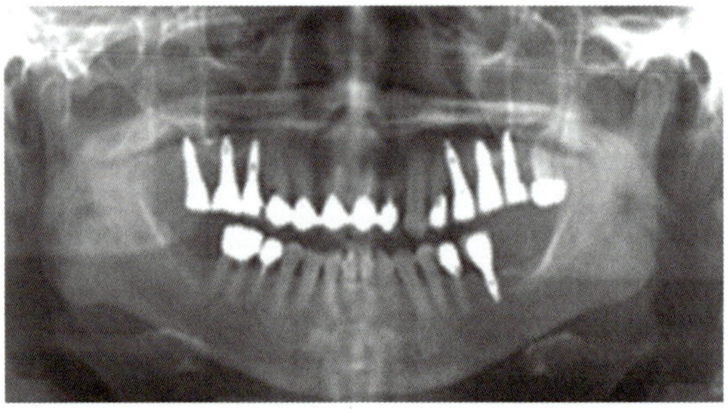

그림 1-62. #21, 22 부위의 구개측 종창.

병력에 부신피질기능저하증(hypoadrenocorticism)이 있어 담당의사에게 의뢰하여 회신된 소견은 다음과 같다.

"일차성 부신피질기능저하증으로 hydrocortisone 10mg을 1일 2회 복용 중임. 현재 양호한 상태로 조절되고 있어 귀과적 처치에 지장이 없으나, 수술이 1시간 이상 지속하면 스트레스에 의한 부신발증이 나타날 수 있으므로 hydrocortisone 추가 투여가 필요할 수 있음. 수술 시 스트레스 관리에 주의하여 처치하기 바람."

1개월 후 수면마취 하에 #21, 22 낭종적출술과 치근단절제술을 시행하였다. 수술 중 환자 상태를 모니터하며 약 40분에 걸쳐 수술을 마쳤다.

이 증례는 부신피질기능저하증 환자로 수술이 장시간으로 길어지면 부신발증이 나타날 수 있다는 회신을 받았다. 수술을 감당할 수 있는 상태였으나, 스트레스 상황에 스테로이드 추가 투여가 가능한 환경에서 치과 수술 시행이 안전하다.

6) 전문의 의견

부신발증은 급작스러운 부신피질호르몬 요구량 증가로 일어난다. 부신피질호르몬을 분비하는 능력이 없는 상태에서 심한 스트레스에 의해 발생한다. 조기에 발견하여 치료하지 않으면 쇼크 상태가 되어 24~48시간 이내에 사망할 수 있으며, 부신피질호르몬제를 정맥으로 투여하고 생리식염수와 포도당 용액을 주입하는 응급처치가 가능한 병원으로 후송한다.

부신피질기능저하증 환자가 치과 치료를 받는 경우 스테로이드가 충분히 보충되고 있는지 확인하는 것이 무엇보다 중요하다. 이런 환자는 장기간 약을 복용하고 있어 약의 복용이 일상적으로 습관화되어 "특별히 복용하는 약이 있는지" 물어보면 없다고 대답하는 경우가 있다. 반드시 스테로이드제나 부신피질호르몬제를 먹고 있는지 물어봐야 한다. 또 수술 당일 금식하고 병원에 오지만 스테로이드제는 반드시 복용하고, 수술 스트레스에 대비하여 평소보다 용량을 증가시켜 복용하도록 구체적으로 지시해야 한다.

최근 비만 환자가 늘고 있으며 그중에는 쿠싱증후군 환자도 있다. 쿠싱증후군으로 진단되지 못하고 비만클리닉에서 비만약을 처방받아 먹어도 효과가 없었다는 환자가 있다. 비만 환자를 보면 쿠싱증후군의 가능성을 생각해야 한다. 쿠싱증후군에서 골다공증이 흔히 동반되어 치주상태가 불량한 경우가 많아 치과 치료가 필요하다. 비만 이외 고혈압, 당뇨병, 피부 선조 같은 증상이 있으면 치과 치료 전에 내분비내과 진료를 의뢰한다. 치료하지 않은 쿠싱증후군에서 치료 중 혈압이나 혈당 상승과 치료 후 감염, 상처 치료 지연 같은 문제가 나타날 수 있다. 쿠싱증후군 치료 후 환자에서는 현재 복용하고 있는 약제를 확인하여 수술 전, 후 투약에 주의한다.

참고문헌

1. 대한치과마취과학회 역: 치과진료실에서의 응급처치 6판. 대한나래출판사, 2009.(Malamed SF: Medical Emergency in the Dental Office. Mosby, New York, 2007.)
2. 대한치과마취과학회 역: 치과국소마취과학 6판. 대한나래출판사, 2014.(Malamed SF: Handbook of Local Anesthesia. Mosby, New York, 2013.)
3. 대한구강악안면외과학회 편찬: 구강악안면외과학 교과서 3판. 의치학사, 2013.
4. 정진우, 등: 전신질환 환자의 치과치료 8판. 대한나래출판사, 2015.(Little JW, Falace DA, Miller CS, Rhodus NL: Dental Management of the Medically Compromised Patient. Elsevier, 2013.)
5. 高北義彦, 大曾根洋: 全身疾患を有する患者の対処法. 日本歯科評論社, 1996.
6. 永原國央, 等: 歯科インプラント治療のリスク度チェクとその對応. クインテッセンス, 2012.
7. Gersema L, Baker K: Use of corticosteroids in oral surgery. J Oral Maxillofac Surg 50:270-277, 1992.
8. Udelsman R, Holbrook NJ: Endocrine and molecular reponses to surgical stress. Curr Probl Surg 31:653-720, 1994.
9. Miller CS, Little JW, Falace DA: Supplemental corticosteroids for dental patients with adrenal insufficiency: reconsideration of the problem. J Am Dent Assoc 132:1570-1579, 2001.
10. Milenkovic A, et al: Adrenal crisis provoked by dental infection: case report and review of the literature. Oral Surg Oral Med Oral Pathol Oral Radiol Endod 110:325-329, 2010.

02 순환기질환

1 심장질환과 치과 치료

1) 질환의 특성

심장질환의 종류는 매우 많지만 최근 가장 문제가 되는 것은 허혈성 심질환이다. 과거 연쇄상구균 감염 후유증으로 심장 판막이 손상된 판막증이 많았으며, 이로 인한 심부전이 흔하였으나 최근에는 크게 감소하였다. 고혈압을 제대로 치료하지 않던 과거에 심부전의 주된 원인은 고혈압이었으나 최근 부작용이 적은 혈압강하제의 보급과 환자의 의식수준 향상으로 고혈압에 의한 심부전도 적어지고 있다. 한편 노인 인구의 증가에 따라 심장 근육의 기능이 떨어지는 심근증이 증가하고 있으며 이에 의한 심부전도 증가하고 있다. 과거 판막증에 의한 부정맥이 많았으나 최근에는 허혈성 심질환이나 심장비대에 의한 부정맥이 증가하고 있다. 선천성 심질환은 소아기에 발견하여 치료하면 성인에서 문제가 안 되는 경우가 있으나 장기적으로 약을 복용하고 있는 경우도 있어 문진에 주의해야 한다. 허혈성 심질환의 원인은 신장에 혈액을 공급하는 관상동맥이 동맥경화증에 의해 막히는 것이다. 최근 비만 인구의 증가에 의한 당뇨병과 고지혈증의 증가가 동맥경화성 질환이 늘어나는 중요한 원인이다. 성인 환자의 진료 시 신장과 체중에 의한 체질량계수를 이용한 비만 평가에만 치우쳐서 심혈관질환의 가능성을 놓쳐서는 안 된다.

(1) 허혈성 심질환(Ischemic heart disease)

정상적인 심 기능은 심근의 산소 요구에 따라 관상동맥을 통한 적절한 산소 공급으로 유지된다. 이 균형이 무너지면 심근허혈(myocardial ischemia)이 일어난다. 허혈이 일어나는 원인은 관상동맥이 동맥경화로 인해 혈관 내강이 좁아져서 충분한 양의 혈액이 공급되지 않기 때문이다. 허혈성 심질환은 관상동맥의 협착이나 폐색으로 심장의 혈행 장애가 일어난 상태의 총칭이다. 폐색에 의해 심근의 국소적 괴사를 일으킨 심근경색과 협착으로 흉통만 나타나는 협심증 등이 있다.

① 협심증(Angina pectoris)

협심증은 일과성 심근허혈(transient myocardial ischemia)의 결과 특이한 흉통 발작이나 심전도 변화, 심 기능 장애 등을 일으키는 증후군이다. 일반적으로 심장 표면의 관상동맥의 이상(혈관 내강의 고도 협착, 경련, 혈전성 폐색)에 의한 심근허혈 발작을 협심증이라고 한다.

a. 분류

협심증은 병태, 발작 유발 및 경과에 따라 분류한다. 병태에 따라서는 기질성, 경련성 및 혈전성으로 분류한다. 발작 유발요인에 따라서는 활동성 협심증, 안정협심증으로 분류된다. 예후에 따라 안정협심증(stable angina pectoris)과 불안정협심증(unstable angina pectoris)으로 분류할 수 있다(표 2-1).

표 2-1. 협심증의 분류와 그 특성

협심증의 분류	임상 특성
기질성 협심증(organic angina pectoris)	• 활동이나 정신적 흥분에서는 심근의 산소 수요가 증가하여 나타나며 안정 시에 발생하지 않는다. • 발작을 일으키는 활동 정도는 관상동맥 협착 정도나 폐색된 혈관 수와 관계가 있다. 중증에서는 식사와 같은 가벼운 움직임에도 발작이 일어난다. • 일반적으로 시간대와 관계가 없지만 오전 중에 일어나는 경향이 있다.
경련성 협심증(spastic angina pectoris)	• 밤부터 이른 아침의 안정 시에 일어나기 쉽다(발작의 일중 변동). • 활동으로 유발되기도 하지만, 아침부터 오전 중에 나타나는 경우가 많다.
혈전성 협심증(thrombotic angina pectoris) (급성 관상동맥증후군 또는 불안정협심증)	• 가벼운 활동 시 또는 안정 시에 발작이 일어난다. • 오전 중에 일어나기 쉽지만, 반드시 시간대와 관계가 있는 것은 아니다.

b. 협심증 증상

- 협심통: 흉통 부위로 가슴 앞쪽 흉골 표면이 많다. 증례에 따라서는 등, 어깨, 목 부위에서 나타나며, 드물게 오목 가슴, 어깨, 목에도 나타난다. 증상은 압박감, 조임 등이며, 활동에 의한 통증은 안정하면 몇 분 이내에 소실된다. 안정협심증도 10~15분 지나면 통증이 사라진다. 30분 이상 계속되면 심근경색이나 그 외의 통증이다.
- 발작시간대: 발작을 일으킨 시간대에 따라 심근허혈 발생 기전 추측이 가능하다. 활동 및 안정협심증에는 나이트로글리세린이 효과적이며, 1~2분 이내에 증상이 소실된다.
- 호흡곤란: 좌심실압 상승으로 폐모세관압이 올라가며 호흡곤란을 일으킨다. 고령자에서 많은 증상이다. 발작 시에 혈압과 맥박 상승이 나타난다.

② 심근경색(Acute myocardial infarction; AMI)

관상동맥 폐색에 의한 심근허혈로 비가역적 심근괴사(경색)가 일어난 상태이다. AMI 진단에는 심근괴사를 확인하기 위한 심전도의 특징적 소견(Q파 출현과 ST 분절 상승)과 혈액에서 심근 손상으로 증가된 성분(troponin T)을 확인한다. 폐색된 관상동맥의 조기관류요법으로 심근괴사 진행을 방지할 수 있으므로 심근경색의 조기 진단과 치료가 중요하다. 불안정협심증이 있다가 관상동맥의 플라크 파괴에 의한 혈전이 동맥을 막으면 급성 관상동맥증후군이라고 한다.

최근 노인 인구의 증가에 따른 대표적 동맥경화성 질환은 급성 심근경색증이며, 발생률은 인구 10만 명당 1년에 약 50명으로 되어 있다. 남성은 여성의 2배이지만, 75세 이상에서는 차이가 없다. 구미의 AMI 발생률은 우리나라보다 높아 미국에서는 5배, 북유럽에서는 약 10배이며 유전적 소인과 식생활이 관여한다고 생각된다.

AMI 발작을 일으키면 30~40%의 환자가 발생 직후 심실세동으로 사망한다(심장성 돌연사). 병원 수송 후에도 약 10%가 사망하며, 퇴원 후에도 많은 환자가 심부전, 부정맥, 협심증 발작으로 고통을 받다가 사망하는 예가 많다.

AMI 발작을 일으키는 전구증상이나 유발인자는 평상시에 하지 않던 격렬한 운동, 정신적 스트레스가 중요하며, 심근의 산소소비량 증가와 동시에 플라크 파열이 발단이 된다. 전구증상으로 흉부 불쾌감이 있으며, 발작 1~4주 전에 협심증 발작이 있는 경우도 많다. 대부분 참기 어려운 극심한 흉통을 호소하며 식은땀이 나고 죽음의 공포를 느끼기도 한다. 심한 통증이 30분 이상, 때로 수 시간 지속된다. 통증을 흉골 뒤쪽에서 느끼는 예가 많으며, 좌우로 방산된다. 반 수에서 메스꺼움과 구토가 동반된다. 심근경색의 중증도는 심부전 유무와 정도로 판정한다(표 2-2).

표 2-2. 심근경색의 중증도 분류(Killip 분류)

분류	임상 소견	사망률	
		1967년 Killip	최근 사망률
Class Ⅰ	심부전의 징후 없음(폐 수포음 없음, 심음에서 Ⅲ음* 없음)	6%	5%
Class Ⅱ	경도에서 중등도의 심부전(폐 50% 미만의 영역에서 수포성 잡음, Ⅲ음 있음)	17%	12%
Class Ⅲ	폐수종(폐 50% 이상의 영역에서 수포성 잡음)	38%	26%
Class Ⅳ	심인성 쇼크(혈압 90mmHg 이하, 말초 순환부전)	71%	54%

* Ⅲ음: 심실 충만 속도의 증가 시 또는 용적과부하 시 발생되는 소리. 심부전, 심근증 등에서 나타날 수 있다.

(2) 심부전(Heart failure)

심부전은 급성 또는 만성으로 심장의 펌프 기능이 저하되어 말초조직의 대사에 필요한 혈액을 보낼 수 없는 상태(전방 장애)이거나 펌프작용 수행을 위해 비정상적으로 높은 충만압이 필요한 상태(후방 장애), 또는 양자가 복합된 상태이다. 심부전 환자의 주된 증상은 수분과 나트륨 축적에 의한 전신 부종이다.

심부전의 원인 질환은 선천성 심질환, 심장판막증, 허혈성 심질환, 부정맥, 심근증, 심근염 등이다(표 2-3). 이와 같은 심장의 질환이 장기간 지속되고, 여기에 각종 악화인자가 더해지면 중증 심부전이 나타난다. 한편 심장질환이 없이 2차적으로 심부전을 일으키는 질환도 있다. 이런 질환의 예는 심박출량이 증가하는 고심박출성 심부전(high output heart failure)이다.

표 2-3. 심부전의 원인 질환

심근 수축 부전	심실 과부하에 의한 심장 활동의 증가		확장기 충만 장애	부정맥
	심실압 부하	심실 용량 부하		
관상동맥 질환 특발성 심근증 심근염	고혈압 대동맥판협착증 폐동맥판협착증	승모판폐쇄부전증 대동맥판폐쇄부전증 심방중격결손증 심실중격결손증 폐동맥판협착증	승모판협착증 수축성 심외막염	완전방실블록 심방세동 발작성 빈맥

혈중 나트륨은 신장 사구체에서 여과된 후 세뇨관에서 99%가 재흡수된다. 심부전 환자에서 나트륨이 저류되는 이유는 (1) 사구체에서 여과되어 세뇨관에 들어온 원뇨의 나트륨 양 감소, (2) 세뇨관에서 나트륨 과잉 재흡수에 의한 나트륨 배설량 감소 또는 이 2가지의 복합이다. 심부전 환자의 전신상태는 NYHA(New York Heart Association) 기능 분류에 따라 평가한다(표 2-4). 이 분류로 NYHA I은 비교적 안전하게 국소마취로 외과 처치를 할 수 있으나, II 이상은 국소마취제 투여량 또는 수술시간 제한 등에 대해 담당 의사에게 연락하여 주의 깊게 처치할 필요가 있다.

심부전 평가에 이용하는 검사에 뇌성 나트륨 이뇨펩타이드(brain natriuretic peptide; BNP) 측정이 있다. BNP는 심근에서 분비되는 호르몬이며, 주로 심실에서 분비된다. 심장의 부담이 증가하거나 심근 비대가 있는 심부전에서 증가하여 심 기능 평가에 유용하다.

일반적으로 표 2-5와 같이 평가하며, 담당의사의 회신에 BNP 측정 경과가 있으면 참고가 된다.

표 2-4. 심부전 증상에 의한 NYHA 기능 분류

NYHA I	심질환 환자이지만 신체활동 제한이 없는 경우. 일상생활 이상의 활동에도 과도한 피로, 두근거림, 호흡곤란 또는 협심증 발작 등이 생기지 않는다.
NYHA II	심질환으로 경도의 신체활동 제한을 일으키는 경우. 일상생활 이상의 활동에 피로, 두근거림, 호흡곤란 또는 협심증 발작을 일으키는 경우.
NYHA III	심질환으로 고도의 신체활동 제한을 일으키는 경우. 일상 활동으로 피로, 두근거림, 호흡곤란 또는 협심증 발작을 일으키는 경우.
NYHA IV	심질환으로 경도의 활동에 증상이 나타난다. 안정 시에도 심부전 또는 협심증 증상이 있으며, 가벼운 활동으로 증상이 증가한다.

표 2-5. BNP치와 진료 시 평가

BNP치	평가	심부전 중증도
18.4pg/dL 미만	정상 범위	만성 심부전(-)
40pg/dL 이상 100pg/dL 미만	관찰 필요	만성 심부전에 의한 증상은 없는 경우가 많음
100pg/dL 이상 200pg/dL 미만	정밀검사 필요, 치료 필요	대부분 무증상의 심부전
200pg/dL 이상 500pg/dL 미만	전문의 치료 필요	심부전 가능성 있음
500pg/dL 이상	정밀 치료 필요	중증 심부전

(3) 부정맥(Arrhythmia)

서맥성 부정맥과 빈맥성 부정맥이 있으며, 빈맥성 부정맥에는 심방성과 심실성이 있다. 그 종류와 병태는 표 2-6과 같다.

표 2-6. 부정맥의 종류와 병태

부정맥의 종류	임상증상과 경과
1. 서맥성 부정맥 (bradyarrhythmia)	심실 흥분의 빈도가 늦고, 동조율 자체가 늦으며, 서맥이 되는 경우와 심방에서 심실까지의 전도 불량으로 심박 수가 적은 경우가 있다. 경증은 무증상이며, 운동 시 심박 수가 증가하지 않고, 피로하며, 숨이 차는 것을 느낀다. 일어설 때 전도 간격이 3초 이상이면 현기증이나 실신하는 때도 있고, 돌연사도 있다. 심장박동기가 필요하다.
2. 빈맥성 상실성 부정맥(supraventricular tachyarrhythmia)	
1) 상실성 기외수축 (supraventricular premature beat)	정상인에서도 간혹 볼 수 있다. 발생 빈도는 나이가 들수록 증가한다. 대부분 원인불명이나 승모판판막증, 심방중격결손증, 폐성 심, 심방경색 등의 기질적 이상, 저산소증, 저칼륨혈증, 미주신경 자극 등에 의해 나타난다. 생명의 위협이 없는 양성 부정맥이다. • 주요 증상: 기외수축이 빈발하면 두근거림을 느끼고, 때로 현기증을 느낀다.
2) 발작성 상실성 빈맥 (paroxysmal supraventricular tachycardia)	응급실로 내원하는 부정맥의 대부분이다. • 정의: 갑자기 나타나는 빈맥이며, 심방 또는 방실 결절이 기원. 정맥주사(베라파밀 등)로 치료한다. • 주요 증상: 두근거림, 가슴 답답함, 현기증
3) 심방조동(atrial flutter)	심방 내 재순환에 의한 부정맥 중 삼첨판 주위를 선회하는 경우이며, 심방세동만큼 미세한 파동이 아니므로 심방조동이라 한다. • 임상적 의의: 심방 확대 증례나 고령자에서 나타나기 쉽다. 광의의 심방빈맥에 속한다. 심방 흥분 빈도가 높으며, 보통 2:1이나 4:1의 비율로 심실에 전달된다. 드물게 1:1로 심실에 전달되면 쇼크에 빠진다.
4) 심방세동(atrial fibrillation)	심방세동은 50대에 0.5%, 65세 이상에서 5%, 80대에서 8.8% 정도 발생한다. 치명적인 부정맥은 아니지만, 심방세동으로 생길 수 있는 심방 내 혈전이 유리되면 뇌경색을 일으킬 수 있다. 심방세동은 심방 내에 무질서하게 존재하는 기능적 순환으로 나타난다. 원인불명도 많지만, 연령이나 확장형 심근증을 동반한 심방 변성, 승모판협착증이나 심방중격 결손을 동반한 심방 확장, 수술 후 심막염에 의한 심방근의 염증 등에서 나타나는 경우가 많다. 승모판협착증이나 확장기 용량이 적은 비대형 심근증, 구속형 심근증 등에서도 나타나고 심부전으로 악화하기도 한다.
5) WPW(Woff-Parkinson-White) 증후군	심방근과 심실근은 전기적으로 절연되어 있으며 방실전도를 통해서만 전기 전달이 가능하다. 그러나 선천적으로 부전도로가 있을 수 있으며, 대표적으로 Kent 다발은 심방근처럼 고속으로 전기를 전달할 수 있다. 그 결과 심방 흥분이 끝나지 않은 상태에서 일부 심실 흥분이 시작되어 심전도에 P파에 계속된 델타파가 나타난다. 이런 측부 전도로가 있으면 빈맥성 부정맥이 나타난다. 심전도에서 특징적 파형과 부정맥 발작이 있으면 WPW 증후군이라고 한다. WPW 증후군은 1,000명에 2~3명의 발생 빈도이다. 유전 확률은 3.4%이다. 측부 전도로의 불응기가 짧으면 심방세동과 심방조동이 일어나 심박 수가 현저히 빨라진다. 드물게 심실세동이 유발되는 일이 있다. 일반적으로 예후는 양호하며, 돌연사 가능성은 0.5% 미만이다.
3. 빈맥성 심실성 부정맥(ventricular tachyarrhythmia)	
1) 심실성 기외수축 (ventricular premature beat)	심실의 고유 율동보다 조기에 출현하는 심실 기원 흥분을 심실성 기외수축이라고 한다. 심실성 기외수축은 부정맥 중에서 가장 흔하며, 환자는 불안감을 느낀다. 발생 기전은 불명이지만 예후는 양호하다. 그러나 기질성 심질환이 있으면 원인 질환 중증도에 따라 심실성 부정맥이 증가한다. 지속성 심실빈맥이나 심실세동을 일으키는 경우가 있다. 무증상에서도 가벼운 두근거림을 호소하기도 한다. 비지속성 심실빈맥은 현기증이나 실신을 일으키기도 한다.
2) 심실세동과 지속성 심실빈맥 (ventricular tachycardia)	심실세동(ventricular fibrillation)은 돌연사를 일으키는 가장 중요한 부정맥이며, 심실의 유효 수축 소실로 심정지를 일으킨다. 수 초 내에 회복하기도 하지만, 신속한 소생술을 시도하지 않으면 사망한다. 심근경색이나 확장형 심근증 등에서 지속성 심실빈맥은 재순환로에 의해서 발생한다. 돌연사는 부교감신경 긴장이 약해지고 교감신경 긴장이 높아지는 오전 7~11시경에 많다. 이것은 심근경색이 가장 많이 발생하는 시각과 일치한다.

(4) 심근증과 심근염

① 심근증(Cardiomyopathy)

심장의 펌프 기능을 저하하는 심근질환을 포괄적으로 심근증이라고 한다. 원인불명의 특발성 심근증과 원인을 알 수 있는 2차성 심근증이 있다. 병태별로 비대형, 확장형 및 구속형 심근증 등 3가지 형태로 분류된다(표 2-7).

② 심근염(Myocarditis)

심근염은 감염, 약물 또는 방사선 등에 의한 급, 만성의 심근 염증을 말한다. 급성 심근염의 병인으로는 바이러스, 세균, 리케차 및 기생충 등의 감염증이나 물리적 자극이나 약제나 기타 화학약품 등을 들 수 있다. 외국에는 콕사키바이러스(coxsackie virus)나 에코바이러스(echovirus)에 의한 경우도 많다.

증상은 절반 이상에서 발열, 관절통, 감기 증상이 있으며, 구토, 설사 등의 위장 증상이 나타나기도 한다. 증상 없이 지내다가 급사하는 때도 있다. 급성 염증은 1~2주의 염증기를 지나 회복기에 들어간다. 경과는 일정하지 않고, 자연력은 불명하다.

표 2-7. 심근증의 종류와 병태

심근증의 분류	임상증상
비대형 심근증 (hypertrophic cardiomyopathy)	심장판막증(valvular heart disease), 고혈압 등의 압력 부하 심장, 용량 부하 심장에서 나타나는 균일한 심비대는 없으며, 국소적 비대가 특징이다. • 임상 소견: 부정맥에 의한 두근거림이 있으며, 좌심실의 구출혈류량이 적어져 실신 발작, 활동 시 호흡곤란, 흉통 등을 호소한다.
확장형 심근증 (dilated cardiomyopathy)	좌심실 확대와 수축능 저하 및 심비대가 나타난다. 병인으로 바이러스 감염, 유전자 이상, 자가면역 등이 있다. • 임상 소견: 호흡곤란, 심부전 증상과 부정맥이 주된 증상이다. 원인불명이기 때문에 근치법은 없다. 만성적으로 진행되어 만성 심부전이 된다. 난치성으로 사망할 수 있어 심장이식의 대상이 된다.
구속형 심근증 (restrictive cardiomyopathy)	심실벽 비후가 원인이 되어 심근이 구속되기 때문에 심 확장능 장애가 나타나서 심부전을 일으키는 심근질환이다. 효과적 치료법이 없고, 심장이식 대상이 된다.

(5) 선천성 심질환(Congenital heart disease)

선천성 심질환은 신생아의 약 1%에서 나타난다. 약 50%가 심실중격결손증(ventricular septal defect)이고, 약 10%는 폐동맥협착증(pulmonary stenosis), 심방중격결손증(atrial septal defect)이며, 동맥관개존증(patent ductus arteriosus)이 약 3~5%이다.

선천성 심질환에는 유아기에 진단되면 수술로 개선되어 장애 없이 장기간 생존할 수 있다. 이런 병력이 있으면 담당의사에게 현재 상태와 예후를 확인하여 안전을 확인하고 수술할 필요가 있다. 선천성 심질환의 종류와 병태는 표 2-8과 같다.

표 2-8. 주요 선천성 심질환의 종류와 병태

종류	임상증상
심실중격결손증	심실중격(interventricular septum)은 원추 중격, 근성 중격, 심내막 중격으로 구성되며, 심내막에서 유래한 중격은 다시 유입부 중격과 막성 중격으로 나뉜다. 심실중격 형성 과정에 유합이 이루어지지 않으면 결손이 생긴다. 중격 결손 부위에 따라 결손공의 위치가 다르다. 출생 후 심잡음으로 발견되나, 20~50%는 자연히 폐쇄된다. 증상이나 병태는 결손공의 크기에 따라 다르며, 작으면 좌우 단락(short circuit)이 있으나, 단락량(short circuit capacity)이 적어 폐혈류량은 약간 증가된다. 중등도 크기의 결손에서 단락량이 많으면 압부하 및 용량 부하 그리고 좌심실에 용량 부하가 일어난다. 큰 결손에서는 폐혈관 저항이 증가한다. 이때 혈행동태는 좌우 심실의 후부하에 의해 결정된다. 폐혈류가 증가하면 폐고혈압이 된다. • 자각증상: 결손이 작으면 자각증상이 없다. 중등도의 결손이 있으면 숨이 차고, 기도 감염이 반복된다. 결손이 크면 유아기부터 심부전 및 발육부전 등이 나타난다.
폐동맥협착증	폐동맥협착에는 판막협착, 판막하협착, 판막상협착이 있다. 판막협착은 폐동맥판의 유합으로 입구가 좁아진 상태이다. • 자각증상: 협착 정도가 작으면 증상이 없다. 활동 시 피로감이 있고, 호흡곤란, 청색증, 실신 등이 나타날 수 있다.

2) 담당의사에게 진료 의뢰와 치료 내용 확인

정기적으로 내과 진료를 받아 약을 복용하고 있으면, 담당의사에게 현재 심 기능 상태와 투약 내용을 조회하는 동시에 치과 외래의 소수술(국소마취로 1시간 정도의 수술) 시행에 대한 조언을 구한다. 또 수술 중이나 처치 중 발작이 있을 때 대처법과 전원 등의 조처할 수 있도록 준비한다.

심질환 환자 치료에 사용하는 약제에는 다음과 같은 종류와 특징이 있다. 심근경색에서 회복되었다고 해도 후유증이 있으면 여러 가지 약을 복용하게 되며, 환자나 보호자가 투약 내용을 이해하지 못하는 경우가 많다. 더욱이 장기간 투약을 계속하면서 담당의사의 투약 지시를 제대로 지키지 않는 환자도 많다. 반드시 담당의사에게 투약 내용을 알려주도록 의뢰하여 환자가 어떤 목적으로 어떤 약을 복용하는지 파악한다.

국소마취제 종류에 따라서는 현재 투약하고 있는 약과 상호작용을 일으켜 부작용이 나타날 수 있으므로, 주사량 조절 등에 대해 담당의사의 조언을 구하는 것이 좋다.

(1) 항혈소판제(Antiplatelet agent)

심근경색에서 막힌 혈관 개통을 위해 관상동맥이 좁아진 부위에 스텐트라고 하는 그물망을 삽입하는 시술을 시행한다. 이 부위가 다시 막히거나 관상동맥의 다른 부위가 폐쇄되는 것을 방지하기 위해 항혈소판제(표 2-9)를 대부분 환자에서 사용하고 있다.

아스피린은 급성기 및 만성기 심근경색 재발을 25% 정도 감소시킨다는 결과가 알려져 대부분 환자가 복용하고 있다. 일반적으로 투여하는 용량은 1일 100mg이다. 아스피린은 혈소판 내 효소 시클로옥시게나제(COX-1)를 억제하여 혈소판 응집이 일어나지 않게 하며, 일단 아스피린을 복용하면 COX-1 억제가 혈소판 수명까지 지속하므로 치과 수술을 예정하면 처치 전 5일간 투약을 중단한다.

아스피린만으로 관상동맥 재협착을 완전히 방지할 수 없어 다양한 약제가 사용되고 있으며, 최근 많이 사용하는 약제는 클로피도그렐(clopidogrel)이다. 이 약제는 혈소판의 수용체(P2Y12)를 저해하여 응집을 억제하므로 심근경색 예방 효과가 있으나, 간에서 대사되어 효과가 나타날 때까지 며칠이 걸린다. 재출혈 위험 처치 전 5~7일간 중단할 필요가 있다.

실로스타졸(cilostazole)은 포스포디에스테라제-3를 저해하여 혈소판 내 cAMP를 증가시켜 응집을 억제한다. 위내시경 생검 같은 처치에서 투약 중지 없이 시행할 수 있다.

표 2-9. 항혈소판제의 특징

	아스피린	클로피도그렐	실로스타졸
심근경색 예방 효과	있음	있음	–
뇌경색 예방 효과	있음	있음	있음
말초혈관 증상 개선	–	–	있음
효과 발현까지 시간	30분~1시간	수일	3~4시간
출혈 예방 휴약기간	3~5일	5~7일	1일
기타	위궤양 병력이 있으면 위산 분비 억제제를 병용한다.	• 아스피린보다 효과가 높다. • 수술 전 휴약기간이 길다.	• 아스피린보다 출혈 부작용이 적다. • 빈맥, 두근거림, 두통이 있다.

(2) 항응고제(Anticoagulant)

급성 심근경색에서는 혈전 진행 방지를 위해 헤파린 주사를 사용하며, 급성기에서 회복되어 안정 시에 와파린을 경구 투여한다. 심장판막증에서 판막대치술 후 혈전 예방을 위해 장기적으로 와파린을 투여하며, 심방세동에서 혈전에 의한 뇌경색 예방에도 와파린을 계속 복용한다. 와파린은 비타민 K의 작용을 억제하여 혈액응고인자 Ⅱ, Ⅶ, Ⅸ, Ⅹ를 억제하여 혈액응고를 방지한다. 와파린의 작용이 강하면 출혈 합병증이 나타나며, 작용이 약하면 혈전이 생기므로 PT-INR(Prothrombin Time International Normalized Ratio: 프로트롬빈 시간 국제화 표준비)을 측정하여 1.6~2.6 정도를 유지하도록 약 용량을 조정한다. 와파린을 복용하고 있으며 PT-INR이 적합한 범위에 있으면 지혈이 비교적 가능한 체표면 근처의 수술에서는 약제 중단 없이 수술 처치하는 것이 원칙이다. 항응고요법 지속 하의 소수술에서는 수술 중 엄격한 지혈을 시행하고 수술 후 출혈이 없는 것을 확인한다. 와파린을 중지한 소수술에서도 수술 중 지혈을 확인해야 하며, 항응고제 재개 후 출혈이 많은 것도 알고 있어야 한다. 대수술이나 지혈이 어려운 소수술에서는 수술 전 3~5일간 와파린을 중단한다. 와파린 중단 후 혈전 위험이 있는 환자는 헤파린을 투여하며 수술 직전 프로타민을 투여하여 헤파린을 중화하고, 수술 후 신속히 헤파린과 와파린을 재개한다. 응급 수술에서는 비타민 K와 프로트롬빈 복합체를 투여하여 혈액응고 기능 정상화 후 수술한다.

와파린은 정기적으로 PT-INR을 측정하여 약 용량을 조절해야 하며, 병용하는 약제나 비타민 K가 많은 식품의 영향을 받아 항응고 작용의 변화가 많다. 따라서 최근 트롬빈 저해제 다비가트로판이 도입되어 새로운 항응고제로 사용되고 있다. 이 약제의 약효는 개인차가 적고, 다른 약제의 영향을 받지 않으며 약

용량 조정이 필요 없어 와파린 투여에 따른 많은 문제를 해결하여 급속히 보급되고 있다. 이 약제를 사용하는 환자가 발치 같은 소수술이 필요한 경우에는 약제의 반감기가 지나가는 복용 4시간 이후에 처치할 수 있어 투약을 중지할 필요가 없다. 그러나 다비가트란을 복용하는 환자에서 신 기능이 저하되어 반감기가 24시간 연장되어 항응고 작용이 지속되면 주의가 필요하며 수술 전날부터 중단한다.

최근 와파린 이외에 다양한 항응고제가 새로 도입되고 있으므로 심혈관질환으로 치료받고 있는 환자에서 어떤 약을 복용하고 있으며, 현재 검사 수치는 정상 범위인지 반드시 확인하고 수술해야 한다. 얼마 전 뇌졸중 회복 후 와파린을 복용하던 환자가 약제를 중단하고 충수염은 무사히 수술하였으나, 수술 후 PT-INR을 검사하지 않았고, 와파린도 시작하지 않아 뇌졸중으로 사망하여 거액의 보상금을 배상한 사건이 있었다. 항응고제를 복용하고 있는 환자는 아무리 건강하게 보여도 담당의사의 소견을 확보해야 한다.

(3) β-차단제(β-blocker)

β-차단제(프로프라놀롤)는 혈압약으로 사용되나 맥박을 늦추는 작용으로 심장의 부담을 줄여주어 협심증 환자에서 자주 사용하며 일부 심근경색증에서도 투여한다. 이런 약제를 사용하여 경색 크기가 감소하고 부정맥 발생을 감소시켜 장기 사망률이 감소하였다는 보고가 있다. β-차단제를 복용하던 사람이 약제를 중단하면 흉통이 악화하며 빈맥이 나타나는 경우가 있다. 이런 정보가 없이 수술 시 빈맥이나 흉통이 나타나면 당황하게 된다.

(4) 안지오텐신 전환효소 억제제[Angiotensin converting enzyme(ACE) inhibitor]

ACE 억제제는 고혈압 치료제로 사용하고 있으나, 심장 후부하 감소, 좌심실 리모델링 예방, 심근허혈 방지 작용이 알려져 심근경색 후에 투여하는 경우가 많다. 약제 복용을 계속하는 환자에서 수술 처치에 대한 지장은 없다. 약의 부작용으로 마른기침이 있으며, 치료 중 이유 없이 기침을 참지 못하면 이 약을 복용하고 있는지 확인한다. 최근에는 ACE 억제제보다 ARB(angiotensin Ⅱ receptor blocker: 안지오텐신 수용체 길항제)를 많이 사용하고 있어 마른기침이 있는 사람이 많이 없어졌다.

(5) 초산염제(Acetate derivatives)

협심증에서 흉통이 있을 때 나이트로글리세린을 혀 밑에 넣으면 즉시 통증이 없어지므로 협심증 환자는 항상 휴대하고 있다. 나이트로글리세린의 제형에는 혀 밑에 넣는 정제 대신 입에 뿌리는 분사제나 가슴에 붙이는 패치 형태도 있다. 이런 약제를 사용하고 있으면 협심증이 확실하며, 어느 정도의 활동이나 스트레스에서 흉통이 나타나는지 알아내어 치료 방침을 정한다. 나이트로글리세린 유사제를 심근경색 후에 사용하면 심근벽의 장력이나 심장 활동을 감소시키는 작용으로 심근 산소소비량을 줄여 사망률을 낮추는 것으로 알려졌다. 나이트로글리세린 제제는 혈관확장작용이 있어 이런 약제를 복용하는 사람이 급격히 체위를 변경하거나 탈수 상태에서 어지럼증이 나타날 수 있다. 수술 치료를 위해 장시간 금식한 경우 수술 전 혈압과 맥박을 여러 번 측정하여 과도한 탈수 상태는 아닌지 점검할 필요가 있다.

3) 환자 상태 평가

초진 시 문진에서 심부전 병력(협심증, 심근경색, 부정맥, 선천성 심질환 등)이 있으면 현재의 증상과 치료 내용을 확인한다(그림 2-1). 치료하여 1년 이상 증상이 없으면 "위험 없음"으로 판단한다. 6개월 이내의 증상 발작이 있었거나 치료 중이면 "위험 있음"으로 판단하여 담당의사에게 상태 파악을 의뢰한다.

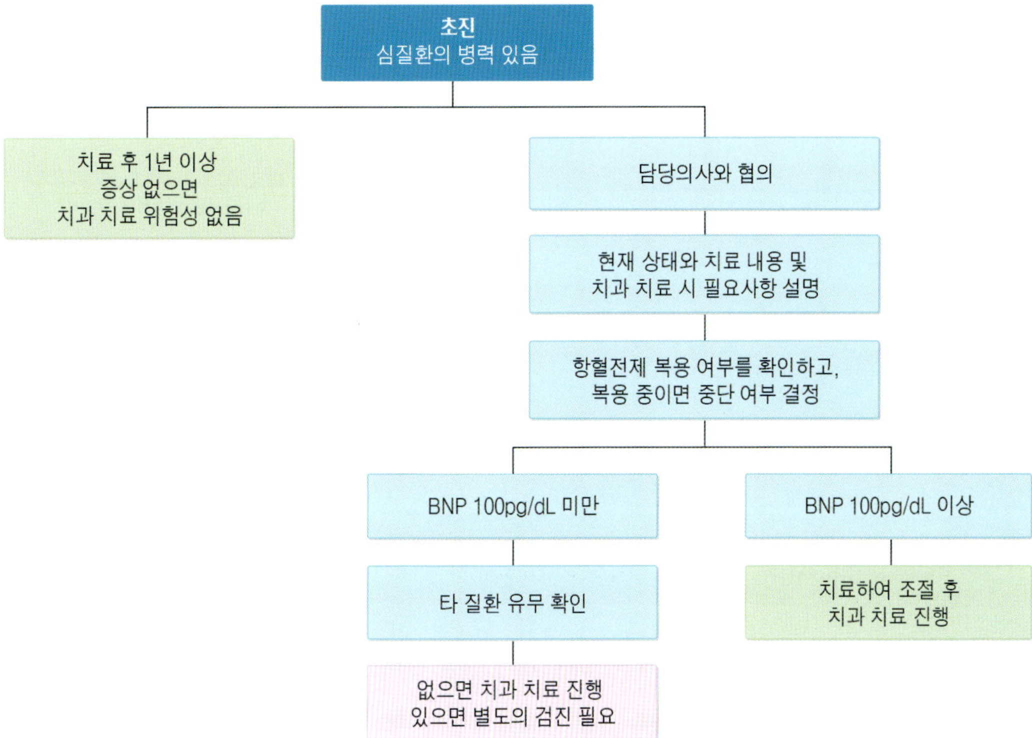

그림 2-1. 초진 시 심질환의 위험도 검사를 위한 순서.

4) 치료계획

허혈성 심질환 병력이 있는 환자는 치과 수술이나 처치 시에 스트레스가 발단이 되어 심장 발작을 일으킬 가능성이 있다. 따라서 수술 전에 담당의사에게 상태를 확인하고, 수술 중 심박 수, 혈압, 심전도, 동맥혈산소포화도를 모니터한다. 스트레스를 줄이기 위해 진정법을 이용할 수 있다. 처치에 시간적 여유를 두고, 비자극적으로 신속하게 시행하여 정신적 스트레스를 주지 않도록 노력한다.

(1) 치과 치료의 가능성

심근경색을 일으킨 환자의 임플란트 등 치과 수술은 1년 이상 지나고 나서 심장 상태를 보아 수술을 감당할 수 있는지 판단한다. 1년 이상 경과하였어도 부정맥, 판막 이상, 관상동맥 다른 부위의 협착 등 합병증이 있으면 수술 중 돌연사 가능성이 있다. 즉 심근경색에서 생존하였어도 심근괴사 범위와 정도에 따라 심장 장애가 일어난다. 또한 관상동맥의 다른 부위에서 다시 경색이 일어날 가능성이 있으며, 수술에 의한 심장 부하가 심부전을 일으킬 가능성이 있다. 협심증만 있는 환자는 수술 중 통증 발작을 일으키지 않도록 관리할 수 있으면 수술할 수 있다. 심장내과 전문의에게 의뢰하여 신중하게 대처할 필요가 있다.

(2) 치과 치료 시 위험도

그림 2-1의 심질환의 위험도 검사에서 "위험 있음"으로 판단되어 담당의사에게 의뢰할 때, 투약 내용, 심기능 상태를 문의하는 동시에, 치과 외래에서 소수술(국소마취로 1시간 정도의 수술) 시행에 대한 조언을 구한다. 또 수술 중이나 처치 중 발작이 있을 때 대처법을 알아두고, 위급상황에서 후송조치 등을 문의한다.

허혈성 심질환 환자는 회복 후에도 장기간 항혈소판제나 항응고제를 투여하고 있으며, 수술 중이나 처치 후에 출혈 조절이 어렵다고 생각할 수 있으나, 최근에는 약을 끊지 않고 수술을 하는 것이 원칙이다. 담당의사와 상의하여 대처 방안을 마련해 둔다. 항혈소판제 투여량이 많아 출혈이 예상되면 수술 중 지혈 방법을 미리 준비해 둔다.

환자의 상태가 중증이었으면 수술 스트레스에 의해 발작을 일으켜 전신상태가 급격히 악화할 우려가 있으므로 수술 금기가 되는 경우도 있다.

5) 증례 연구

증례 2-1 **51세 남성, 임플란트 치료를 위해 내원**

병력에 고혈압이 있었으며, 관상동맥의 스텐트삽입술 시행 후 와파린을 복용하고 있었다. 심장내과 전문의에게 진료를 의뢰하여 다음과 같은 회신을 받았다.

"시술 2일 전부터 항응고제(와파린)를 중단하고, 시술 당일 1시간 전에 항생제(아목시실린)를 복용 요함. 시술 후 본 원 항응고 상담실에 환자가 방문하거나 항응고 검사(PT-INR)를 시행하기 바람."

먼저 #34, 35, 36을 발치하고, 3개월 후 #35 부위의 임플란트 1차 수술 및 #36, 37 부위의 골이식을 시행하였다. 7개월 후 #37 부위의 임플란트 1차 수술 및 #35 부위의 임플란트 2차 수술을 시행하였다(그림 2-2).

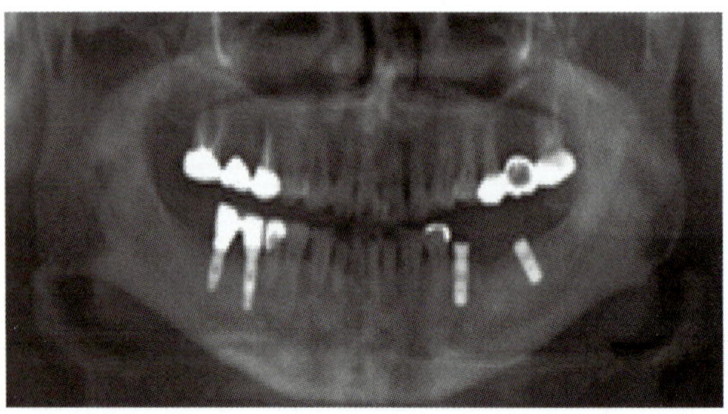

그림 2-2. #35, 37 부위의 임플란트 고정체 식립과 골이식술 시행.

이 증례는 심질환으로 스텐트 삽입 후 와파린을 복용 중인 환자가 임플란트 식립을 시행하기 전, 지혈 및 심내막염 예방을 위해 심장내과 전문의와 협의하여 와파린 복용 중단과 예방적 항생제 투여 후 임플란트를 시행하였다.

증례 2-2 47세 남성, 전체적 검진과 치료 희망

초진 소견에서 구강상태가 좋지 않아 심한 치석 침착과 잔존 치아의 치조골 흡수가 치근의 절반 이상에서 진행되었다. 하악 좌측은 무치악 상태였고, 잔존 치근만 있는 치아도 3개였다(그림 2-3).

치료계획으로 상악 좌측 제2소구치(#25), 제1대구치(#26), 하악 좌측 제1, 2대구치(#36, 37), 우측 제1, 2소구치(#44, 45), 제1대구치(#46) 부위의 골이식을 포함한 임플란트 치료를 설명하였다.

병력에 심근비대(myocardial hypertrophy)와 부정맥(arrhythmia)으로 심방세동(atrial fibrillation)이 있었고, 고혈압과 통풍 치료를 받고 있었다. 복용하고 있는 약제는 고지혈증약(아트로바스타틴), β-차단제(비소프로롤), 항혈소판제(아스피린), 고혈압약(칸델살탄)이었다. 담당의사에게 의뢰한 결과, 혈압은 조절되고 있으며, 통풍은 치과 치료에 문제가 없으나, 심한 스트레스 상황에서 악화 가능성이 있다는 회신이었다. 또한 감염 예방을 위한 항생제 사용과 항응고제는 중단하지 말고 계속 사용하라는 권고였다. 회신 의견을 참조하며 에피네프린이 포함되지 않은 국소마취와 통증을 최대로 줄여 안정된 상태에서 처치하도록 치료계획을 세웠다.

계획대로 치료하기로 하고 먼저 #25, 26, 44, 46을 발치하고, #36, 37 부위의 치조골확장술에 의한 골이식과 함께 임플란트 고정체를 식립하였다(그림 2-4). 수술 중 혈압 변동이나 출혈은 없었다.

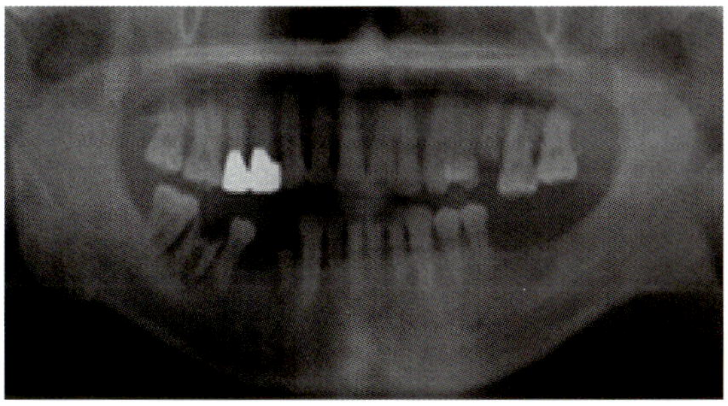

그림 2-3. 중증의 치조골 흡수와 다수의 잔존 치근을 볼 수 있었다.

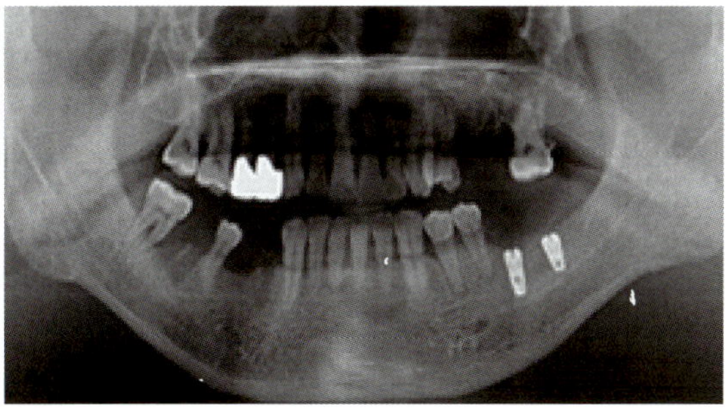

그림 2-4. #36, 37 부위의 임플란트 고정체 식립.

수술 전 린코마이신과 케토롤락을 근주하였으며, 수술 후 세팔로스포린 10일, 아세트아미노펜 3일을 처방하였다. 헥사메딘으로 구강청결을 지시하였다. 2개월 후 #25, 26 및 #44 부위에 공간이 넓어 2개를 식립하고, #46 부위에 고정체를 식립하였다(그림 2-5A). 약 처방은 동일하게 하였다. 임플란트 치료 2년 후 고정체는 완전한 골유착 상태를 보였다(그림 2-5B).

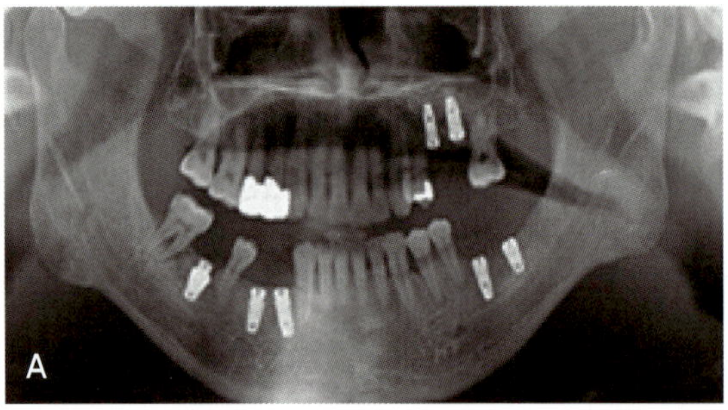

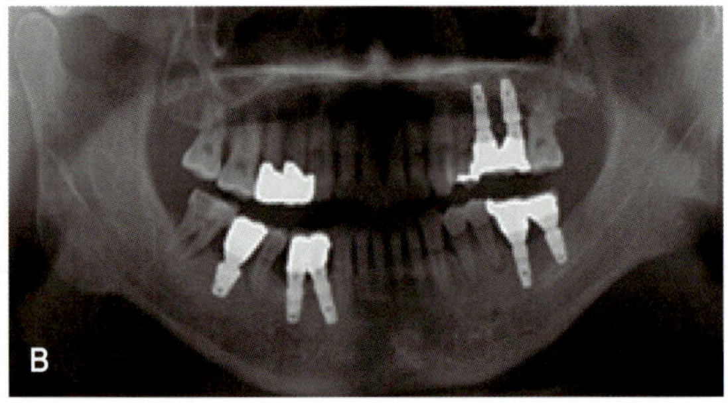

그림 2-5. #25, 26(#44 부위가 넓어서 2개), 46 부위에 고정체 식립(A), 보철치료가 완료되고 2년 후 정기검진(B).

위 증례는 고혈압과 심방세동 치료를 받고 있었으나 담당의사와 협진하여 안전하게 임플란트를 시술하여 성공적으로 치료되었다.

증례 2-3 50세 남성, 오른쪽 위 어금니 통증

초진 소견에서 상악 우측 제2, 3대구치(#17, 18)에 충치가 있었으며, 통증의 원인은 #17으로 타진 반응에 양성이었다. 같은 쪽 제2소구치(#15)는 잔존 치근이었다(그림 2-6).

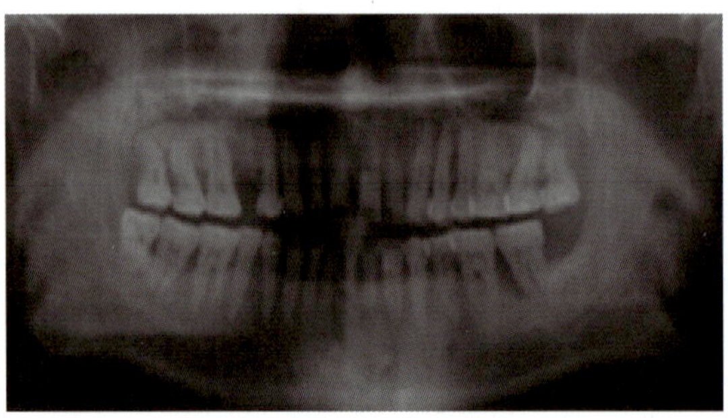

그림 2-6. 초진 시 파노라마 방사선소견.

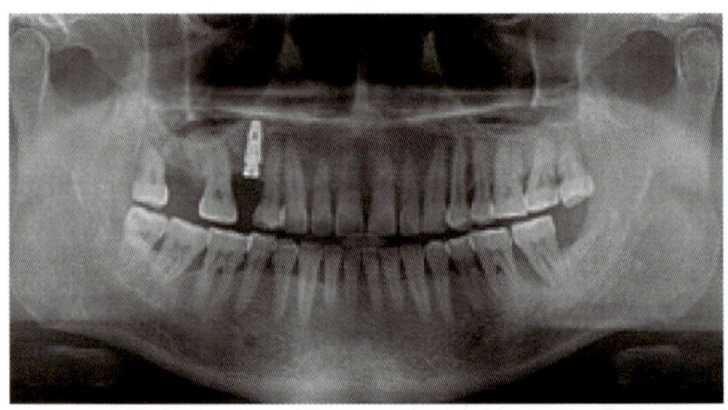

그림 2-7. #15 부위의 자가골 이식과 임플란트 고정체 식립.

치료계획으로 #15와 #17 발치 후 임플란트 치료를 하기로 하였고, 전반적으로 치주상태가 좋지 않아 치주치료의 필요성을 설명하였으며, 하악 좌측 제2대구치(#37)는 재평가하기로 하였고, 충치가 있는 상악 좌측 대구치는 환자가 나중에 치료받기를 원하였다.

병력에서 흉통(chest pain)으로 스텐트 시술을 받았고, 혈압약을 복용 중이었으며, 항응고제(anticoagulant)로 클로피도그렐을 복용하고 있었다. 담당의사에게 의뢰한 결과 항응고제는 지속적으로 복용하는 것이 좋겠다고 하여 수술 후 지혈을 철저하게 하였다. #15, 17 발치 전 세파드록실과 이부프로펜을 3일간 처방하였고, 수술 후 동일한 약제를 3일 처방하였다. 귀가 전 지혈을 확인하였다. #15 부위에 자가골 이식과 함께 임플란트 고정체를 식립하였다(그림 2-7). 수술 전, 후 처방은 전과 같이 하였다. #37 발치와 치주소파술을 시행하였고, #17 부위에 골이식(Osteosparx 0.2cc, Osteon 0.2cc)과 함께 임플란트 고정체를 식립하였다. 4개월 후 #15의 2차 수술을 하였으며(그림 2-8), #15의 임플란트 보철치료를 하였다(그림 2-9).

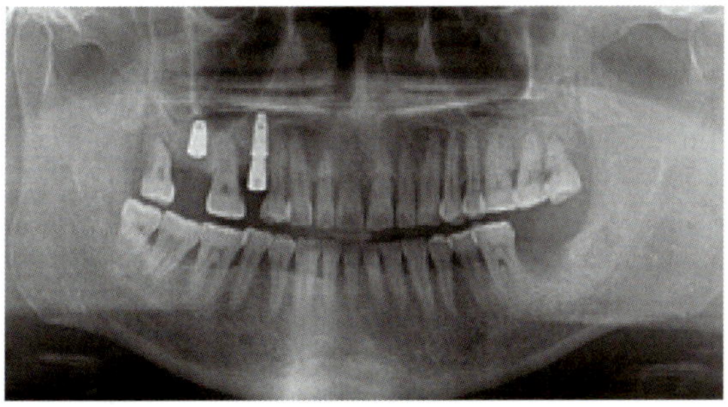

그림 2-8. #17 부위의 임플란트 고정체 식립과 #15의 2차 수술 시행.

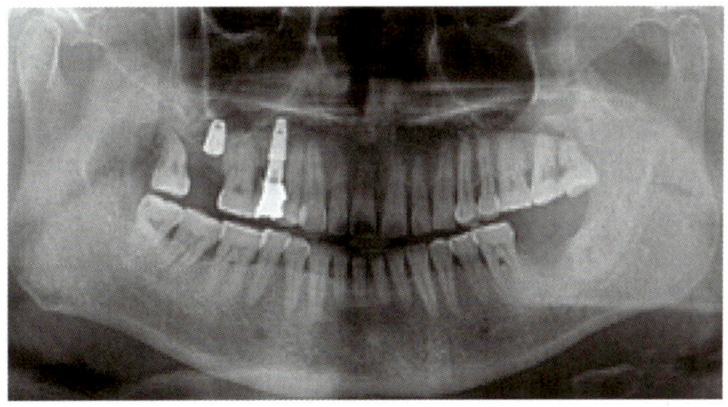

그림 2-9. 고정체 식립 4개월 후 #15의 임플란트 보철치료 시행.

이 증례는 약 6개월 전 흉통으로 스텐트 시술을 받았으며, 담당의사에게 의뢰하여 복용 중이던 항응고제를 중단하지 않았고, 수술 시 손상을 최소로 하며 견고한 봉합과 귀가 전 지혈 상태 확인 등 처치를 신중히 하여 임플란트 치료를 성공적으로 마칠 수 있었다.

증례 2-4 77세 남성, 하악 좌측 대구치의 동요와 통증

하악 대구치의 불편함과 상악 대구치가 시려서 내원하였다(그림 2-10). 치료계획으로 하악 좌측 브리지 절단, 제2소구치(#35) 발치, 하악 좌측 제2대구치(#37)를 발치하기로 하였다. 결손된 상악 좌우측 제1, 2대구치(#16, 17, 26, 27) 부위에 임플란트 치료와 하악 좌측 제2소구치(#35)와 제2대구치(#37) 부위에 고정체 식립 및 이를 연결하는 임플란트 치료를 설명하였으며, 상악 우측 제2소구치(#15)와 좌측 측절치(#22)는 예후가 좋지 않아 발치 가능성을 설명하였다.

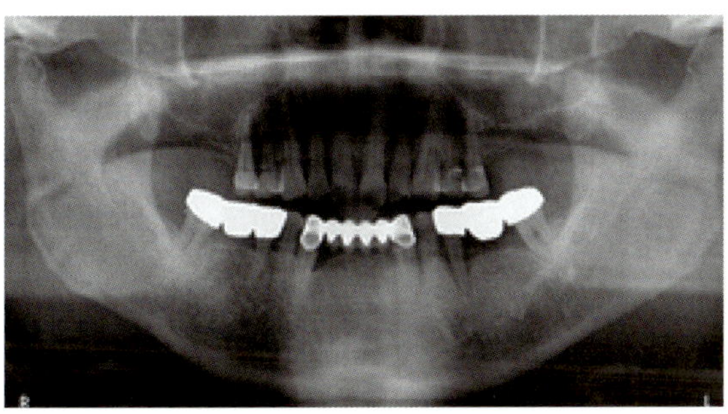

그림 2-10. 초진 시 파노라마 방사선소견.

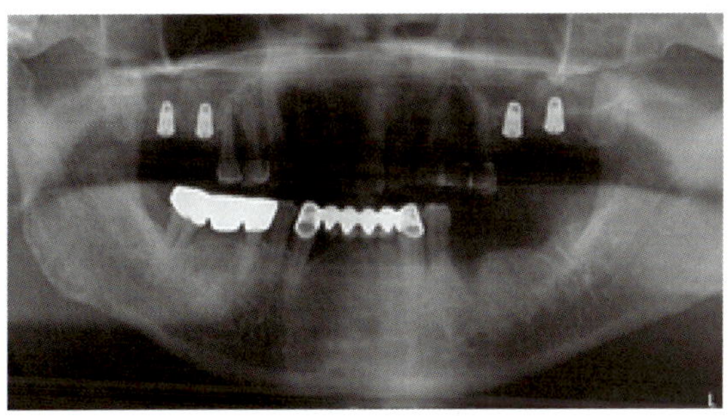

그림 2-11. #16, 17, 26, 27 부위에 고정체 식립.

병력에서 고혈압약과 부정맥약(propafenone, 리트모놈), 항응고제(rivaroxaban, 자렐토정)를 복용하고 있었으며, 당뇨병에 글리메피리드와 메트포르민을 복용 중이었다. 담당의사에게 의뢰한 결과 혈압과 혈당은 조절되고 있으며, 항응고제는 5일간 중단하고, 수술 전 항생제를 투여하였으며, 스트레스를 줄여 치료를 진행하기로 하였다. 수술 전 린코마이신과 케토롤락을 근주하고, #35, 37의 발치와 #16, 17, 26, 27 부위에 골이식(Osteon 0.4cc, Dynagraft 0.9cc)과 함께 임플란트 고정체를 식립하였다(그림 2-11).

수술 후 세파클러를 10일간, 아세트아미노펜을 3일간 처방하였다. 수술 당일 지속적인 출혈로 환자가 재내원하여 추가로 봉합을 시행하였다. 다음 날도 출혈이 계속되어 새벽에 인근 치과의원과 대학병원에 가서 치료를 받았으나, 본원에 왔을 때는 지혈된 상태였다. 4개월 후 같은 처치 후 #35, 37 부위에 골이식과 함께 임플란트 고정체를 식립하였다(그림 2-12).

고정체 식립 약 4개월 경과 후 #35, 37 부위에 2차 수술을 진행하였다. 역시 같은 처방으로 3일간 투여하였으며, 같은 부위에 임플란트 보철치료를 완료하였다(그림 2-13). 약 7개월 경과 후 #16, 17, 26, 27 부위에 같은 방법으로 2차 수술을 시행하였다.

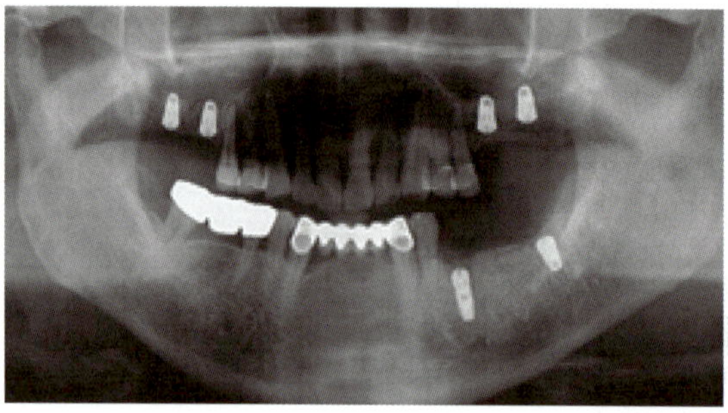

그림 2-12. #35, 37 부위에 고정체 식립.

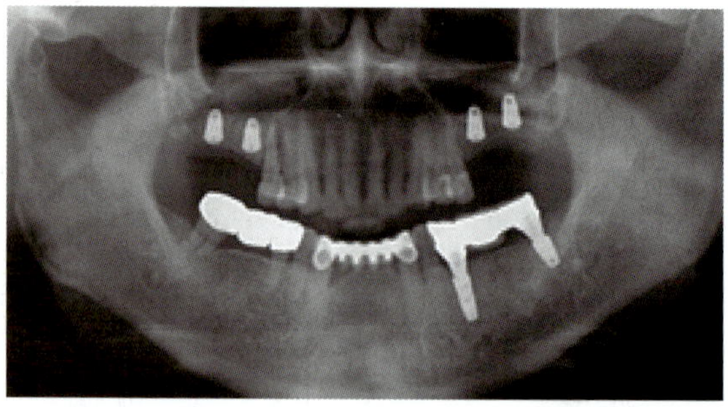

그림 2-13. #35, 37의 보철치료 완료.

이 증례는 부정맥과 당뇨병으로 치료를 받고 있었고, 항응고제를 중단하고 치료하였으나 지속적 출혈로 고생하였으며, 그 원인으로 장기간의 항응고제 치료를 생각할 수 있으나, 전신질환이 있는 환자의 치료 시에 전반적인 주의가 중요하다. 특히 당뇨병을 앓는 환자가 혈병이 형성되지 않고 지속해서 출혈 시 감염의 우려가 높으므로 더욱 주의가 필요하다.

증례 2-5 63세 남성, 임플란트 상담을 위해 내원

초진 소견에서 전반적 중증 치주질환과 치근단농양이 있었다. 치료계획으로 #33, 43을 제외한 모두를 발치하고 임플란트 치료를 하기로 하였다(그림 2-14A).

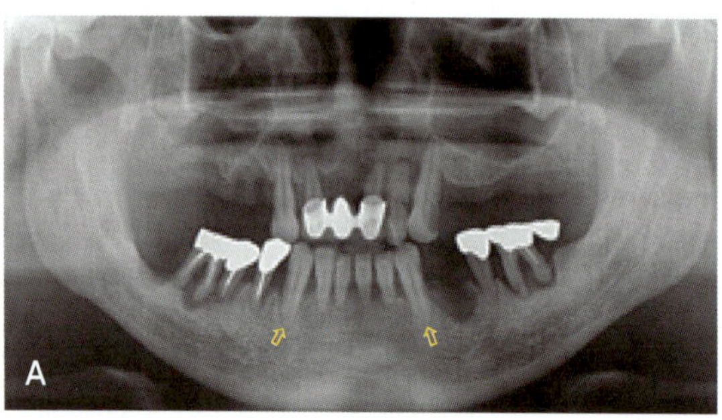

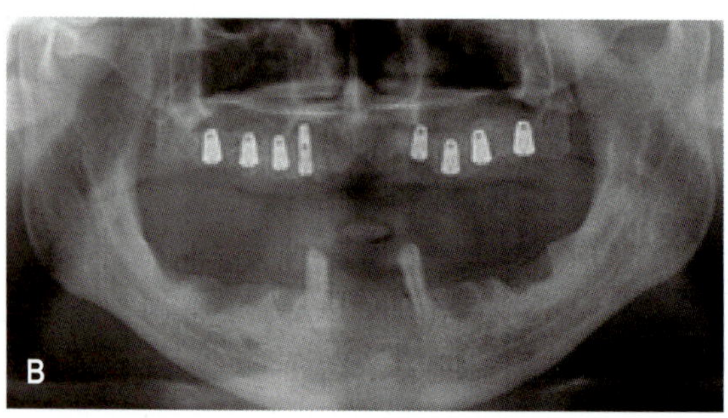

그림 2-14. 초진 시 구강상태(A)와 #33, 43을 제외한 잔존 치아를 발치하고 상악에 임플란트 고정체 식립(B).

병력에서 고혈압, 협심증(angina pectoris), 당뇨병이 있어 암로디핀과 올메살탄 등 다수의 약제를 복용 중이었다. 담당의사에게 의뢰하여 약제를 중단하지 않고 최소한의 스트레스와 지혈에 유의하여 치료하기로 하였다.

상악 우측 #11, 13-16, 좌측 #23-26, 하악 좌측 #33-36, 우측 #43-46 부위에 임플란트 치료를 계획하고, 상악에 상악동거상술(Sure Fuse와 Ossteoss을 이용 골이식)과 함께 8개의 임플란트 고정체를 식립하였다(그림 2-14B). 수술 전 2일간과 수술 후 10일간 세파드록실을 처방하고 수술 후 아세트아미노펜을 3일간 처방하였으며, 린코마이신, 케토롤락을 근육주사 하였다. 특히 수술 전 디아제팜을 투여하였다.

이어서 상악 #11 부위와 하악 전체에 골이식과 함께 고정체를 식립하였다(그림 2-15A). 수술 전, 후 처치는 전과 같이 하였다. 왼쪽 아랫입술에 감각 둔감이 있었으나, 2주 후에 좋아졌다.

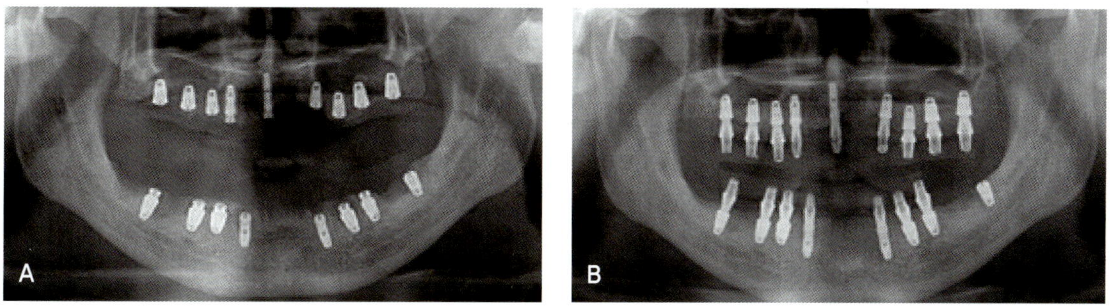

그림 2-15. 상악 #11 부위와 하악골에 8개의 고정체를 식립(A)하고, 전체 고정체에 2차 수술을 시행하였으며, #37 고정체는 탈락하여 재식립(B).

상악은 6개월 경과 후, 하악은 4개월 경과 후 #37을 제외한 모든 고정체에 2차 수술을 시행하였다. #37 고정체는 2차 수술 중 탈락하여 당일 골이식(Dynagraft, Osteon, 자가골)과 함께 좀 더 큰 고정체를 재식립하였다(그림 2-15B). 3개월 후 #37 고정체의 2차 수술을 시행하였고, 그 후 3개월 동안 수차례 조정하며 임플란트 보철치료를 완료하였다(그림 2-16A, B).

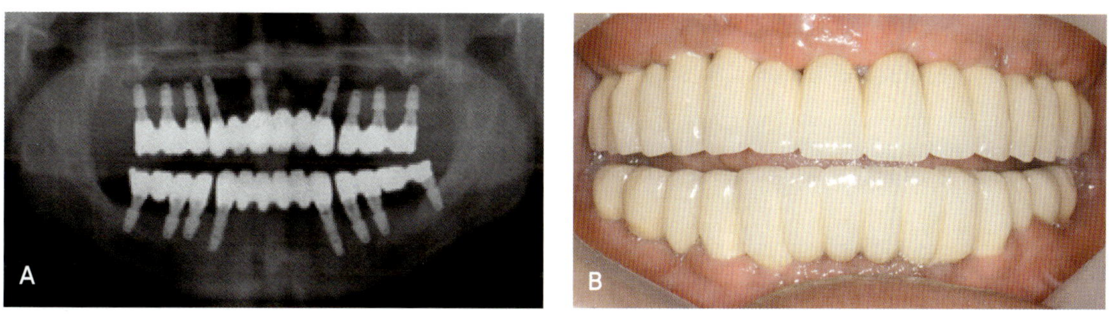

그림 2-16. 임플란트 보철치료 완료 후 방사선소견(A)과 구강소견(B).

이 증례는 협심증, 고혈압, 당뇨병 등으로 수종의 약제를 복용 중이었으나, 수술 전 안정된 상태에서 수술하였고, 수술 후 지혈과 감염에 유의하여 좋은 결과를 얻을 수 있었다.

증례 2-6 75세 남성, 3일 전 시작된 입천장의 고름

초진 소견에서 구개부 중간 부위에 직경 1~1.5cm의 둥근 모양으로 농양이 형성되어 있었고(그림 2-17), 촉진 시 통증은 없었으나 배농되었다. 치아상태는 상악 우측 측절치, 견치(#12, 13), 상악 좌측 측절치(#22)의 발치창에 종창과 발적이 있었고, 상악 우측 제1소구치(#14)와 상악 좌측 견치(#23)는 타진 반응과 동요도 없는 임시 보철물 장착 상태였다. 초진 시 파노라마 방사선소견(그림 2-18A)과 치근단 방사선소견(그림 2-18B, C)에서 정중부에 직경 15mm 정도의 원형 방사선 투과상이 있었다.

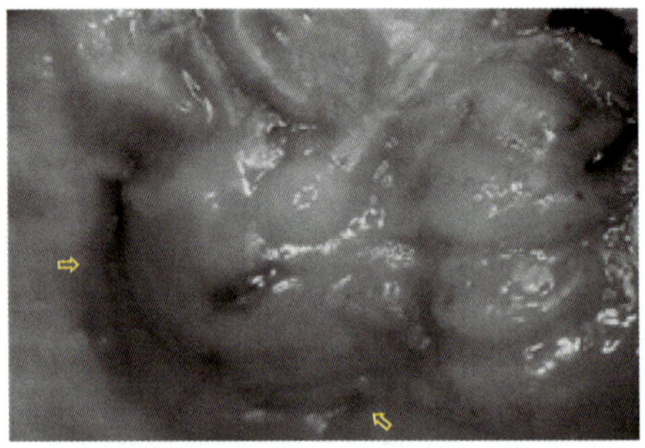

그림 2-17. 초진 시 환자의 임상 소견.

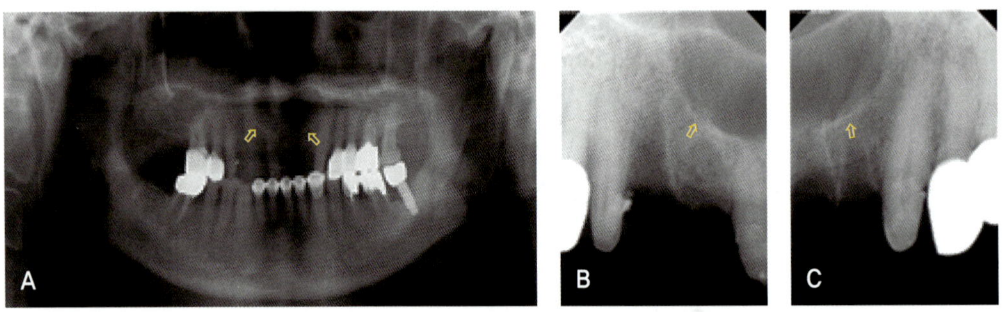

그림 2-18. 초진 시 환자의 파노라마 방사선소견(A)과 치근단 방사선소견(B, C).

병력에서 심장질환에 대해 스텐트 시술을 받고 아스피린과 고혈압 약제를 복용 중이었다. 또한 비뇨기과 질환으로 약제를 복용 중이었다. 담당의사에게 의뢰한 결과 가능하면 아스피린을 포함한 약제를 유지하면서 수술을 고려하고 예방적으로 항생제를 투여하면 좋겠다는 회신이었다.

환자는 과잉치가 포함된 비구개관 낭종(nasopalatine duct cyst)으로 진단하고, CT 촬영을 시행하였다(그림 2-19).

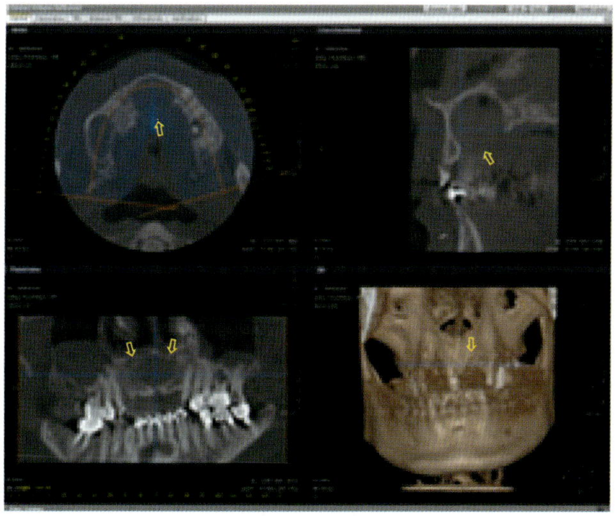

그림 2-19. 상악 전치부에 경계가 형성된 방사선투과성 병소 소견.

초진 당일 절개 및 배농을 시행하였고, 아목시실린과 록소프로펜을 7일 처방하였다. 그 후 4개월 동안 계속 처치하였으며, 예방적으로 상기의 약제를 3일간 투여하고 낭종적출술을 시행하였다(그림 2-20). 그 후 정기적 치료를 위해 내원하였으며, 2개월 동안 지혈이 잘 안 되어 구개부 장치를 제작하여 압박하였다.

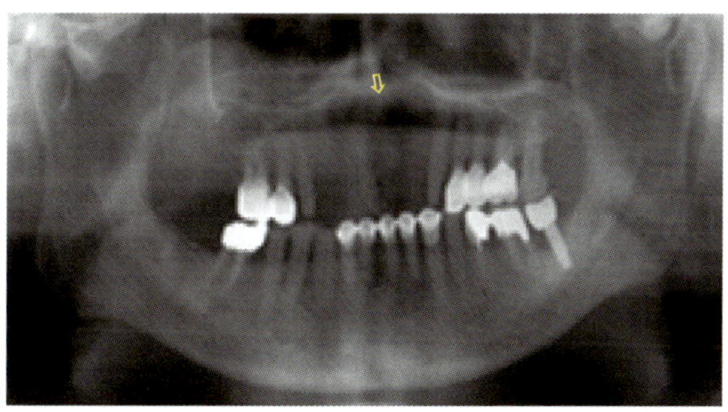

그림 2-20. 수술 직후 파노라마 방사선소견.

이 증례는 심장질환에 스텐트 수술을 받은 환자로서 담당의사에게 의뢰하여 아스피린 등 약제를 계속 복용하면서 수술을 진행하여 지혈에 문제가 있었지만 잘 마무리할 수 있었다.

6) 전문의 의견

부정맥 병력이 있는 환자는 어떤 종류의 부정맥이며 어떤 약을 복용하고 있는지 담당의사에게 확인한다. 특히 맥박이 느려져 실신할 가능성은 없는지 알아둔다. 부정맥은 심장질환으로 심장판막증, 허혈성 심질환에서 나타나지만, 그 밖에 갑상선질환이나 당뇨병 등의 전신질환에서도 생긴다. 부정맥 환자의 치과 치료를 위해서는 응급처치에 대한 정보도 알아둔다.

인공판막치환술(prostheticl valve replacement) 후 환자는 혈전 방지를 위해 항응고제(와파린)를 사용하고 있으며, 치료 정도와 기간에 따라 복용 중지 여부를 문의한다.

최근 심근경색 환자가 증가하면서 스텐트 시술을 받고 회복한 환자가 매우 많으며 대부분 한 종류 이상의 항혈소판제를 복용하고 있다. 담당의사에게 문의하여 약제 중단 가능성 여부의 확인이 필요하다. 담당의사에게 의뢰할 때 수술 정도, 소요 시간, 대량 출혈 가능성 등을 알려주면 약제 중단과 재투여 시작에 대한 의견을 들을 수 있을 것이다.

참고문헌

1. 대한치과마취과학회 역: 치과진료실에서의 응급처치 6판. 대한나래출판사, 2009.(Malamed SF: Medical Emergency in the Dental Office. Mosby, New York, 2007.)
2. 대한구강악안면외과학회 편찬: 구강악안면외과학 교과서 3판. 의치학사, 2013.
3. 김영설(역): 내과의 불편한 진실. 군자출판사, 2014.
4. 정진우, 등: 전신질환 환자의 치과치료 8판. 대한나래출판사, 2015.(Little JW, Falace DA, Miller CS, Rhodus NL: Dental Management of the Medically Compromised Patient. Elsevier, 2013.)
5. 高北義彦, 大曾根洋: 全身疾患を有する患者の対処法. 日本歯科評論社, 1996.
6. 永原國央, 等: 歯科インプラント治療のリスク度チェクとその對応. クインテッセンス, 2012.
7. Niwa H, Sato Y, Matsuura H: Safety dental treatment in patients with previously diagnosed acute myocardial infarction or unstable angina pectoris. Oral Surg Oral Med Oral Pathol Oral Radiol Endod 89:35-41, 2000.
8. Moy PK, et al: Dental implant failure rates and associated risk factors. Int J Oral Maxillofac Implants 20:569-577, 2005.
9. Scully C, Hobkirk J, Ddios P: Dental endosseous implants in the medically compromised patient. J Oral Rehabilitation 34:590-599, 2007.
10. Bornstein MM, Cionca N, Mombelli A: Systemic conditions and treatments as risks for implant therapy. Int J Oral Maxillofac Implants 24(supple):13-27, 2009.

2 고혈압과 치과 치료

1) 질환의 특성

고혈압은 혈관벽의 동맥경화 변화로 전신의 말초혈관 저항이 증가하고, 혈관 안을 흐르는 혈액량의 증가로 혈관을 압박하는 압력이 높아진 병이다. 즉 혈압은 심박출량×말초혈관 저항으로 나타낸다. 심박출량은 혈관 안을 흐르는 혈액의 총량과 맥박 수에 의해 결정되고, 말초혈관 저항은 혈관 전체의 용적으로 생각할 수 있다.

한국에 약 1,000만 명의 고혈압 환자가 있을 것으로 추정된다. 그중 90% 이상은 본태성 고혈압(essential hypertension)이고, 유전과 생활환경의 관여로 발병하며, 40세 이상의 성인에서 많다. 나머지 10% 정도는 신장 장애나 내분비 이상에 의해 혈압이 높아진 2차성 고혈압(secondary hypertension)이며, 더욱 젊은 연령층에서 발견된다.

본태성 고혈압의 원인으로, ① 레닌-안지오텐신(renin-angiotensin)계의 활성화, ② 교감신경계의 활성화, ③ 신장에서 나트륨 대사이상(염분 과잉 섭취), ④ 비만과 인슐린저항성의 관여가 알려졌다.

2) 담당의사에게 진료 의뢰와 치료 내용 확인

담당의사에게 환자 상태를 조회할 때 고혈압에 동반된 장기 장애 유무를 알기 위한 최근 검사 결과를 문의한다. 또 수술 시행의 적합성과 주의점에 대한 조언을 구한다.

혈압강하제(hypotensive agents)는 종류에 따라 다른 특징이 있다. 또한 혈압강하제 이외에 이뇨제나 다른 약제를 투여하고 있으면 혈압 조절이 어려운 상태이거나 고혈압에 의한 합병증이 동반되어 있을 가능성이 있으므로 담당의사에게 상태를 조회한다.

(1) 칼슘길항제(Calcium antagonist)

세포막의 칼슘 채널 차단으로 미세동맥을 확장시켜 말초혈관 저항 저하에 의한 혈압강하작용을 나타낸다. 과거 1세대 칼슘길항제로 디히드로피리딘계(니페디핀), 벤디조아제핀계(딜티아젬), 페닐킬아민계(베라파밀) 등이 많이 사용되었으나, 심혈관질환 합병증 예방 효과가 작아 최근에는 혈압강하 지속시간이 길고 부작용이 적은 2세대 칼슘길항제 디히드로피리딘계(암로디핀)을 흔히 사용한다.

(2) 안지오텐신 전환효소 억제제[Angiotensin converting enzyme(ACE) inhibitor]

ACE 억제제는 ACE 효소 활성을 나타내는 아연 이온과 복합체를 만들어 효소를 저해한다. 그 결과 혈관을 수축시켜 혈압을 올리는 안지오텐신 Ⅱ(angiotensin Ⅱ; A Ⅱ) 생산을 억제하고, 브라디키닌 분해

억제로 A Ⅱ 작용을 저해한다. 또 브라디키닌 증가나 내피의존성 혈관확장물질인 일산화질소 생산을 높여 혈관을 확장시킨다. 또 수분과 나트륨 이뇨작용을 통해 혈압강하작용을 나타낸다.

(3) 안지오텐신 Ⅱ 수용체 차단제(Angiotensin Ⅱ receptor blocker; ARB)

안지오텐신 수용체(AT Ⅰ)의 선택적 차단으로 A Ⅱ 작용을 억제하여 혈압강하작용을 나타낸다. ARB는 ACE 억제제보다 효과가 좋고, 부작용이 적다. AT Ⅰ 수용체를 통한 작용은 ARB에 의해 저해되나, AT Ⅱ 수용체를 통한 작용은 영향을 받지 않는다. AT Ⅱ 수용체를 통한 신호는 혈관 확장, 세포 증식 억제, 인슐린저항성 개선 등이며, AT Ⅰ 수용체와 반대 작용이다.

(4) 이뇨제(Diuretic)

티아자이드계 이뇨제, 루프(고리) 이뇨제 및 칼륨유지성 이뇨제가 있다. 티아자이드계 이뇨제는 원위 세뇨관에서 Na/Cl 공수송체를 저해하여 나트륨과 수분 이뇨작용을 나타낸다. 루프 이뇨제는 근위 세뇨관에서 세뇨관으로 분비되어 Henle 고리(Henle's loop: 콩팥세관고리라고도 한다) 상행각의 관강 쪽에서 Na/K-CI 재흡수를 저해하여 나트륨, 칼륨, 염소 재흡수를 저해하여 나트륨과 수분 이뇨작용을 나타낸다. 칼륨유지성 이뇨제는 원위 세뇨관의 알도스테론 비의존성 부위와 피질부 집합관의 알도스테론 의존성 부위에 작용한다.

이뇨제는 나트륨과 수분 이뇨작용을 통해 순환혈장량을 감소시키고, 세포외액, 체내 나트륨량 감소에 의한 심박출량 저하와 내인성 디지탈리스 유사물질 생산 감소에 의한 말초혈관 저항 저하로 혈압강하작용을 나타낸다.

(5) 교감신경 차단제(Sympatholytic drugs)

α 차단제는 혈관 확장에 의한 말초혈관 저항 저하로 혈압강하작용을 나타낸다. β 차단제는 약리작용에 따라 세분된다. β1 수용체 차단은 심박 수 및 심장박출량을 감소시키며, 신장에 작용하여 레닌 분비를 억제하는 RA계 억제로 혈압강하작용을 나타낸다.

3) 환자 상태 평가

초진 시 문진에서 고혈압 병력이 있으면 치료를 받고 있는지, 복용하는 약제와 현재의 혈압 정도를 묻는다. 혈압이 잘 조절되어 정상 범위(수축기 130mmHg 미만, 확장기 85mmHg 미만)이면 "위험 없음"으로 판단한다.

그러나 제대로 치료하지 않아 혈압이 높거나 합병증이 있으면 "고위험"으로 판단한다. 치료하여 정상보다 약간 혈압을 유지하고 있으면 "중등도 위험"으로 판단한다. 고혈압 병력이 없다고 대답해도 반드시 혈압을 측정한다. 중년 이상, 특히 비만이 있으면 본인은 몰라도 고혈압이 있을 가능성이 있다.

02

4) 치료계획

(1) 치과 치료의 가능성

고혈압뿐이면 가능하지만 그림 2-21과 같은 위험도를 점검하여 평가한다. 고혈압은 대부분 만성적 경과를 취하며, 제대로 관리하지 않는 환자가 많아 합병증을 동반하고 있으므로 이에 대한 위험도를 평가한다.

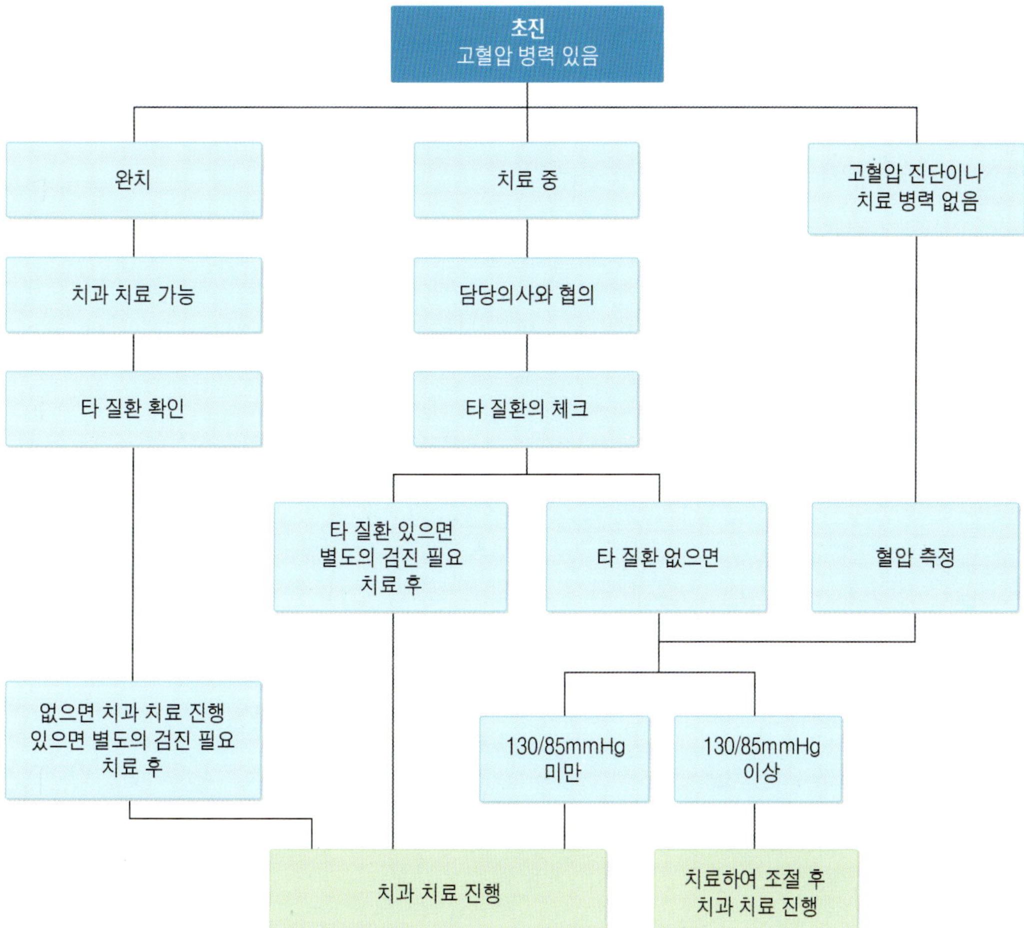

그림 2-21. 초진 시 고혈압 환자의 위험도 검사를 위한 순서.

(2) 치과 치료 시 위험도

고혈압만 있어도 "중등도" 위험으로 간주한다. 고혈압 환자는 수술 중에 혈압이 급격히 올라가거나, 수술 중 또는 수술 후에 출혈이 나타나서 위험할 수 있다. 보통 수술 전 수축기 혈압이 170mmHg를 넘으면 수술 중에 수축기 혈압이 200mmHg 이상으로 올라가서 뇌신경 증상이 나타날 수 있으며, 위험도가 "중증"으로 판단되어 혈압 안정 시까지 수술을 연기한다.

고혈압 환자에서 고지혈증이나 당뇨병이 흔히 동반되어 동맥경화성 질환으로 진행한다. 이것을 "대사증후군"이라는 개념으로 설명하며, 그 배경에 내장지방 증가에 의한 비만이 있다. 따라서 고혈압을 단순한 혈압 상승으로만 보는 것이 아니라 심혈관질환의 위험인자로 인식하는 것이 중요하다. 이런 심혈관질환의 발생과 진행에는 한 가지 원인이 관여하는 것이 아니며, 다음과 같은 위험인자가 복합되어 있다.

■ 심혈관질환의 위험인자

① 연령 65세 이상

② 흡연

③ 수축기/확장기 고혈압

④ 지질이상증(HDL-콜레스테롤 저하, LDL-콜레스테롤 증가, 중성 지방 증가)

⑤ 비만(체질량지수 25 이상, 특히 복부 비만)

⑥ 심혈관질환 가족력

⑦ 당뇨병

고혈압 환자에서 이런 위험인자가 있으면 표 2-10과 같은 뇌, 심장, 신장, 혈관의 장애가 동반되어 있을 가능성이 있다.

표 2-10. 고혈압 관련 인자에 따른 장기별 중증도

심혈관질환 위험	장기 장애/심혈관질환	
• 고령(65세 이상) • 흡연 • 수축기 혈압, 확장기 혈압 • 지질대사 이상 • 저 HDL 콜레스테롤혈증(< 40mg/dL) • 고 LDL 콜레스테롤혈증(≥ 140mg/dL) • 고 트리글리세리드혈증(≥ 150mg/dL) • 비만(BMI ≥ 25, 특히 복부 비만) • 대사증후군 • 50세 미만에 발병한 심혈관질환 가족력	뇌	뇌출혈, 뇌경색 무증후성 뇌혈관 장애 일과성 뇌허혈 발작(transient ischemic attacks)
	심장	좌심실 비대(심전도, 심 초음파) 협심증, 심근경색 관상동맥재건술(coronary artery reconstruction) 심부전(heart failure)
	신장	단백뇨(proteinuria)(미량 알부민뇨) eGFR(estimated Glomerular Filtration Rate: 신장 기능 측정) 저하(< 60mL/분/1.73m^2) 만성 신장병(chronic renal insufficiency) 확진된 신질환(당뇨병성 신질환 및 신부전 등)
• 당뇨병 • 공복 혈당 ≥ 126mg/dL • 식후 2시간 혈당 ≥ 200mg/dL	혈관	동맥경화성 플라크(arteriosclerosis plaque) 경동맥 내중막 비후 > 1.0mm 대혈관질환 폐색성 동맥질환[발목상완지수(ankle-brachial index) 저하 ABI < 0.9]
	안저	고혈압성 망막증(hypertensive retinopathy)

따라서 이런 위험요소와 고혈압 중증도를 종합하여 위험도를 평가한다. 표 2-11의 중증 고혈압 및 위험도 2군에서 중등도 이상의 고혈압, 위험도 3군의 증례는 위험성이 높다.

표 2-11. 고혈압 중증도에 따른 심뇌혈관의 위험도

혈압 분류 / 위험도	정상 혈압 (정상) 130~139 / 85~89mmHg	Ⅰ도 고혈압 (경도) 140~159 / 90~99mmHg	Ⅱ도 고혈압 (중등도) 160~179 / 100~109mmHg	Ⅲ도 고혈압 (중증) > 180 / > 100mmHg
위험 제1군(위험인자가 없다)	더 이상의 위험성 없음	위험성 낮음	중등도의 위험	고위험
위험 제2군(당뇨병 이외의 1~2개의 위험인자, 대사증후군이 있다)	중등도의 위험	중등도의 위험	고위험	고위험
위험 제3군(당뇨병, 만성 신장병, 장기 장애/심혈관질환, 3개 이상의 위험인자가 모두 있다)	고위험	고위험	고위험	고위험

고혈압에 의한 장기 장애가 있으면, 장애 정도를 파악할 필요가 있다. WHO의 고혈압 장기 장애 분류(표 2-12)의 Stage 3에 속하면 수술 중 급성 발작을 일으킬 가능성이 있다.

표 2-12. 고혈압에 의한 장기 장애 분류

Stage 1	Stage 2	Stage 3
장기 장애 없음	다음과 같은 장기 장애 증상 • 좌심실 비대(방사선, 심전도, 심 초음파) • 안저의 동맥경화 소견 단백뇨, 경도의 혈청 creatinine 증가(1.2~2.0mg/dL) • 동맥경화 소견(초음파, 방사선소견 등, 경동맥, 대동맥, 대퇴동맥 등)	다음의 장기 장애 있음 • 심장: 협심증, 심근경색, 심부전 • 뇌: 일과성 뇌허혈 발작, 뇌혈관 장애, 고혈압성 뇌증 • 안저: 안저 출혈, 유두 부종 • 신 장애: 혈청 creatinine 2.0mg/dL 이상, 신부전 혈관 박리성 대동맥류, 증후성 말초혈관질환

(3) 수술 중 주의점

수술 전에 혈압이 정상이었어도 수술 중에 수축기 혈압 170mmHg 이상이 되어 내려가지 않으면 수술을 중지한다. 수술 중 혈압 상승이 예측되면 담당의사에게 의뢰하여 진정법을 병용하거나 마취의에게 전신관리를 의뢰한다.

5) 증례 연구

증례 2-7 55세 남성, 5년 전 치료한 임플란트의 불편감

임플란트 치료 상담을 위해 내원하였다. 환자는 "오른쪽 위 임플란트가 어제부터 음식물을 씹으면 불편하고 흔들리는 것 같아요. 임플란트 치료받은 지 5년 되었어요. 왼쪽의 임플란트는 흔들려서 뺐어요"라고 하였다. 다른 병원에서 치료한 상악 우측 제2대구치(#17) 부위와 상악 좌측 제2소구치(#25) 부위의 임플란트 고정체 주위에 방사선투과성 소견이 있었다. 상악 좌측 대구치 부위는 치조골량 부족으로 임플란트 고정체의 안정성이 없어 제거한 것으로 생각되었다.

병력에서 고혈압을 치료하고 있었으며, 아스피린 100mg을 병용하고 있었다. 내원 시 혈압이 150/100mmHg이었다. 담당의사에게 의뢰한 소견서에 "평소 혈압 152/100mmHg이며 수술에 견딜 것으로 사료됨. 수술 5일 전부터 아스피린 중단 후 수술 가능하며, 수술 후 지혈을 확인하고 아스피린을 재복용하도록 안내 부탁드림"이라는 회신을 받았다.

구강소견에서 상악 제1, 2대구치(#16, 17) 부위의 임플란트 주위에 치은 발적과 약간의 압통이 있었으며, 상악 좌측 제2소구치(#25) 부위의 임플란트는 동요도(++)가 있었다(그림 2-22).

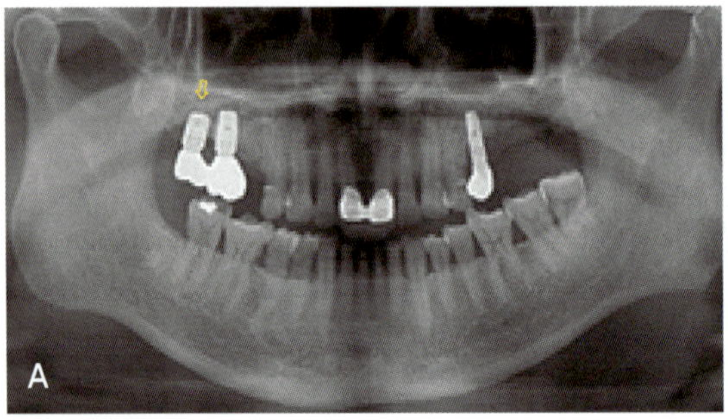

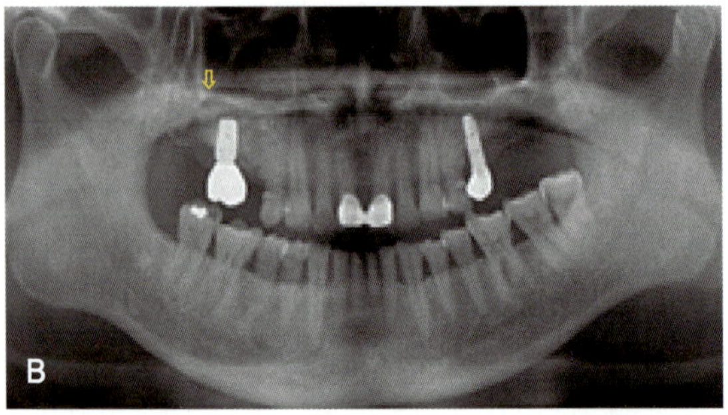

그림 2-22. 초진 시 파노라마 방사선소견으로 #17 부위 고정체 주위의 골 흡수상(A)과 재내원 시 #17 부위의 임플란트 고정체가 빠져 있었다(B).

치료계획으로 #15는 쓸 수 있을 때까지 더 사용하고, #16, 17 부위와 #25를 제거한 부위, 그리고 #26, 27 부위에 임플란트 고정체를 식립하기로 하였다.

수술 5일 전부터 아스피린을 중단하고 구강 내 상태를 재평가한 후(그림 2-22B), #25를 제거하고 #25-27 부위에 임플란트 고정체를 식립하였다(그림 2-23A). 수술 후 지혈을 확인하고 귀가시켰다. 수술 전 항생제 세파클러, 디아제팜, 아세트아미노펜을 투여하였고, 수술 후 린코마이신과 케토롤락을 근주하였다.

다음 달 다시 아스피린을 4일간 중단하고, #15 부위에 임플란트 고정체를 식립하였다(그림 2-23B). 술 전, 술 후 처치 및 투약은 이전과 동일하게 하였다.

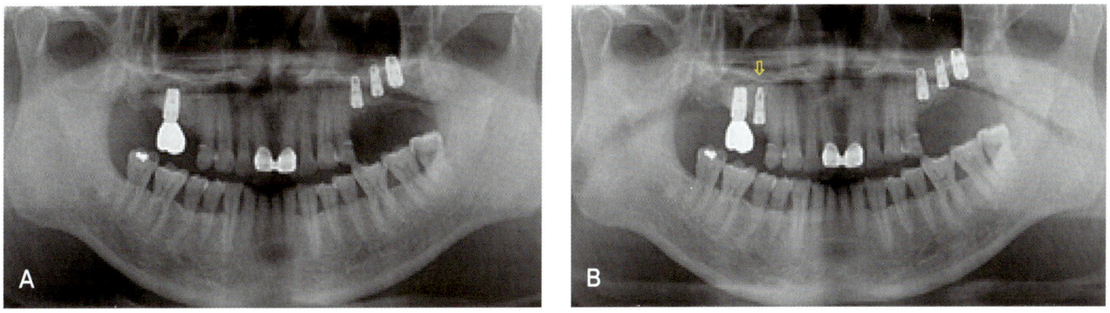

그림 2-23. #25를 제거하고, #25-27 부위(A)와 #15 부위(B)에 임플란트 고정체를 식립하였다.

이 증례는 아스피린과 고혈압 약제를 복용 중인 환자로 아스피린 중단 후 수술 전 디아제팜을 투여하여 안정시킨 후 임플란트 수술을 시행하였으며, 합병증 없이 치료되었다.

증례 2-8 55세 여성, 임플란트 4년 후 대구치 통증

만성 중증 치주염으로 1년 4개월 전 임플란트 치료를 시행하였으며(그림 2-24A, B), 상악 우측 제2대구치(#17) 통증으로 내원하였다(그림 2-24C). 4년 전 치료한 임플란트는 잘 유지되어 있었다.

병력에서 아스피린을 포함하여 고혈압 약제를 복용하고 있었다. 담당의사에게 의뢰한 소견서에 "아스피린을 끊지 말고 압박하여 지혈해 주기 바람"이라는 회신이었다.

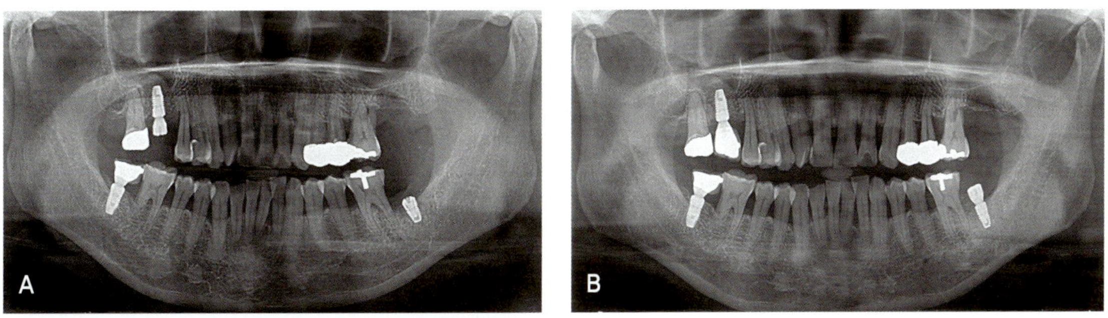

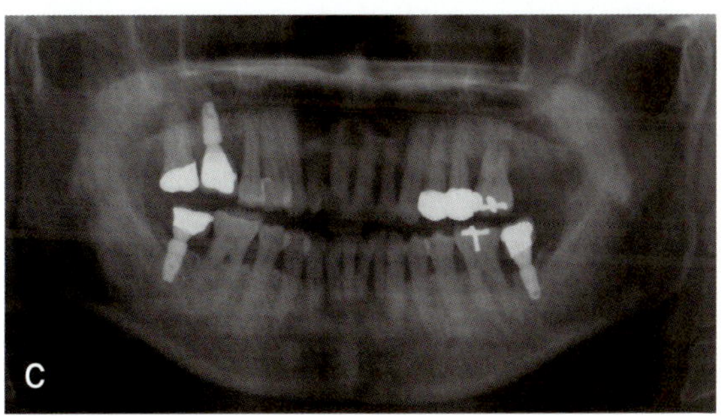

그림 2-24. A, B, 치조골 흡수 상태는 심하나 기존 임플란트 유지 상태. C, #17의 치근 주위 치근막 비후 소견.

통증을 호소한 #17은 회복이 어려워 쓸 수 있을 때까지 쓰도록 하였으며, 골흡수가 심하고 동요도(+++)가 있는 상악 좌측 제1대구치(#26)를 뽑고, 상악 좌측 제2대구치(#27) 부위를 포함한 임플란트 치료를 계획하였다. #26을 발치하고(그림 2-25A), 2개월 반이 지난 후 #26, 27 부위에 임플란트 고정체를 식립하였다(그림 2-25B). 담당의사와 상담하였던 것처럼 지혈을 위하여 봉합을 단단히 하고, 거즈를 굳게 물려주었다. 술 전 3일간 세파클러, 알마겔을 투여하고, 술 후 7일간 동일 약제를 투여하였으며, 린코마이신과 케토롤락을 근주하였다.

#26, 27 부위의 고정체 식립 약 5개월 반 경과 후 2차 수술을 시행하였다(그림 2-26). 현재 치료 중인 환자로 약 2주 후 보철치료를 시작할 예정이다.

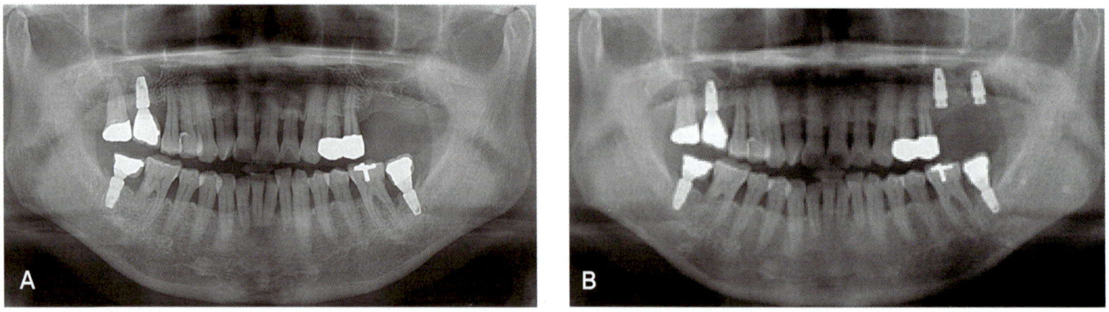

그림 2-25. #26을 발치하고(A), 2개월 반 지난 후 #26, 27 부위에 임플란트 고정체를 식립하였다(B).

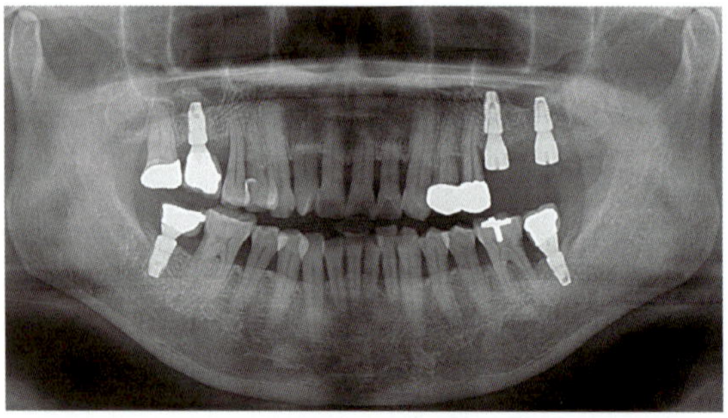

그림 2-26. #26, 27 부위의 고정체에 2차 수술 시행.

이 증례는 아스피린 복용 중인 고혈압 환자로 담당의사와 상의하여 아스피린을 중단하지 않고 지혈이 잘 될 수 있도록 노력해달라는 회신을 받고 임플란트 수술을 시행하여 좋은 결과를 얻었던 환자이다.

증례 2-9 49세 남성, "치아가 흔들려요"

초진 시 파노라마 방사선소견(그림 2-27)에서 전반적으로 치아상태가 좋지 않았으며, 특히 임상검사에서 하악 우측 중절치(#41), 하악 좌측 측절치(#32) 및 제1소구치(#34)의 동요가 있었다.

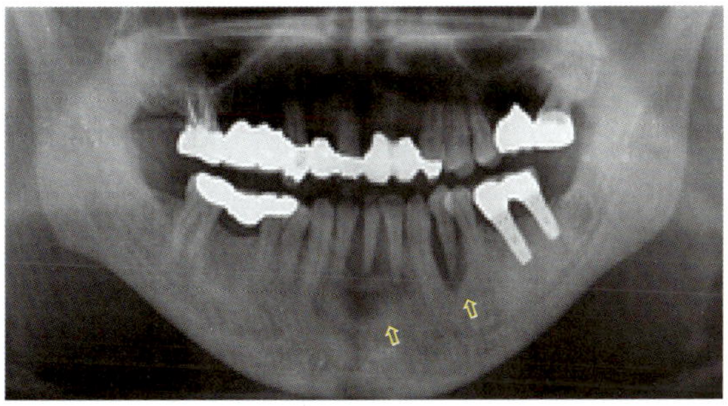

그림 2-27. 초진 시 환자의 파노라마 사진으로 하악 전치부 치근 부위에 광범위한 미만성 방사선투과성 소견이 있다.

병력에 고혈압과 당뇨병이 있었으며, 신장약도 복용 중이었다. 담당의사에게 의뢰하여 복용 중인 아스피린은 수술 5일 전부터 중지하기로 하였다. 당뇨병에는 수술 전 3일간 항생제를 투여하고, 신장질환에는 특별한 처치가 필요하지 않다는 회신이었다.

치료계획으로 동요가 심한 하악 전치부 치아(# 32, 34, 41)는 파노라마 방사선소견에서 심한 골파괴 소견이 있어 컴퓨터 단층촬영(CT)을 하였다. CT 촬영에서 하악 전치부의 치조골능 부위에서부터 하악골 하연 부근까지 골파괴 소견이 있다(그림 2-28).

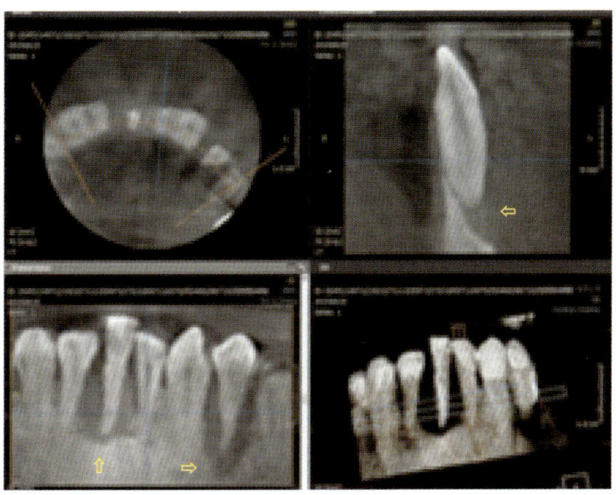

그림 2-28. 측면상에서 #41 부위 순측 치조골이 심한 골파괴 소견(상단 우측)과 정면상에서 #41과 #34 부위 중심의 심한 골파괴 소견(하단).

다음 달 수술을 계획하고, 술 전에 세파드록실, 이부프로펜을 3일간 투여하였다. 아스피린을 5일 전부터 중지를 지시하였으나, 수술 당일 환자는 지시를 잊고 계속 복용한 것을 알았다. 지속적 출혈 등 수술 후 발생할 수 있는 후유증에 대해 환자에게 충분히 설명하고 수술을 진행하였다. #32, 34, 41을 발치하고, 병소가 커서 피부판을 만들었으며, 인접 치조골을 흡수 및 파괴하고 순측으로 팽창된 병소(그림 2-29)를 제거하여 조직검사를 의뢰하였다.

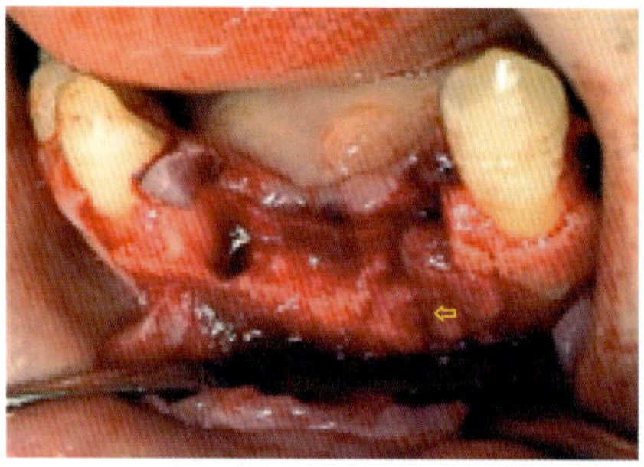

그림 2-29. 순측으로 돌출된 병소.

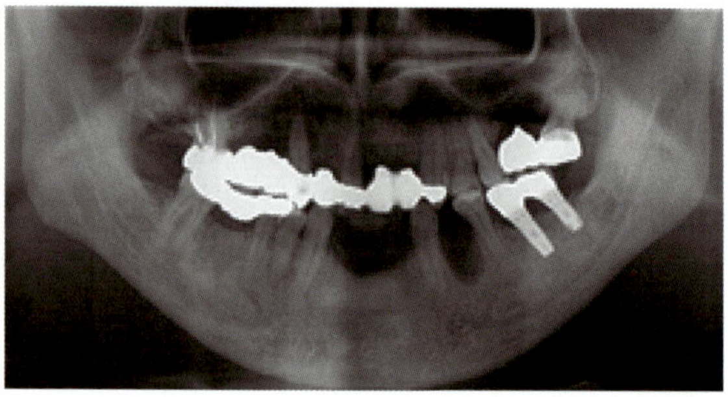

그림 2-30. 발치 후 약 2개월 경과 후 파노라마 소견.

병리소견에서 괴사 소견이 있는 급, 만성 염증으로 확인되었다.

수술 부위의 지혈이 잘 되었고, 후유증 없이 치료되었다(그림 2-30). 2개월 후 #32, 42 부위와 #34 부위에 골이식과 함께 임플란트 고정체를 식립하였다(그림 2-31). 수술 후 린코마이신과 케토롤락을 2일간 주사하였다. 아스피린을 중지하지 않고 수술하였으나 후유증 없이 치료되었다.

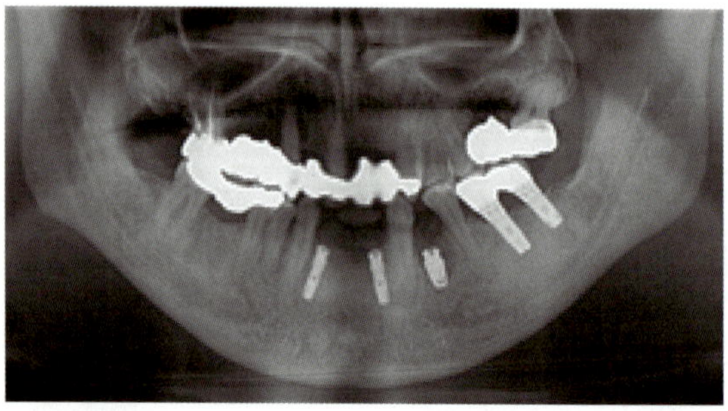

그림 2-31. 발치 약 2개월 경과 후 임플란트 고정체 식립 사진.

3개월 후 #32, 34, 42 부위의 고정체에 2차 수술을 시행하였고(그림 2-32), 수술 전, 후 같은 약제를 투여하였다. 2차 수술 시에도 아스피린 복용 상태였으며, 당일 아침 혈압약 복용에도 혈압 140/90mmHg 이었다. 수술 부위는 순조롭게 치료되었다. 2주 후 임플란트 보철치료를 완료하였다(그림 2-33).

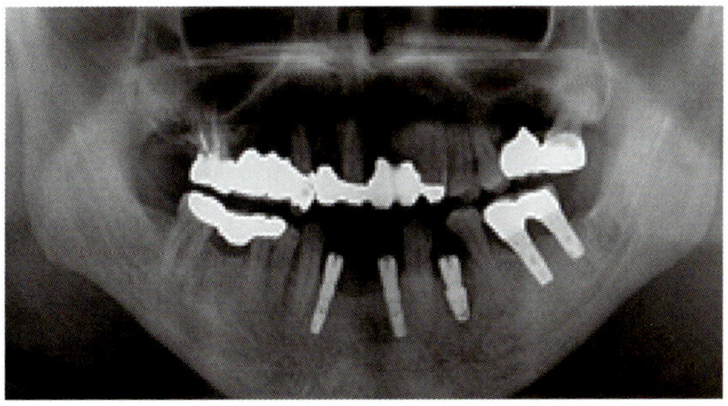

그림 2-32. 고정체 식립 3개월 후 2차 수술.

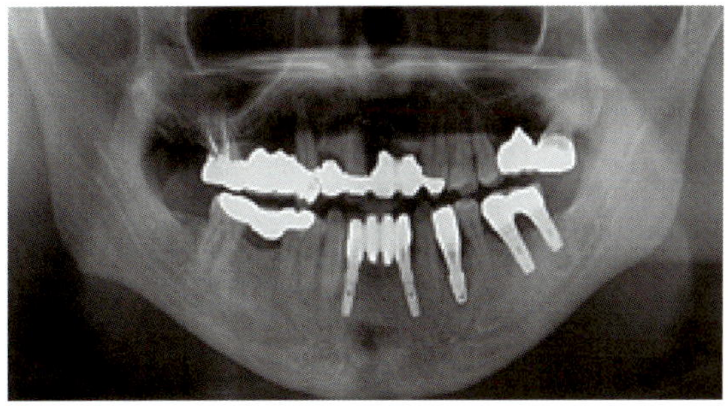

그림 2-33. 임플란트 보철치료 완료.

이 증례는 고혈압과 당뇨병 치료를 받고 있었던 환자로 아스피린 중단을 지시하였으나, 계속 복용하여 수술 전, 후 감염 방지와 합병증을 최소화하도록 노력하여 마무리할 수 있었다.

증례 2-10 54세 남성, "왼쪽 치아가 아파요"

초진 소견에서 아래턱 양측 구치부 치아 결손과 상, 하악 잔존 치아의 중증 치주염 및 잔존 치근, 치근단농양, 상악 좌측 제3대구치(#28)의 매복 경사 등이 있었다(그림 2-34).

치료계획으로 상, 하악 4전치(#11, 12, 21, 22)와 우측 견치(#13, 43)만 남기고, 나머지 치아는 발치하여 임플란트 치료를 하기로 하였다.

병력에서 고혈압이 있었으며, 아스피린은 복용하지 않았다. 당일 혈압 130/95mmHg로 안정되어 있어 바로 치료를 시작하였다. 스케일링 후, 하악 좌측 견치와 제1소구치(#33, 34)를 발치하고, 결손 부위였던 하악 좌측 제2소구치, 제1대구치(#35, 36)와 우측 제2소구치, 제1, 2대구치(#45-47) 부위에 임플란트 고정체를 식립하였다(그림 2-35). 수술 전 세파클러, 디아제팜, 아세트아미노펜을 복용하였으며, 수술 후 린코마이신과 케토톨락을 근육주사 하였다.

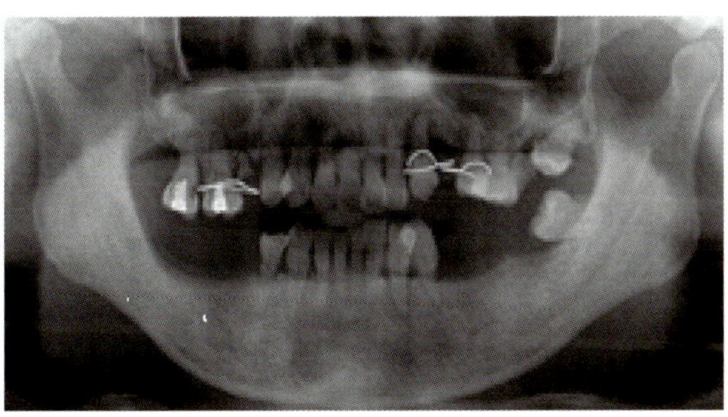

그림 2-34. 초진 시 파노라마 방사선소견.

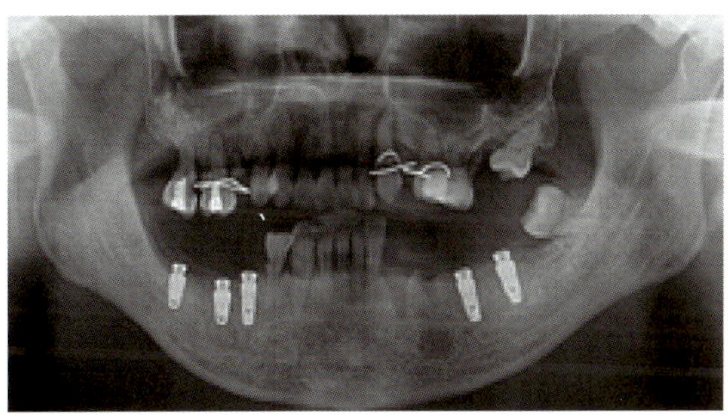

그림 2-35. #33, 34 발치와 하악 좌우측에 5개의 임플란트 고정체 식립.

고정체 식립 약 3개월 후 #35, 36, 45, 46, 47 부위의 2차 수술을 시행하였다(그림 2-36A), 수일 후 #14, 15, 16, 17, 23, 25, 26, 28, 38을 발치하였고, 부분적으로 치조골 돌출 부위의 치조골성형술을 시행하였다.

발치 약 3개월 후 #33, 34 부위에 고정체를 식립하였다. 술 전, 술 후 처치는 이전과 동일하게 하였다. 먼저 #45, 46, 47 부위의 보철치료를 완료하고(그림 2-36B), 이후 #35, 36 부위의 보철치료를 마무리하였다.

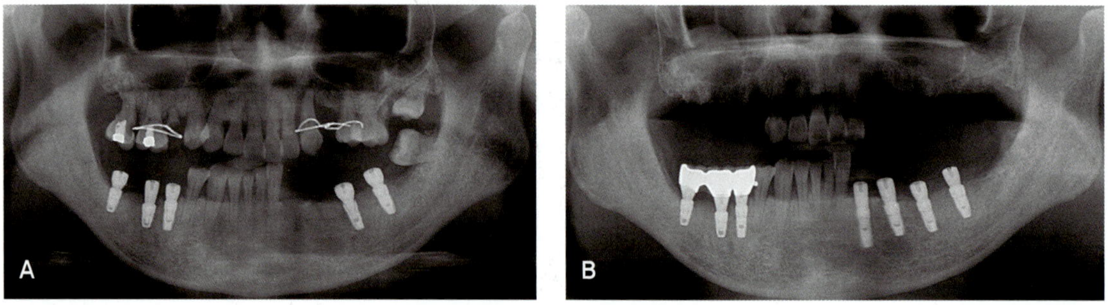

그림 2-36. #35, 36, 45, 46, 47 부위의 2차 수술을 시행하였고(A), 하악 우측 구치부의 보철치료를 완료하였다(B).

이 증례는 고혈압 치료를 받고 있었으나 혈압이 비교적 안정되어 특별한 처치 없이 여러 치아를 발치하고 임플란트 치료를 시행하였으며, 부작용 없이 치료하였다. 고혈압 치료를 하고 있어도 혈압이 유지되고 있으면 환자를 안정시키고, 스트레스를 주지 않도록 주의하면서 통상적 치료 진행이 가능하다고 생각한다.

6) 전문의 의견

고혈압에는 50% 법칙이라는 흥미 있는 현상이 있다. 혈압이 높은 사람의 50%는 자신이 고혈압이라는 것을 모르고 지낸다고 한다. 고혈압에 특이한 증상이 없어 혈압을 재어보지 않으면 고혈압인지 모르고 지내다가 건강검진에서 발견되거나 다른 질병으로 진료를 받다가 고혈압으로 진단되기도 한다. 고혈압으로 진단된 환자 중 치료를 받는 사람은 50% 정도라고 한다. 식사요법과 운동요법으로 치료하겠다든지, 한번 약을 먹으면 평생 먹어야 한다고 하니 처음부터 약을 먹지 않겠다고 주장하는 사람이 반 정도라고 한다. 혈압약을 먹고 치료하고 있는 사람 중에서 치료 목표 혈압에 도달하고 있는 사람도 50%라고 한다. 매일 규칙적으로 복용해야 하는 약을 잊거나 위장약처럼 다른 약을 먹을 때는 복용하지 않는 등 제대로 복용하지 않는 사람이 많아 정상 혈압에 도달하는 사람은 많지 않다. 따라서 치료 치과를 받으러 온 사람은 고혈압의 병력이 없어도 반드시 혈압을 측정해야 하고, 약을 먹고 정상 혈압을 유지한다고 말하는 사람에서도 혈압을 다시 측정해야 한다. 혈압이 정상이라고 해도 흉부 방사선소견에서 심장이 커져 있거나 심전도나 심장 초음파 소견에 이상이 있으면 고혈압 환자에 준해서 대처해야 하므로 담당의사에게 이런 소견을 알려주도록 의뢰한다. 특히 비만하거나 다른 약을 같이 복용하고 있으면 심혈관질환 위험에 대한 평가를 빠트리지 말아야 한다.

고혈압 중증도에 대해 담당의사에게 의뢰하여 어떤 단계에 있는지 평가할 필요가 있다.

혈압 180/110mmHg 이상에서 발치 등의 치료가 심장의 허혈성 병변 악화에 의한 심부전 발생이나 급격한 혈압 상승에 동반한 뇌신경 증상이 나타날 위험이 있다. 따라서 위험도를 평가하여 치료를 시작해야 한다. 160/100mmHg 정도이면 외래 치료는 가능하지만, 장시간의 처치가 필요하면 혈압 상승에 대한 대처 방법을 미리 마련해 둔다. 수술 직전에 혈압을 다시 측정하여 180/110mmHg을 넘으면 혈압이 충분히 떨어질 때까지 연기한다. 혈압과 사망률의 관계를 조사한 연구에서 확장기 혈압 110mmHg, 수축기 혈압 180mmHg 이상에서 사망률의 증가가 있었다. 140/100mmHg 정도에서는 일상적 치료가 가능하다. 그러나 환자의 신뢰를 얻어 정신적으로 안정되게 하며, 통증이 없는 처치로 체내에서 카테콜아민이 분비되지 않게 하여 혈압과 맥박의 안정이 기본적으로 필요하다. 혈압이 올라가면 기다리지 말고 바로 혈압강하제를 투여한다. 갑자기 혈압이 올랐을 때도 니페디핀 캡슐(상품명: 아달라트)을 경구 투여하면 신속히 혈압이 떨어진다. 아달라트 캡슐을 터트려 혀 밑에 넣으면 효과가 더욱 신속하다.

참고문헌

1. 대한치과마취과학회 역: 치과진료실에서의 응급처치 6판. 대한나래출판사, 2009.(Malamed SF: Medical Emergency in the Dental Office. Mosby, New York, 2007.)
2. 대한구강악안면외과학회 편찬: 구강악안면외과학 교과서 3판. 의치학사, 2013.
3. 대한치과마취과학회 역: 치과국소마취과학 6판. 대한나래출판사, 2014.(Malamed SF: Handbook of Local Anesthesia. Mosby, New York, 2013.)
4. 김영설(역): 내과의 불편한 진실. 군자출판사, 2014.
5. 정진우, 등: 전신질환 환자의 치과치료 8판. 대한나래출판사, 2015.(Little JW, Falace DA, Miller CS, Rhodus NL: Dental Management of the Medically Compromised Patient. Elsevier, 2013.)
6. 高北義彦, 大曾根洋: 全身疾患を有する患者の対処法. 日本歯科評論社, 1996.
7. 永原國央, 等: 歯科インプラント治療のリスク度チェクとその對応. クインテッセンス, 2012.
8. van Steenberghe D, et al: The relative impact of local and endogeneous patient related factors on implant failure up to the abutment stage. Clin Oral Implants Res 13:617-622, 2002.
9. Moy PK, et al: Dental implant failure rates and associated risk factors. Int J Oral Maxillofac Implants 20:569-577, 2005.
10. Scully C, Cawson R: Medical Problems in Dentistry. ed 5 Edinburgh, Churchill Livingstone, 2005.

03 신경질환

1 뇌졸중과 치과 치료

1) 질환의 특성

뇌의 혈관 장애에 의한 출혈이나 경색으로 뇌 실질이 손상되어 운동 장애를 일으키거나 감각, 감정이 변화되는 등 신경 증상이 나타난 병태를 뇌졸중(stroke)이라고 하며, 뇌혈관 장애와 같은 의미이다. 뇌경색(cerebral infarction), 뇌출혈(cerebral hemorrhage), 지주막하 출혈(subarachnoid hemorrhage), 일과성 뇌허혈 발작(transient cerebral ischemic attack), 고혈압성 뇌증(hypertensive encephalopathy) 등으로 분류된다.

뇌졸중은 1951년까지 사망 원인의 1위였으나, 1970년을 정점으로 낮아지기 시작하여 1981년에는 악성 종양과 순위를 바꾸어 2위가 되었고, 1985년에는 심질환 다음으로 3위가 되었으며, 2006년 전체 사망자에서 차지하는 비율은 11.8%이었다. 현재도 사망자 수와 사망률은 낮아지고 있지만 후유증으로 고통받는 환자는 증가하고 있다(그림 3-1).

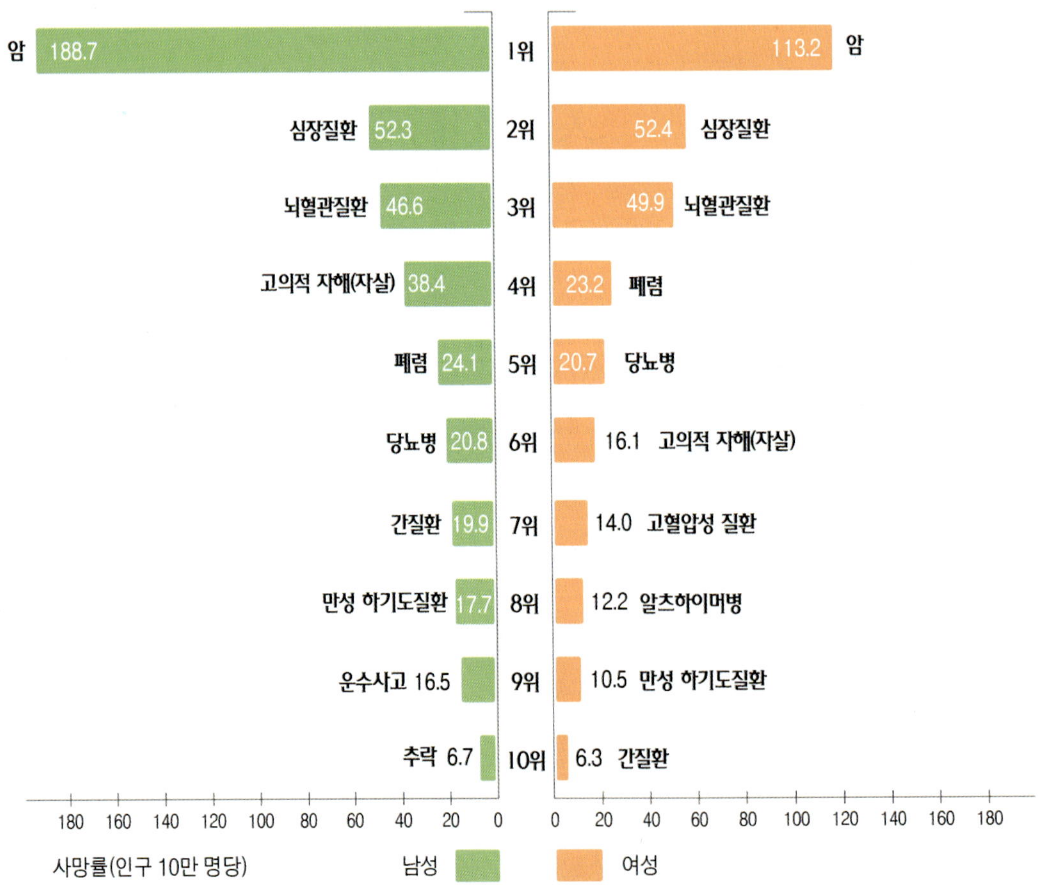

그림 3-1. 인구 10만 명당 사망률.

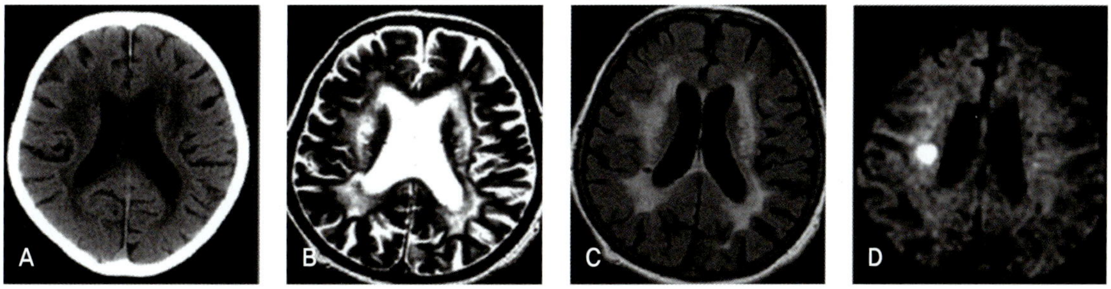

그림 3-2. A, 뇌경색 환자의 CT. B, MRI T2 강조 영상. C, MRI FLAIR 영상. D, MRI 확산강조 영상(DWI).

(1) 뇌경색(Cerebral infarction)

뇌경색(그림 3-2)은 뇌혈전과 뇌색전의 2가지로 나눌 수 있다. 뇌혈전(cerebral thrombosis)은 뇌의 심부의 가는 혈관이 막히는 열공경색(lacuna infarction)과 뇌 내 굵은 동맥이 죽상동맥경화(atherosclerosis)로 막히는 혈전성 뇌경색(thrombotic cerebral ischemia)으로 나눌 수 있다. 고혈압, 당뇨병, 지질대사 이상 등의 질환을 동반하는 경우가 많다. 열공경색은 서서히 진행하여 증상이 있어도 가볍다. 혈전성 뇌경색은 막힌 부위에 따라서 증상이 다르며, 막힌 쪽과 반대쪽의 편마비, 감각 장애를 볼 수 있다. 중대뇌동맥폐색(middle cerebral artery occlusion)이 가장 많아 안면, 혀를 포함한 막힌 쪽 반대쪽의 편마비, 감각 장애, 의식 장애, 실어증, 행동 장애나 인지 장애를 볼 수 있다. 뇌색전(cerebral embolism)은 심방세동과 같은 심장이상에서 심장 내 혈전이 생기고, 이것이 떨어져 나와 뇌동맥을 막은 것이다. 젊은 사람에서도 나타나며 약 30%는 출혈성 경색(hemorrhagic infarct)이다.

(2) 뇌출혈(Cerebral hemorrhage)

고혈압성 뇌출혈이 대부분을 차지하며, 대뇌 반구에 많이 나타난다. 대부분 원인이 명확하지 않지만 급격한 혈압 상승이 발단이 되어 발생한다.

(3) 지주막하 출혈(Subarachnoid hemorrhage)

지주막하 출혈은 지주막하강에 충혈된 것으로 75% 이상이 뇌동맥류의 파열, 5~10%가 동정맥기형의 출혈이다. 갑작스러운 격렬한 두통, 특히 후두부의 격통, 메스꺼움, 구토가 동반되나 운동 장애는 적다.

(4) 일과성 뇌허혈 발작(Transient ischemic attack; TIA)

뇌허혈에 의해 일과성으로 신경 증상을 나타내지만, 24시간 이내(대부분 1시간 이내)에 소실되며, CT나 MRI에 경색 등의 기질적 병변이 보이지 않는 것을 말한다. 한쪽의 운동 장애, 감각 장애, 행동 이상이나 인지 장애는 없으나 잎으로 뇌경색으로 이행하기 쉽다.

(5) 고혈압성 뇌증(Hypertensive encephalopathy)

급격한 혈압 상승으로 일어나는 질환으로, 두통, 현기증, 시력 장애, 경련 등의 증상이 나타난다. 뇌부종이 원인이라고 생각되며, 혈압을 내려주면 증상이 개선된다.

신장염이나 임신 중독에서도 볼 수 있으며, 혈압을 내려주면 증세가 없어진다. 뇌의 기능저하에 의한 이런 증상은 국소 증세가 지속하여 뇌출혈이나 뇌경색을 의심하는 때도 있다.

미세한 뇌경색이나 점상 출혈이 동반되어 반신 마비, 실어증, 시력 장애가 발생할 수 있다. 신경 증상이 나타나면 고혈압이 매우 높아 확장기 혈압이 125mmHg 이상이고, 망막출혈, 뇌부종과 두개뇌압 항진이 있다.

치료는 혈압강하치료, 뇌부종에 대한 약물치료이며, 약물에 대한 반응으로 증세가 안정되면 2~3일 내에 고혈압성 뇌증은 호전된다.

2) 담당의사에게 진료 의뢰와 치료 내용 확인

담당의사에게 뇌졸중 발생 시기, 치료 경과, 현재 상태, 합병증 유무와 치료 내용, 투약 내용, 후유증 상태, 예후에 대해 문의한다. 상태가 안정되어 있어도 발생 후 6개월 이내이면 치과 치료의 위험이 커 주의가 필요하다. 뇌졸중으로 의사소통이 어려울 것으로 예상되며, 마비 정도나 정신증상에 대한 자세한 정보가 필요하다.

뇌졸중 환자는 합병증을 포함하여 다양한 투약을 받고 있다(표 3-1). 각각의 작용 및 복용하는 약의 주의할 점에 대한 조사가 중요하다.

표 3-1. 뇌졸중 환자의 복용약

대상 장기	약제의 종류
뇌신경	뇌대사활성제, 뇌혈관확장제, 항간질약, 항우울제, 파킨슨병 치료제, 향정신약, 정신안정제, 수면제
심혈관	혈압강하제, 항협심증약, 항부정맥약, 강심제, 항응고제, 항혈소판제
복부 내장	당뇨병 치료제, 통풍치료제, 고지혈증약
소화기	궤양치료제, 소화제, 정장제, 완화제
기타	비타민제

3) 환자 상태 평가

뇌졸중 환자에서 발생 시기를 중심으로 진단의 흐름과 위험도 평가의 순서는 그림 3-3과 같다. 발생 6개월 이내는 재발작 가능성이 높아서 치과 치료는 금기이다. 뇌졸중의 합병증이 없고, 원인 질환 조절이 양호하며, 후유증도 적고, 항응고제를 투여하지 않으면 위험도가 낮아 치과 치료가 가능하다고 생각한다. 그 이외의 상태에서는 위험도가 높다고 생각하여 치료를 피해야 한다.

뇌졸중 환자의 초진 시 위험도 판단을 위하여 다음과 같은 내용의 조사가 필요하다.

1. 뇌졸중 발병 시기

발생 후 6개월 이내라면 상태가 안정되지 않기 때문에 재발의 위험성이 높고, 일반적인 외과적 처치는 피해야 한다.

2. 뇌졸중의 원인 질환

고혈압이 제일 많고, 그 외에도 심근경색 등의 심질환, 고콜레스테롤혈증, 당뇨병 등을 들 수 있다. 또 그 원인이 된 질환의 치료 상태를 파악하여 재발에 대한 위험도를 파악할 수 있다고 여겨지고 있다.

3. 뇌졸중의 합병증과 그 치료 상태

치료의 위험도를 판정할 때에 중요하다.

4. 뇌졸중의 후유증

처음 발작 후 수년 이상 지나고, 원인 질환도 안정되어 일상생활에 지장이 없는 환자는 치료의 위험성이 낮다고 생각할 수 있지만, 원인 질환이 치료되지 않고, 합병증 상태도 치료되지 않은 경우는 치료의 위험이 크다고 생각할 수 있다.

5. 복용약

여러 가지의 원인 질환이나 합병증을 가진 환자가 많아서 복용약도 여러 가지 약제가 겹치는 경우가 많다. 항응고제와 같이 복용약의 효과가 치료에 영향을 미치는 경우도 적지 않기 때문에 그 약제의 효과와 부작용, 그리고 같이 사용해서는 안 되는 약제까지 파악할 필요가 있다.

6. 예후

환자의 향후 상태를 예측하는 것이 치료 시작이나 치료 내용을 결정하는 데 중요한 역할을 한다.

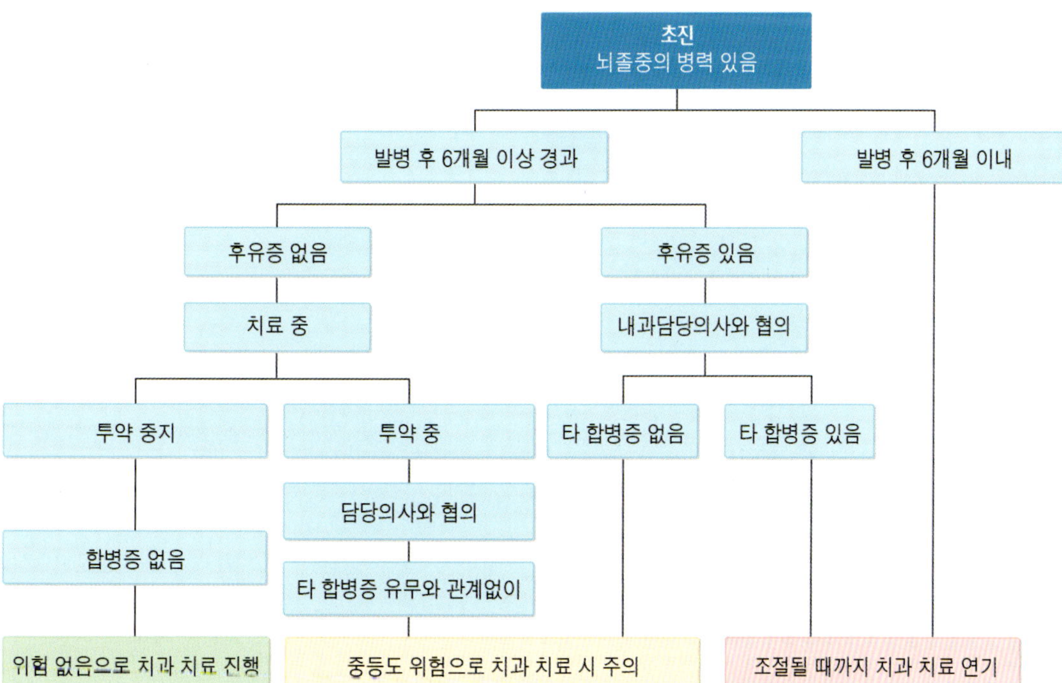

그림 3-3. 초진 시 뇌졸중 환자의 위험도 검사를 위한 순서.

4) 치료계획

(1) 치과 치료의 가능성

치과 치료는 뇌졸중 상태, 수술 후의 합병증, 원인 질환의 치료 상태 등이 안정되어 있고, 복용약의 영향이 없으며, 일상생활에 지장이 없으면 가능하다고 생각한다.

그러나 마비가 진행되고 합병증이 악화하여 구강 내 청결 상태가 나빠졌을 때 치주염에 대한 대비 등이 필요한 경우가 적지 않다. 따라서 표 3-2의 위험도 검사 항목에 따라 환자 상태를 충분히 파악하여 시술에 대한 위험성을 고려해야 한다.

또한 장기적인 관점에서 치과 치료가 환자의 삶의 질을 향상시킬 수 있는지도 판단하지 않으면 안 된다.

(2) 치과 치료 시 위험도

치과 치료 시 위험도는 ① 뇌졸중의 합병증, ② 복용 약제, ③ 뇌졸중의 후유증, ④ 재발 위험에 의해 판단한다.

① 합병증에 대한 대책

합병증(표 3-2)으로 고혈압, 당뇨병, 경련, 심장병 등을 들 수 있다. 혈압이 높으면 혈압의 급격한 상승을 방지하기 위해서 진정치료를 고려하고, 통증 조절에 신경 써야 한다. 당뇨병에서는 감염 가능성이 높아지므로 항생제에 의한 감염 예방이 필요하고, 저혈당에도 주의가 필요하다. 경련(convulsion)에는 발작을 유발하는 광자극에 조심하고, 항경련제를 제대로 복용한 상태에서 치료한다. 심장병(heart disease)에서는 협심증 발작 방지를 위해 진정 상태를 유지한다. 심근경색 발작 예방에는 나이트로글리세린 스프레이나 설하에 투여한다. 심장판막증이나 인공판막치환술을 받은 환자는 감염성 심내막염 예방을 위해 수술 전부터 항생제 투여가 필요하다.

표 3-2. 뇌졸중의 원인 질환과 합병증

합병증	위험성	대책
고혈압	혈압 상승	통증 조절, 진정(진정제 경구 투여, 정맥마취, 소기마취), 니페디핀 설하 투여
협심증	협심증 발작	진정, 예방 투여(나이트로글리세린 설하 또는 spray 투여: 치료 5분 전)
심근경색	심근경색의 재발	심전도 모니터링
심방세동	심부전	통증 조절, 진정
심장판막증, 심장 기형	감염성 심내막염	항생제의 예방 투여
당뇨병	술 후 감염, 창상 치유의 지연, 저혈당 발작	수술 후 항생제 투여, 저혈당 예방
심부전	급성 폐부종	좌위 자세 치료, 진정
간질	경련 발작	적절한 항경련제 복용

03

② 복용약에 대한 대책

복용약(표 3-3) 중에서 항혈전제를 복용하고 있는 환자에서 문제가 되는 경우가 많다. 치과 치료는 복용하고 있는 약을 중지하지 않고 시행하는 것이 원칙이며, 충분한 지혈 대책을 세워 두어야 한다. 항응고제로 와파린을 복용하는 있어서 지혈에 어려움이 예상되면 비타민 K 투여가 필요하다. 파킨슨병 치료제로 L-도파제를 복용하고 있으면 아드레날린 함유 국소마취제 사용으로 빈맥이나 혈압 상승을 일으킬 수 있어 아드레날린 함유 국소마취제는 사용하지 않는다.

표 3-3. 복용 약제

복용 약제		위험성	대책
혈압강하제	교감신경 억제제	기립성 저혈압	급격한 체위 변동 금지
항혈전제	항응고제(와파린)	수술 후 출혈	PT치 2배 이상: 수술 3일 전부터 약의 감량이나 휴약
	혈소판 응집 억제제(아스피린, 클로피도그렐)	수술 후 출혈	출혈 시간 연장: 수술 5일 전부터 약의 감량이나 휴약
강심제	디지탈리스제	심실성 기외수축	리도카인 정주
혈당강하제	인슐린, 경구 혈당강하제	저혈당 발작	점심이나 저녁 식사 전 진료를 피한다. 의식불명 시 주스와 각설탕을 준다.
파킨슨병 치료제	L-도파제	아드레날린에 의한 빈맥, 혈압 상승	아드레날린 함유 국소마취제 사용은 피한다.

③ 후유증에 대한 대책

후유증(표 3-4)으로 마비와 정신적인 증상에 대한 대처가 어려운 때도 있다. 마비에 의해 움직임이나 자세 유지가 안 되면 치료 자체가 어렵고, 일상적인 구강 내 관리도 어려워 특수한 칫솔을 이용한 지도가 필요하다. 치매 같은 정신적인 증상을 나타내는 경우도 있으며, 감정 기복이 심하거나 건망증이 있으면 시간을 들여 반복 설명할 필요가 있다.

표 3-4. 뇌졸중 후유증

후유증		위험성	대책
편마비	편마비, 안면마비	씹기 동작 어려움, 의치의 불안정	상연을 넓게 만든다.
실어증	감각성 실어	자신의 말을 이해할 수 없다.	알기 쉬운 간단한 지시를 한다.
	운동성 실어	환자가 말하고 싶은 내용이 말에 표현되지 않는다.	끈기 있게 잘 듣는다.
실행증	입 부위, 얼굴 실행	교합채득이 어렵다.	턱에 손을 대고 아래턱을 밀어 올린다.
인식 장애	신체 반쪽 실인증 얼굴 실인증	• 마비 쪽의 씹기 운동이 안 된다. • 자기 얼굴을 기억하지 못한다.	• 의도적으로 주의를 끌게 한다. • 치매로 착각하지 않는다.
정신증상	인격 장애 감정 조절 안 됨 기억력 저하	• 사물의 좋고, 나쁨을 판단할 수 없다. • 사소한 일로 화를 내거나 운다. • 지시 내용이나 설명을 곧 잊는다.	• 정중하게 설명한다. • 감정 기복에 침착하게 대응한다. • 반복해서 설명한다.

5) 증례 연구

증례 3-1 69세 남성, 틀니 상담을 위해 내원

환자가 "틀니를 사용 중인데 남아있던 이가 모두 빠져 사용할 수가 없어요. 사용하는 방법이 있나요? 아니면 건강보험이 적용될 때까지만 임시로 치료하는 방법이 있나요?"라고 하며 보철과로 내원하였다.

초진 소견에서 상악의 치조골 돌출이 심하였다(그림 3-4A, B). 치료계획으로 전반적 치조골성형술을 시행하고, 건강보험이 적용될 때까지 임시 틀니를 제작하기로 하였다.

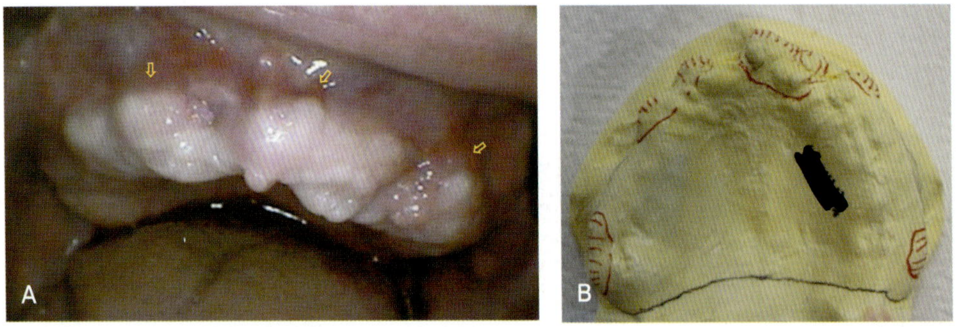

그림 3-4. 상악 치조골의 전반적으로 불규칙한 돌출(A)과 상악의 악궁 모형에서 수술 부위(B).

다음 날 상, 하악 인상을 채득하고 치조골성형술을 위해 구강악안면외과로 전과되었다. 병력에서 뇌경색(cerebral infarction)으로 치료 중이어서 담당의사에게 의뢰하였다. 담당의사는 항응고제를 복용하면 치과 치료 시 출혈 가능성은 0.2% 정도이고, 항응고제 중단 시 뇌경색 발병률은 0.6%이므로 수술 자체로 심각한 출혈을 유발하는 경우를 제외하고는 항응고제를 유지할 것을 권하면서 참고문헌까지 첨부하여 회신서를 보내주었다(그림 3-5).

치과발치.txt

환자분의 경우 허혈성 뇌졸중 예방을 위해 투약중인 환자입니다. 치과적 시술이 신경학적 contraindication은 아닙니다.

항응고제를 복용중인 환자에서 치과수술 후 심각한 출혈은 0.2%에서 발생하는 것으로 알려져 있습니다. 반면에 항응고제를 중단하였을 경우 뇌경색 발병률이 0.6%로 알려져 있으며 고령, 심방세동, 인공판막이 있는 경우 위험성이 더 증가하는 경향이 있어 항응고제를 유지할 것을 권고하고 있습니다1).

항혈소판제를 복용중인 환자에서 치과수술 후 출혈 합병증에 대한 연구에서도 항혈소판제와 위약간에 통계적으로 차이가 없었으며 항혈소판제의 용량과도 무관하였습니다2).

항혈소판제를 중단하였을 때 뇌졸중 위험이 3배 이상 증가하여 특히 관상동맥 질환을 가진 환자들에서 그 위험이 높다고 보고 된 바 수술 전 항혈소판제의 중단은 뇌졸중 위험 증가의 주요한 원인이 될 숭 있어 유지할 것을 권고하고 있습니다3,4).

최근 발표된 여러 연구 결과를 종합하여 볼 때 수술 자체로 심각한 출혈을 유발하는 수술을 제외하고 발치를 포함한 치과 수술 전에 항응고제나 항혈소판제를 유지하는 것이 바람직합니다5).

Reference
1) Kettler RE. Perioperative stroke. N Engl J Med. 2007;356(22):2325-2327.
2) Brennan MT. Aspirin and bleeding in dentistry: an update and recommendations. Oral Surgery, Oral Medicine, Oral Pathology, Oral Radiology, and Endodontology. 2007;104:316?323.
3) Maulaz AB. Effect of discontinuing aspirin therapy on the risk of brain ischemic stroke. Arch Neurol. 2005;62:1217-1220.
4) Henry RG. Managing older patients who have neurologic disease: Alzheimer disease and cerebrovascular accident. Dent Clin North Am. 2009;53:269-294.
5) Armstrong MJ. Discontinuation of perioperative antiplatelet and anticoagulant therapy in stroke patients. Neurol Clin. 2006;24:607-630.

그림 3-5. 담당의사의 회신서.

항응고제 복용 상태에서 1:100,000 에피네프린을 포함한 2% 리도카인(4개)으로 국소마취하고, 상악의 치조골성형술을 시행하였으며, 하악 좌측 제3대구치를 발치하였다. 수술 후 세파드록실, 이부프로펜을 5일간 처방하였다. 그 후 임시 틀니를 제작하였다.

이 증례는 허혈성 뇌졸중 재발 예방을 위해 항응고제를 복용 중이었으며, 담당의사의 권고대로 항응고제를 유지하면서 치료하여 마무리되었다.

증례 3-2 72세 여성, 임플란트 치료를 위해 내원

초진 소견에서 상악 우측 제1, 2대구치(#16, 17)와 하악 좌우측 제2대구치(#37, 47)의 결손이 있었으며, 방사선소견에서 전반적 치조골 흡수가 있었다(그림 3-6).

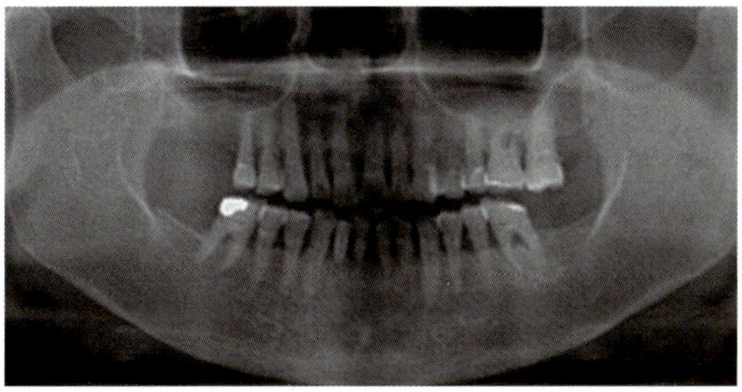

그림 3-6. #16, 17과 #37, 47 결손.

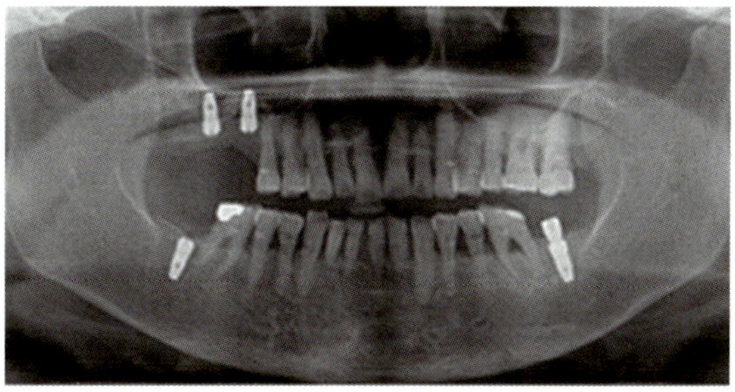

그림 3-7. 골이식과 함께 임플란트 고정체 식립.

병력에 파킨슨병(Parkinson's disease)과 고혈압으로 치료 중이었으며, 아스피린를 복용 중이어서 담당의사에게 의뢰하였다. 아스피린은 수술 7일 전 중단하기로 하였으며, 파킨슨병에는 과도한 스트레스 회피가 권고되었다.

7일 후 린코마이신과 케토롤락을 근주하고, #16, 17, 37, 47 부위에 Osteosparx와 Osteon을 사용한 골이식과 함께 임플란트 고정체를 식립하였다(그림 3-7). 수술 후 amoxicillin-clavulanate을 10일간, 아세트아미노펜을 3일간 처방하였다. 3개월 후 #47에 2차 수술을 하고, 1개월 후 #37, 47의 임플란트 보철치료를 마무리하였다(그림 3-8A). 식립 약 6개월 후 #16, 17의 2차 수술을 시행하였고, 이후 보철치료를 완료하였다(그림 3-8B).

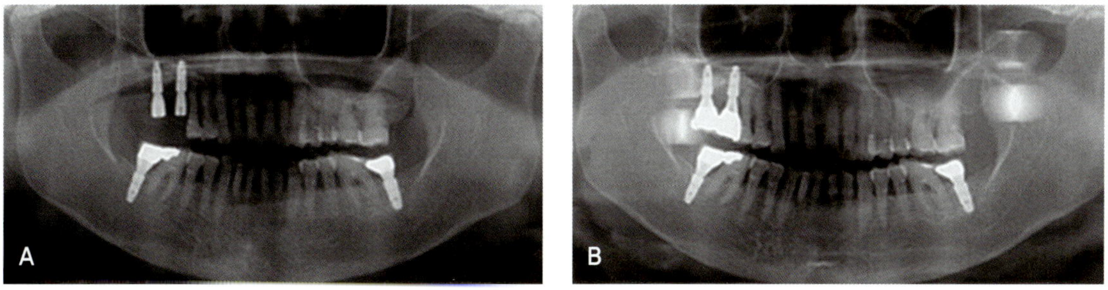

그림 3-8. #37, 47 부위의 임플란트 보철치료 및 #16, 17의 2차 수술을 시행하고(A), #16, 17 부위의 임플란트 보철치료 완료(B).

이 증례는 파킨슨병과 고혈압 치료를 받고 있는 환자로 아스피린을 7일간 중지하고 스트레스를 최소화하며 임플란트 치료를 마무리하였다.

증례 3-3 60세 여성, 하악 좌측 구치 부위의 통증과 치아 사이에 음식물이 낀다

초진 소견에서 상악 좌우측 제1대구치(#16, 26) 결손과 제2대구치(#17, 27) 근심 경사가 있었으며, 보철 문제가 있었다(그림 3-9). 치료계획으로 #16, 26 치아 결손 부위에 임플란트 치료와 치아우식증이 있는 상악 우측 제2소구치(#15), 하악 좌측 제2소구치(#35), 제1대구치(#36)에 근관치료와 보철치료를 하기로 하였다.

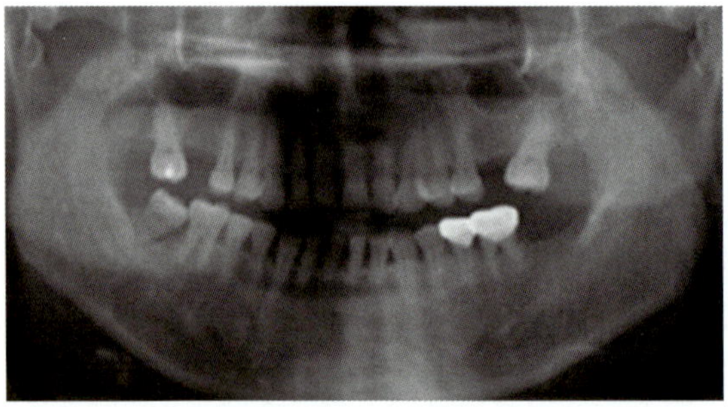

그림 3-9. #16, 26의 결손과 #17, 27의 근심 경사.

병력에서 고혈압약과 항간질제(antiepileptic drug)를 먹고 있다고 하여 담당의사에게 의뢰한 결과 고혈압약 외에 carbamazepine을 복용하고 있었으나 상태는 조절되고 있다고 하여 소염진통제로 아세트아미노펜을 사용하고 수술을 진행하기로 하였다.

2개월에 걸쳐 치주치료를 하였고, 1개월 후 #16, 26 부위에 임플란트 고정체를 식립하였다(그림 3-10A). 수술 전 린코마이신과 케토롤락을 근주하고, 디아제팜을 투여하였으며, 수술 후 amoxicillin-clavulanate을 7일간, 아세트아미노펜을 3일간 처방하였다. 수술 후 구토 증상과 어지러움이 나타나서 응급실을 방문하였다. 다음 날 수술 부위에 이상은 없었으며, 담당의사에게 연락한 결과, 항생제에 의한 부작용을 생각하여 경구제를 주사제로 대체하였다. 4개월 후 임플란트 보철치료를 완료하였다(그림 3-10B). 6개월 후 정기검진에서 임플란트 치료에 이상이 없었다.

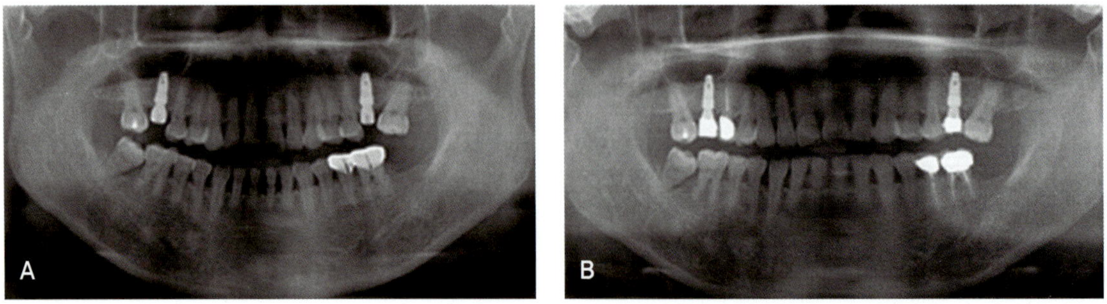

그림 3-10. #16, 26 부위의 임플란트 고정체 식립 후(A), 임플란트 보철치료 완료(B).

이 증례는 뇌신경약을 복용하여 담당의사에게 의뢰하여 편안한 분위기에서 치료할 수 있도록 준비하였고, 일시적으로 발생된 구토와 어지럼증 문제를 극복하여 임플란트 치료를 완료할 수 있었다.

증례 3-4 49세 남성, 임플란트 치료를 위해 내원

초진 소견으로 하악 우측 제2소구치(#45)의 잔존 치근이 있어 발치와 임플란트를 계획하였다(그림 3-11).

병력에 6년 전 뇌졸중(stroke)이 있었으며 클로피도그렐정을 복용 중이었고, 신경과에 진료 의뢰를 하여 다음과 같은 회신을 받았다.

"뇌경색(cerebral infarction) 병력이 있어서 출혈 위험이 낮은 시술은 클로피도그렐을 유지하여 치료하고, 출혈 위험이 큰 시술이면 5일 전 중단하나, 투약 중단 시 뇌졸중 발생 가능성이 있음."

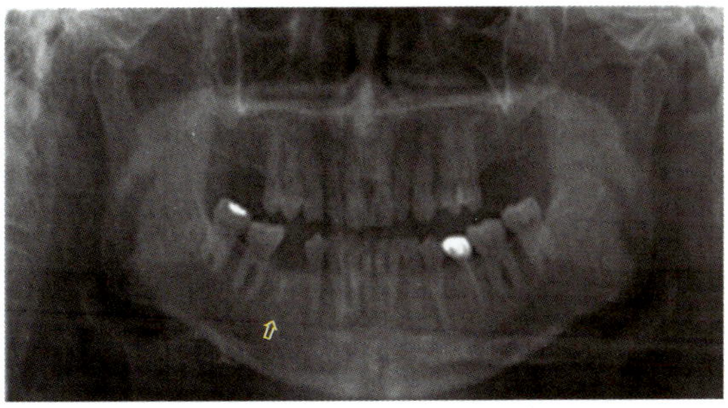

그림 3-11. 하악 우측 제2소구치의 잔존 치근.

클로피도그렐 1주일 중지 후 #45 잔존 치근을 발치하였으며, 임플란트 고정체를 식립하였다. 7일 후 봉합사를 제거하였고 특별한 문제없이 치유되었다.

이 증례는 뇌졸중의 병력이 있었으며 항혈소판제를 복용하고 있었다. 이런 약제 중단 후 뇌졸중 재발 위험에 대해 담당의사에게 의뢰하여 상태를 파악하고 발치를 시행하였다.

6) 전문의 의견

뇌졸중 발병 직후에는 활력 증후 변동이 있으며, 스트레스나 혈역학 변화로 재발 우려가 있다. 치과 치료는 급성기가 지난 6개월 후 안정기에 치료를 시작한다. 구체적으로 일상 활동이 가능하고 휠체어로 이동할 수 있는 상태에서 치료를 시작한다. 몸을 가눌 수 없으면 혈압이나 맥박 변화에 의해 상태가 나빠질 수 있다.

전신상태가 안정되지 않은 급성기나 어떤 원인으로 전신상태가 악화된 시기를 제외하면 국소마취제 사용은 가능하다. 편마비 환자는 마비된 쪽의 통증 역치가 상승하여 침윤마취의 주사침을 점막하로 찔러도 아파하지 않는 경우가 있지만, 반대로 통증을 과장하여 호소하는 일도 있다. 감정실금으로 자신을 파악할 수 없기 때문이다.

뇌색전 치료 시 항응고제가 이용되며 재발 방지 목적으로 항혈소판제를 투여하는 경우가 많다. 관혈적 치료를 할 때는 담당의사에게 연락한다.

치과 치료의 문제점은 다음과 같다.

1. 자세 유지가 어려우므로 넘어지지 않도록 주의한다.
2. 급작스러운 혈압 상승에 대비하여 필요에 따라 정맥 내 진정제나 혈압강하제를 투여한다.
3. 와파린을 투여하는 환자는 프로트롬빈 시간을 측정하고 담당의사와 의논한다.
4. 심방세동이 있으면 수술 중 모니터를 시행한다.

참고문헌

1. 대한치과마취과학회 역: 치과진료실에서의 응급처치 6판. 대한나래출판사, 2009.(Malamed SF: Medical Emergency in the Dental Office. Mosby, New York, 2007.)
2. 대한구강악안면외과학회 편찬: 구강악안면외과학 교과서 3판. 의치학사, 2013.
3. 대한치과마취과학회 역: 치과국소마취과학 6판. 대한나래출판사, 2014.(Malamed SF: Handbook of Local Anesthesia. Mosby, New York, 2013.)
4. 김영설(역): 내과의 불편한 진실. 군자출판사, 2014.
5. 高北義彦, 大曾根洋: 全身疾患を有する患者の対処法. 日本歯科評論社, 1996.
6. 永原國央, 等: 歯科インプラント治療のリスク度チェクとその對応. クインテッセンス, 2012.
7. Debby H, Hom-Lay W: Medical contraindications to implant therapy: Part I: absolute contraindications. Implant Dentistry 15(4):353-360, 2006.
8. Lewandowski L, Osmola K, Grodzki J: Dyskinesias of the tongue and other face structures. Ann Acad Med Stetin 52(Suppl 3):61-63, 2006.
9. Tonarelli SB, Hart RG: What's new in stroke? J Am Geriatr Soc 54:674-671, 2006.
10. Ford PJ, Amazaki K, Seymour GJ: Cardiovascular and oral disease interactions: what is the evidence? Prim Dent Care 14:59-66, 2007.
11. Spencer S: Seizures and epilepsy. Cecil Textbook of Medicine. 23 ed. Saunders, Philadelphia. 2007.
12. Zivin J: Hemorrhagic cerebrovascular disease. Cecil Textbook of Medicine, 23 ed, Saunders, Philadelphia, 2007.
13. Zivin J: Ischemic cerebrovascular disease. Cecil Textbook of Medicine. 23 ed, Saunders, Philadelphia, 2007.
14. Brennan MT: Aspirin and bleeding in dentistry: an update and recommendations. Oral Surg Oral Med Oral Pathol Oral Radiol Endod 104:316-323, 2007.
15. Lowenstein DH: Seizures and epilepsy. Harrison's principles of internal medicine. 17 ed. McGraw-Hill, New York, 2008.
16. Caplan L: Cerebrovascular disease, Med Clin North Am 93:353-369, 2009.

03

2 치매와 치과 치료

1) 질환의 특성

치매(dementia)는 정상적으로 발달되었던 지적 기능이 후천적 기질성 장애에 의해 지속적으로 저하되어 일상생활이나 사회생활에 지장을 일으킨 상태이다. 노령화의 진행으로 치매 환자가 급속히 늘어나서 전 세계의 치매 환자 수는 1,800여만 명, 우리나라에서는 2012년 50만 명(65세 이상의 9.08%)이었으나, 2027년에는 100만 명 이상(65세 이상의 9.74%)으로 증가할 것으로 예상한다.

치매는 65세 이후에 대부분 발생하며, 남성보다 여성이 약간 많다. 외국의 통계에 의하면 65~70세에서는 5%, 70~75세 10%, 75~80세 20%, 80세 이후 40%가 치매로 진단되는 것으로 알려졌다. 치매 중에서 알츠하이머병의 빈도가 높고, 뇌혈관성 치매와 레비소체형 치매가 그다음이다. 치매의 선별검사에는 Mini-Mental State Examination(MMSE)이 이용된다. 그리고 머리 CT나 MRI, 뇌혈류 SPECT(single photon emission computed tomography: 단일광자 단층촬영)로 감별 진단한다. 뇌혈류 SPECT는 조기 진단에 유용하다.

(1) 알츠하이머병(Alzheimer's disease)

알츠하이머병은 기억력 저하의 진행과 미만성 뇌 위축을 일으키는 질환이며, 가족성과 고립성으로 나눌 수 있다. 또 발생 연령이 65세 미만인 조기형과 65세 이후의 지연형으로 분류한다.

증상으로 초기에는 기억 장애로 일상생활에 지장이 있다. 중기에는 어느 정도 진행되면 장소를 기억하지 못하고 배회하게 되므로 간호가 필요하다. 말기가 되면 사람도 인식하지 못하게 되므로 요양치료가 필요할 수 있다. 치매의 진행에는 환경 요인이 영향을 주므로 환자를 둘러싼 생활환경의 정리, 간호사나 간병의 지도가 중요하다. 기초질환 악화가 치매를 악화시킬 수 있어 식사, 운동 등에 의해 전신상태 안정이 필요하다. 영양 장애나 탈수, 폐렴 등의 감염, 뇌졸중, 심질환 등의 합병증으로 사망하는 경우가 많다.

(2) 뇌혈관성 치매(Vascular dementia)

뇌혈관성 치매는 뇌혈관 장애에 의한 것으로 뇌경색 후에 발병하는 것이 많다. 치매 이외에 뇌혈관 장애에 의한 편마비나 운동 장애가 있다. 고령자는 뇌혈관 장애를 동반한 알츠하이머병과의 감별에 주의가 필요하며, 진단에 핵의학과에서 시행하는 SPECT 검사가 유용하다. 치료는 기초질환의 치료와 고혈압이나 당뇨병 등의 위험인자에 대한 치료가 기본이며, 진행을 예방하면 호전될 수 있다.

(3) 레비소체형 치매(Lewy's bodies dementia)

레비소체형 치매는 특정 뇌신경세포 내에 특이 변화(레비소체)가 출현하여 발병하는 치매이다. 인지 장애, 파킨슨 증상, 반복하는 구체적 환각이나 망상, 우울 증상, 넘어짐 등이 나타난다. 치매 전체의 10% 정도를 차지한다.

2) 담당의사에게 진료 의뢰와 치료 내용 확인

담당의사에게 진료 의뢰를 하여 치매 확인이 필요하다. 이에 따라 치과 치료의 여부를 생각하지 않으면 안 된다. 치매의 종류와 상태에 대한 확인이 필요하다. 아울러 기초질환 유무나 투약 내용뿐만 아니라 앞으로 진행 상태의 예측도 가능한 한 확인해 두어야 한다. 치매로 진단되면 치과 치료를 재고해야 할 뿐 아니라 앞으로 환자의 상태 변화에 따른 구강관리 쪽으로 치료방침을 바꾸어야 한다. 특히 보행 장애 등 신체 장애가 있으면 재택 진료 필요성도 고려한다. 서서히 진행하는 병이기 때문에 한 번의 진료에서 환자의 상태 변화를 모를 경우도 있으므로 담당의사의 회신서뿐만 아니라 전화 등으로 긴밀하게 연락하는 것도 필요하다.

알츠하이머병 치료제는 뇌 내 아세틸콜린 감소가 인지 기능 장애에 영향을 주기 때문에 아세틸콜린 분해를 저해하는 콜린 에스테라아제 억제제인 도네제필(donezepil)을 사용한다. 도네제필은 작용시간이 길어(70시간) 1일 1회 복용할 수 있다. 부작용으로는 메스꺼움, 식욕부진, 설사 등의 위장 증상과 입이 마르고 소변이 잘 나오지 않으며 시야가 흐려지기도 한다. 치매 완치는 어렵지만, 진행을 지연시킬 가능성이 있다. 치매의 행동 및 정신증상에는 리스페리돈 등의 비정형 항정신병약이 사용된다. 이 약은 공격성(언어 폭발, 신체적 폭력), 활동 장애(초조, 배회) 또는 정신병 증상이 뚜렷한 치매 환자에서 행동 장애 치료에 사용된다.

그 밖에 질환이 있으면 각각의 질환에 대해 약을 복용할 수 있으므로 담당의사와 협진하여 투약 내용을 확인하고, 그 부작용 및 앞으로 사용될 약제의 주의점에 대하여 알아두어야 한다.

3) 환자 상태 평가

치매 환자에서 의사소통 상태에 의한 진단의 흐름과 위험도 검사 순서는 그림 3-12와 같다. 의사소통을 할 수 없으면 기본적으로 치료는 금기이다. 치매의 합병증 및 상태 진행이 없으면 위험성은 인정하지만, 치료 가능성은 있다고 생각한다. 그러나 이 경우에도 환자뿐 아니라 가족에게도 설명해 동의를 받아둘 필요가 있다. 어떤 상태에서도 가족의 동의를 얻을 수 없으면 치료는 불가능하다고 생각한다. 가족이 동의해도 상태가 진행되거나 합병증이 있으면 치과 치료에 의한 이점이 없고, 삶의 질 개선도 기대할 수 없으며, 위험성이 높아져 치료는 피해야 한다고 생각한다. 치과 처치의 위험은 뇌졸중에 따른다. 초기 치매에서 일상생활이 가능하면 초진 시에 판단하기 어려운 경우도 있다. 특히 알츠하이머병 초기에는 환자 자신이나 가족도 눈치채지 못하는 경우가 있어 주의가 필요하다.

뇌졸중의 후유증이면 마비나 운동 장애가 있어 판단이 비교적 쉽다. 치매를 의심하는 증상(표 3-5)이 있으면 환자뿐 아니라 가족의 문진도 필요하다.

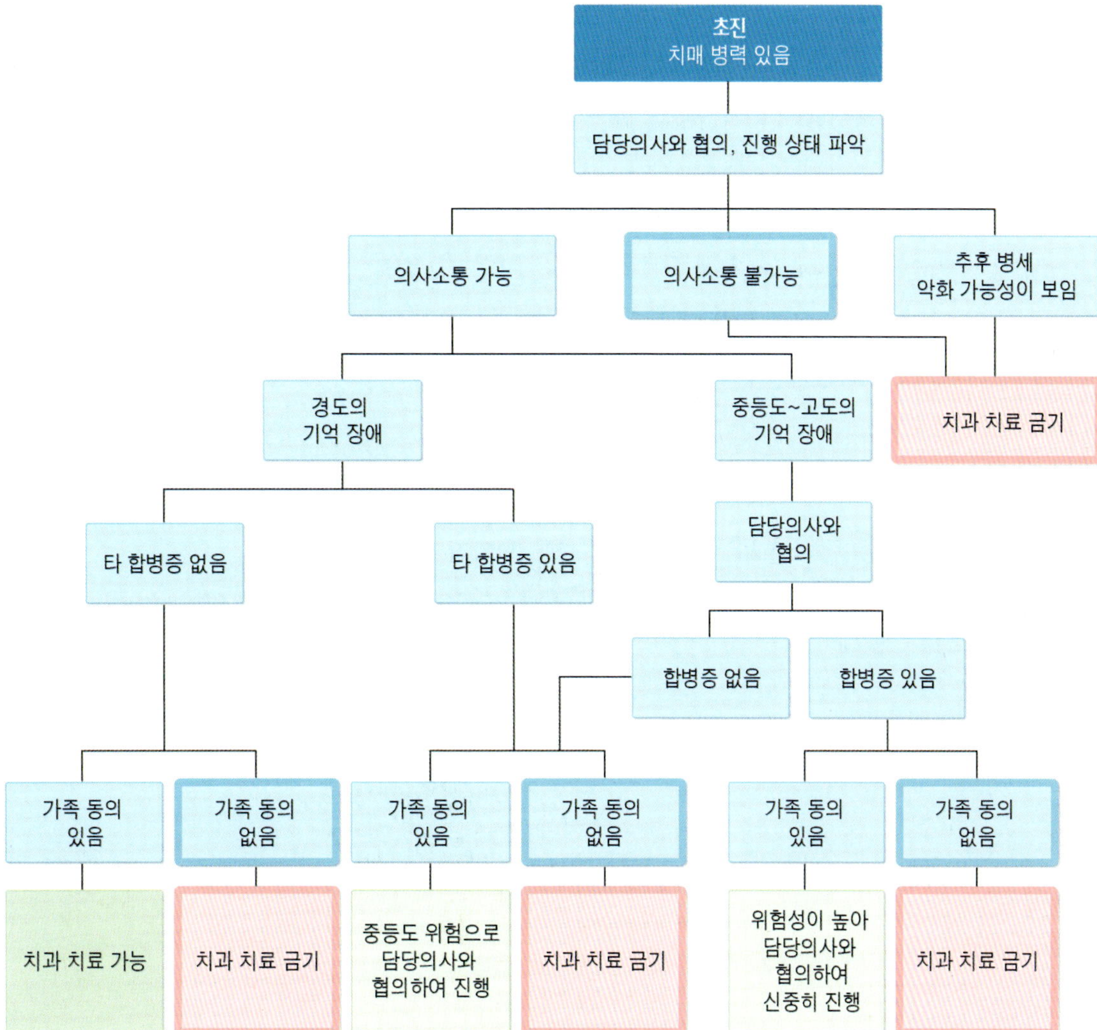

그림 3-12. 초진 시 치매 환자의 위험도 검사를 위한 순서.

표 3-5. 치매가 의심되는 증상

- 같은 것을 말하거나 묻는다.
- 최근의 사건을 생각해 낼 수 없다.
- 중요한 것을 없애거나 잊어버린다.
- 지금까지 좋아하였던 것에 대한 흥미와 관심이 없어진다.
- 익숙한 곳에서 길을 잃는다.
- 사소한 일에 신경질적이다.
- 본인이 건망증을 자각하지 못한다.
- 일상생활에 지장이 있다.
- 행동 및 심리증상(망상, 환각, 불안, 배회, 기타)

치매 증상이 있으면 비록 경도라고 해도 앞으로 진행이 예상되므로 적극적 치료는 피한다(표 3-6).

표 3-6. 치매의 임상증상

지적 기능의 저하	정신증상과 행동의 장애	신체 기능의 장애
• 건망증으로 기억력의 저하, 최근의 기억력이 저하된다. • 방향 장애로 일시, 장소, 사람을 몰라본다. • 사고력과 이해력의 장애, 계산하지 못한다.	• 밤이 되면 흥분하고 언동이 비정상적이다. • 불면증이 있어서 밤에 자지 않는다. • 환각 증상으로 없는 것을 보고, 듣는다. • 망상이 심하여 있을 수 없는 것을 믿는다. • 기분이 침체된다. • 정처 없이 돌아다닌다. • 같은 것을 반복한다. • 폭력 성향이 있고 쉽게 화를 내며 폭언이나 폭력 행위를 한다. • 음식이 아닌 것을 입에 넣는다. • 깨끗한 것과 더러운 것의 구별이 어렵다.	• 보행 장애로 넘어지거나 충돌하기 쉽다. • 연하 장애가 있어서 물을 삼키는 일이 어렵고, 숨이 막히고 잘못 삼키는 일이 반복된다. • 대변과 배뇨의 어려움이 있으며, 요실금, 변실금이 있다.

4) 치료계획

(1) 치과 치료의 가능성

초진 시 증상이 비록 가벼워도 진행성을 생각하면 안이하게 치료를 권할 수 없다. 증상이 진행되면 구강위생 상태도 나빠져 임플란트 자체가 염증 등의 구강 내 문제의 원인이 될 수 있으며, 간호하는 사람이 구강관리를 할 수 없는 경우도 있다. 이런 점을 생각하면 증상이 있거나 치매 위험이 크면 적극 치료를 권할 수 없으며 본인이 희망해도 가족과 함께 충분히 이야기하는 것이 필요하다.

(2) 치과 치료 시 위험도

치과 치료 시 위험성은 크게 다음 4가지로 나눌 수 있으며, 이에 대한 대응이 필요하다.

① 치매 자체 증상의 진행 상태와 이와 동반하여 나타나는 구강 내 증상(표 3-7)

특히 건망증이나 인지 장애가 있으면 설명해도 이해를 할 수 없기 때문에 치료를 권해도 이해하지 못하거나 판단할 수 없으므로 치료 도중 또는 종료 후에 가족과 문제를 일으키는 일도 생각할 수 있다. 따라서 치매가 의심되면 담당의사의 진료는 물론, 가족에게 치료 내용의 설명과 예후에 대해 설명할 필요가 있다.

표 3-7. 치매 환자의 구강 증상

• 구강위생 불량 • 침샘 기능저하, 약물성 타액 감소로 구강건조증 발생 • 치주질환으로 구취가 있음 • 미뢰 감소(위축), 평활한 혀, 갈라진 혀 등으로 미각 장애 발생 • 구강 및 안면부의 외상으로 턱뼈, 점막, 악관절 탈구 등 발생 • 치아의 파절, 탈구, 마모, 치아우식증 등 발생

② 치매의 원인 질환 또는 기초질환에 의한 위험

고령에서는 특히 기초질환이 많아서 각각의 상태와 치료 내용을 파악하지 않으면 안 된다. 이에 대해 담당의사에게 의뢰하여 상태를 파악해 둔다. 치매가 진행성인 것을 생각하면 정기적으로 담당의사와 연락하지 않으면 증상의 진행 상태나 그에 따른 투약 내용 변경을 알 수 없다.

③ 내복약 부작용에 의한 위험

특히 항응고제를 복용하면 관혈적 처치를 시행할 때 주의가 필요하다. 내복약에 대해 담당의사에게 문의하여 처치에 대한 영향뿐 아니라 다른 약제와 상호작용을 조사해 둔다.

④ 구강 내 위생 상태에 따른 위험도

치매 환자는 달콤한 음식에 대한 선호도가 강하며, 구강건조나 위생 상태 불량으로 치주염이나 충치가 악화하기 쉬운 상태가 된다. 특히, 임플란트 치료 시 임플란트 주위염의 위험성이 높아 정기적인 구강관리가 필요하다. 임플란트 치료 후에 치매가 나타나서 진행되면 임플란트 자체가 원인이 되어 구강위생 상태가 나빠지거나 섭식 상태가 나빠질 수 있으므로 전신상태가 안정되어 있으면 치매가 더 진행되기 전 임플란트 고정체의 제거도 고려해야 한다. 정기적 구강관리가 필요하나 통원할 수 없으면 재택관리도 가능하다. 환자 자신에 의한 건강관리를 기대할 수 없으므로 간병하는 사람의 교육도 필요하다. 그 밖에 불수의운동이 있으면 예리한 도구를 사용할 때 구강이나 주위를 손상시킬 가능성도 있어 일반적 치과 처치 시에도 주의가 필요하다.

5) 증례 연구

증례 3-5 69세 여성, 임플란트 치료 상담을 위해 내원

초진 소견에서 브리지 지대치인 상악 우측 제2소구치(#15)와 제2대구치(#17) 치근단에 병소가 있었으며, 전체적으로 치조골의 흡수가 진행되어 중증 치주염 상태였다(그림 3-13).

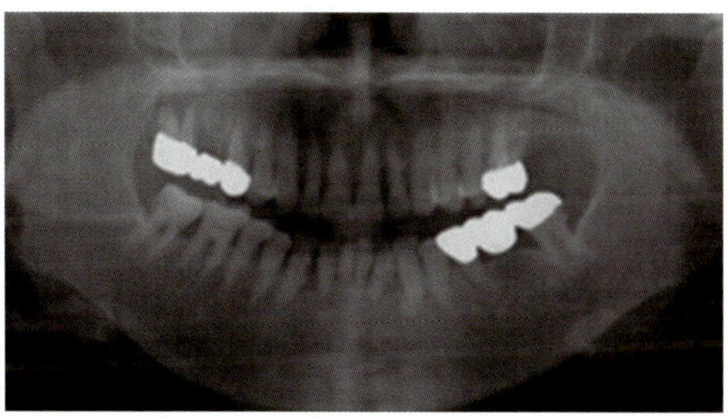

그림 3-13. 초진 시 파노라마 방사선소견.

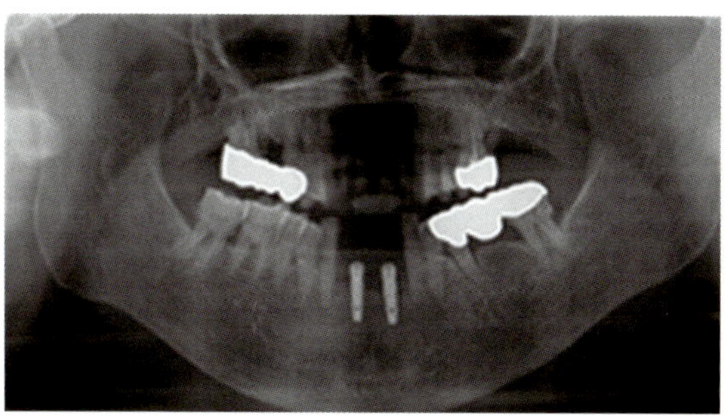

그림 3-14. #32, 41 부위에 임플란트 고정체 식립.

병력에서 뇌졸중(stroke)과 치매(dementia)를 치료하고 있어 담당의사에게 사용 중인 약제와 치과 치료 시 주의해야 할 사항에 대해 의뢰하였다. 치과 치료에 특별한 문제가 없다고 하여 치과 치료를 진행하기로 하였다.

치료계획으로 #15, 17의 브리지 제거와 발치, 하악 좌측 측절치(#32), 우측 중절치(#41) 발치와 임플란트 치료를 하기로 하였다. 당일 #32, 41 부위에 임플란트 고정체를 식립하였다(그림 3-14). 수술 전 린코마이신을 근주하고, 수술 후 세파드록실을 7일간, 아세트아미노펜을 3일간 처방하였다. 1개월 후 #15-17 부위에 임플란트 고정체를 식립하였다(그림 3-15).

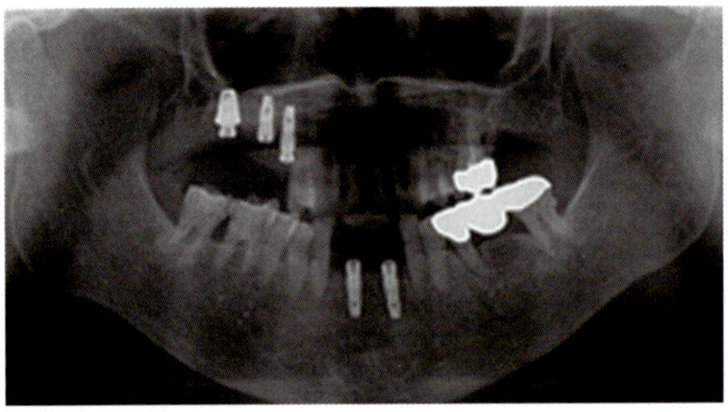

그림 3-15. #15-17 부위에 고정체 식립.

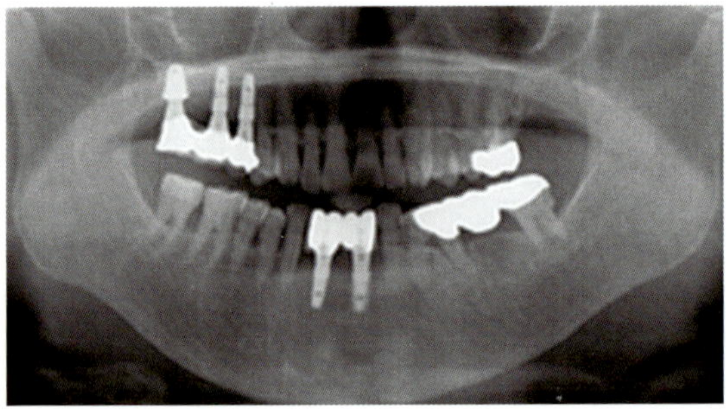

그림 3-16. 상, 하악 임플란트 보철치료 완료.

2개월 후 #32, 42의 보철치료를 하였다. 다음 날, "임플란트를 하고 나서부터 혀가 마르고 혓바늘이 나요. 입안에서 쇳물 맛이 나요"라고 하였다. 파리덱스 연고를 처방하였으나, "낫지 않고 다른 치과에서 금속 알레르기 때문이라는 말을 들었어요"라고 하였다. 클로나제팜 1정을 자기 전 입안에서 녹여서 1주일 동안 사용하도록 처방하였다. 당일 #15-17 부위의 2차 수술을 시행하였다.

7일 후, "혀 우측뿐 아니라 가운데까지 아파요. 따끔따끔하고 갈라지는 느낌인데 표현하기 어려워요. 씹거나 먹을 때는 괜찮은데 가만히 있을 때 가장 불편해요"라고 하여 클로나제팜과 아미트립틸린을 7일간 복용하도록 하였다. 7일 후, "똑같아요, 혀가 오른쪽하고 가운데가 쓰라리고, 따끔따끔하고 갈라지는 느낌인데 아파요. 씹거나 먹을 때는 괜찮아요. 약은 다 먹었어요. 불편한 건 없어요"라고 하여 클로나제팜과 가바펜틴을 처방하였다. 2주 후, "지난번과 같아요. 혀가 오른쪽 하고 가운데가 갈라지는 느낌이고, 쓰라리고, 따끔따끔한 느낌은 아니에요. 약은 복용 중이고, 불편한 것은 없으나, 나아지는 것도 없어요. 증상이 계속되어 대학병원에 가보려고요"라고 하였다. 1개월 후, "지난번과 증상이 같아요. 더 나아진 건 없어요. 치료받아도 낫지 않고 약만 계속 먹고 있는데 임플란트 하고 생겼으니 진료비 안 내도 되는 거 아니에요?"라고 해서 임플란트 치료와 관계없는 증상이므로 진료비는 내야 한다고 말하였다. #15, 16, 17 부위의 임플란트 보철치료를 완료하였다(그림 3-16). 7일 후, "증상이 비슷해요. 씹거나 먹을 때는 괜찮은데 가만히 있을 때 쓰라리고, 거즈를 물고 있으면 좀 나아요. 남편이 근무하는 병원에서 치료받고 싶어요"라고 하였다. 그 병원에는 구강내과가 없으니까 구강내과가 있는 병원으로 가라고 진료의뢰서를 써 주었다. 5개월 후 정기검진에서 혀에 대한 말은 없었다.

이 증례는 뇌졸중과 치매의 병력이 있었으며, 임플란트 고정체 식립 후 명확한 원인 없이 불편을 호소하여 어려움이 있었으며, 치매에 의한 감각 변화인지, 환자가 주장하는 금속 알레르기 증상인지 분간하기 힘들어 치매 환자 진료 시 고려해야 할 문제로 생각되었다.

증례 3-6 81세 여성, 하악 좌측의 골수염으로 전원

초진 소견은 하악 좌측 부위의 골수염(그림 3-17)으로 다른 병원에서 의뢰되었다.

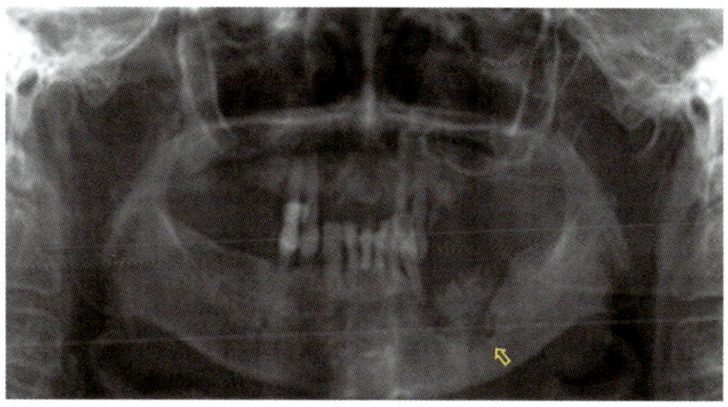

그림 3-17. 하악 좌측 소구치 부위의 방사선투과성 띠가 있는 삼각형의 부골 형성.

병력에 고혈압, 말초신경병증(peripheral neuropathy), 골다공증(osteoporosis)과 치매(dementia)가 있었다. 신경과와 마취과에 의뢰하여 다음과 같은 회신을 받았다.

1. 신경과 회신

   "고혈압, 치매, 말초신경병증으로 투약 중이고, 최근 골다공증약은 처방하지 않았으며, 치과 치료를 위하여 중단할 약은 없으며, 수술에 지장 없을 것으로 사료됨."

2. 마취과 회신

   "고령이고 치매가 있어 마취 시 위험이 있음. 최근의 혈액검사, 심전도, 심초음파, 폐기능검사에서 전신마취 금기 소견은 없으므로 환자와 보호자에게 충분히 설명하고 동의서를 받아 수술 시행 가능함."

치료계획으로는 입원하여 항생제, 소염제 투여 후 전신마취 하에 부골적출술과 배형성술을 시행하기로 하였다.

이 증례는 치매가 있는 고령의 환자였고, 전신마취를 위한 검사에 이상이 없어 수술을 시행하여 후유증 없이 치유되었으며, 특히 수술 후 섬망 발생에 주의하였다.

6) 전문의 의견

치매 환자에서 여러 가지 치과적인 문제가 발생되나 본인에게 설명하여 이해시킬 수 없으며, 가족의 협력을 얻을 수 없으면 진료가 어렵다.

치매 환자에서 공통적인 것은 우선 환자와 융합되는 인간관계의 성립이다. 그러고 나서 환자의 마음과 행동을 이해하도록 노력한다. 진료 시 가족의 호응 하에 최대한 협조되는 환경을 만들어간다. 현실적으로 응급처치를 피할 수 없는 경우도 많다. 치매가 진행되면 구강 내에 이상이 있어도 적극 요구하지 않으므로 가족이 구강 내 감시와 관리에 보다 관심을 둬야 한다. 우리는 모두 나이가 들게 되며 언젠가 기억력이 흐려질 수밖에 없는 나약한 인간이라는 생각에서 치매 환자에게 조금이라도 도움을 줄 수 있도록 노력해야 할 것이다.

참고문헌

1. 대한치과마취과학회 역: 치과진료실에서의 응급처치 6판. 대한나래출판사, 2009.(Malamed SF: Medical Emergency in the Dental Office. Mosby, New York, 2007.)
2. 정진우, 등: 전신질환 환자의 치과치료 8판. 대한나래출판사, 2015.(Little JW, Falace DA, Miller CS, Rhodus NL: Dental Management of the Medically Compromised Patient. Elsevier, 2013.)
3. 永原國央, 等: 歯科インプラント治療のリスク度チェクとその對応. クインテッセンス, 2012.
4. Knopman DS: Alzheimer's disease and other dementias. Cecil Textbook of Medicine. 23 ed, Saunders, Philadelphia, 2007.
5. Debby H, Hom-Lay W: Medical contraindications to implant therapy: Part II Relative contraindications. Implant Dentistry 16(1):13-23, 2007.
6. Henry RG, Smith BJ: Managing older patients who have neurologic disease: Alzheimer's disease and cerebrovascular accident. Dent Clin North Am 53:269-294, 2009.

3 간질(뇌전증)과 치과 치료

1) 질환의 특성

간질(epilepsy)은 여러 원인에 의해 일어나는 만성 뇌 기능 장애이며, 대뇌 뉴런의 과잉 흥분에 의한 반복성 발작(간질 발작)이 주 증상이고, 다양한 임상증상 및 검사소견에 따라 정의된다. 간질 발생률은 인구 10만 명당 약 50명, 유병률은 약 1%로 빈도가 높은 질환이며, 최근 고령자의 발병률이 높아지고 있다. 간질 발작(epileptic seizures)은 만성 반복성이고, 뇌파 이상이 있으며, 이상 뇌파가 뇌 부위 확산에 따라 의식 장애, 경련 등의 증상을 나타낸다. 발작은 대발작(generalized convulsions), 소발작(petit mal seizures),

초점성 발작(focal seizure), 정신운동성 발작(psychomotor seizure), 자율신경성 발작(autonomic seizure)으로 분류된다(표 3-8).

표 3-8. 발작의 종류

발작의 종류	주요 증상
대발작	무엇보다 빈도가 높고, 돌연 의식 소실과 경련을 일으킨다. 치아를 악문다. 산동, 호흡정지, 창백증을 나타낸 후 근육이 이완되고, 발작 후 잠이 들며, 서서히 의식을 회복한다.
소발작	단시간의 의식 소실, 근긴장 저하, 토누스 발작 등이 주 증상이며, 눈치채지 못하는 경우도 있다.
초점성 발작	경련이나 감각 이상이 거의 일정한 부위에 일어난다. 대뇌피질에 국소성 기질적 장애가 존재하는 경우가 많다.
정신운동성 발작	발작성의 이상 행동, 이상 기분을 나타낸다.
자율신경성 발작	두통이나 복통 등이 발작적으로 나타나며, 소아에서 많다.

진단 시에 발작 시 상태의 문진(가족이나 친구 등)도 중요하지만, 이학적 및 신경학적 소견으로 마비, 감각 장애, 지적 장애, 불수의운동 등에도 주의가 필요하다. 검사로는 뇌파검사가 중요하지만 약 반 수 정도에서 간질성 뇌파가 보이지 않기 때문에 수차례의 검사가 필요한 경우도 있다. 이런 검사 결과로 부분 간질, 전반 간질, 미결정 간질 등으로 나눌 수 있으며, 특발성 및 증후성으로도 분류한다.

(1) 간질의 위험도와 초진 시 검사

간질 환자의 대응에 대해 간질 발작 빈도를 중심으로 진단의 흐름과 위험도 검사의 순서는 그림 3-18과 같다. 발작 빈도가 낮아도 2년 이상 없으며, 정신적으로 안정된 상태이면 위험도가 낮아 치료 가능성이 있다고 생각한다. 그러나 발작 빈도가 높고, 치과 치료 행위가 유발요인이 되면 위험이 크므로 치료를 피해야 한다.

초진 시 문진에서 발작의 종류나 원인을 자세히 파악한다(표 3-9). 특히 스트레스에 의해 발작이 유발되면 치과 치료 자체가 어렵게 된다. 또 열이나 빛에 의해 발작이 유발되기도 하므로 구강검사 시 치과용 라이트가 직사되지 않도록 주의한다. 또한 항경련제의 일종인 페니토인에 의한 치은증식증도 있어(그림 3-19), 구강 내 위생 상태를 포함한 구강 내 환경 조사를 잊으면 안 된다.

표 3-9. 발작의 유발요인

일반적 유발요인	저혈당, 월경 주기, 수면 부족, 과로, 알코올 섭취, 감정의 변화, 놀람, 발열, 빛, 불규칙한 항간질제의 복용
치과 치료 시 유발요인	치과 치료 시 라이트, 규칙적인 엔진의 진동, 국소마취 등과 같은 일시적인 통증

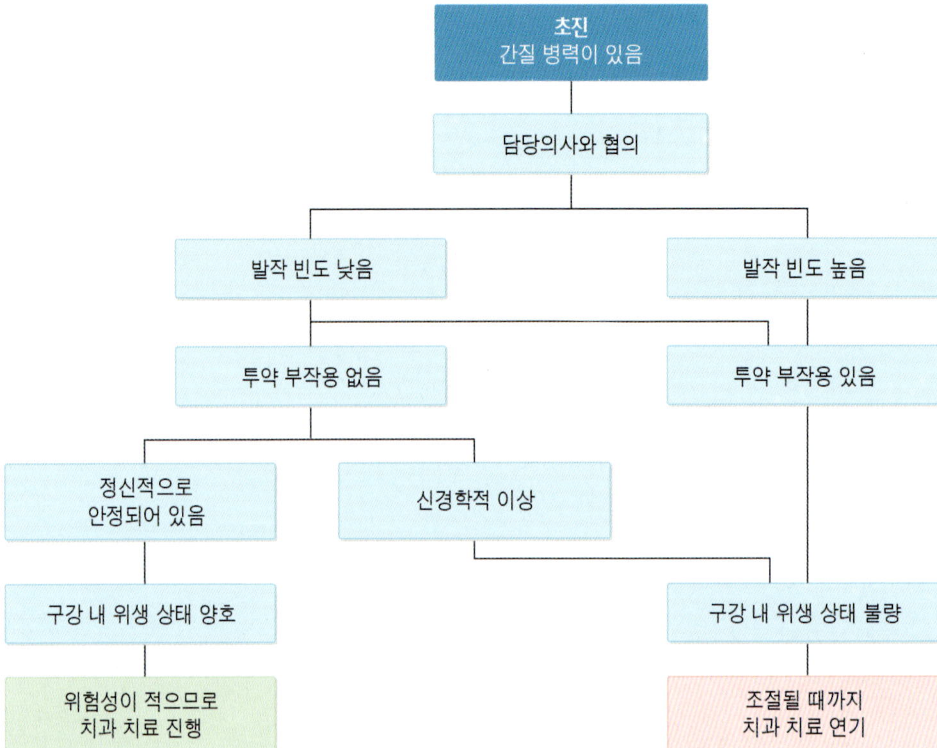

그림 3-18. 초진 시 간질 환자의 위험도 검사를 위한 순서.

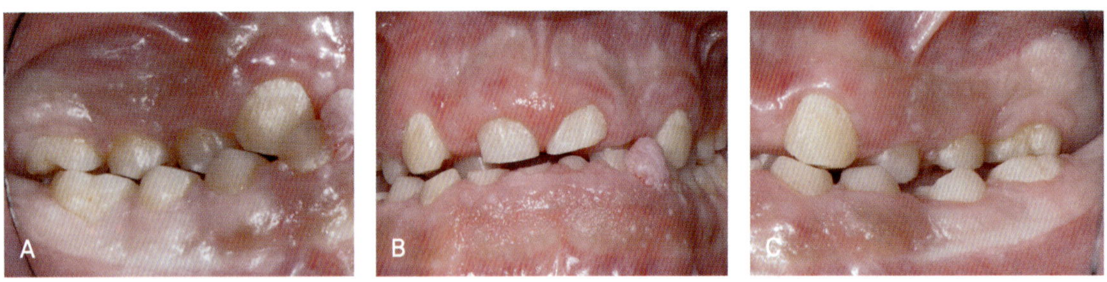

그림 3-19. A~C, 간질 환자가 복용하는 약제에 의한 치은 증식.

2) 담당의사에게 진료 의뢰와 치료 내용 확인

담당의사에게 의뢰하여 간질의 종류, 원인, 치료 경과 및 투약 내용에 대해 알아둘 필요가 있다. 또 발작 종류와 유발요인에 대해 문의하는 것도 잊어서는 안 된다. 원인 질환이 있는 증후성 간질은 질환 상태와 치료 경과, 투약 내용 파악이 필요하다.

발작형에 따른 항경련제 사용은 표 3-10과 같다. 항경련제(anticonvulsants)는 전신권태감, 졸음, 현기증 등의 부작용이 있다. 그 밖에 급성 정신증상, 우울 상태, 심장전도계 장애, 저나트륨혈증, 파킨슨 증상 등 약제 특유의 부작용도 있다. 따라서 발작이 없이 장기간 안정된 상태에서도 정신상태나 전신상태에 조심하지 않으면 안 된다.

페니토인은 섬유성 증식으로 치은증식증을 일으키는 부작용이 있다. 따라서 구강위생교육을 정기적으로 시행하여 구강 내 환경 변화를 조심하지 않으면 안 된다. 치은 증식이 심하면 외과적으로 치은 절제가 필요한 경우도 있다.

표 3-10. 항경련제의 순차적 선택

발작형		제1선택	제2선택
전반 발작	강직, 간대형	Valproic acid	Phenobarbital
	실신 발작	Valproic acid	Methsuximide
	미오클로누스 발작	Valproic acid	Clonazepam
부분 발작	단순형	Carbamazepine	Phenytoin, zonisamide, valproic acid
	복잡형		

항경련제와 치과에서 처방하는 약의 병용에 주의가 필요한 경우도 있다. 항생제 클라리스로마이신은 카바마제핀의 혈중 농도를 올려 중독 증상을 일으킬 가능성이 있으며, 진균제인 이트라코나졸(itraconazole)은 카바마제핀이나 페니토인의 혈중 농도를 상승시킨다. 카바페넴계(carbapenem) 항생제는 발프로산(valproic acid)과의 병용에서 간질 발작의 가능성이 높아진다(표 3-11). 이런 약제의 사용에 충분한 주의가 필요하다.

표 3-11. 치과 처방 약제와 항경련제와의 상호작용

항경련제	치과에서 처방되는 약	상호작용
Carbamazepine	Macroride antibiotics	Carbamazepine 농도 상승으로 중독 증상 출현
	Tetracycline	작용 감소
Phenytoin	Itraconazole	혈중 농도 저하
Phenobarbital	Tetracycline	혈중 반감기 단축
Primidone	Tetracycline	혈중 반감기 단축
Valproic acid	Carbapenem antibiotics	경련 발작 재발
	Erythromycin	Valproic acid 효과 증가

3) 치료계획

(1) 치과 치료의 가능성

치과 치료는 간질의 원인이 되는 질환이 없거나 투약하고 발작이 2년 이상 없고, 구강 내 환경이 좋으며, 정신적으로 안정되어 있는 등의 조건이 갖추어지면 일반 환자와 같은 치료가 가능하다고 생각한다. 그러나 신경학적 이상, 뇌파 이상, 고령 등의 요인이 있으면 발작을 일으킬 가능성이 높아서 치료를 신중히 판단하지 않으면 안 된다. 또 구강 내 환경이 안정되어 있지 않거나 구강 내 위생 상태가 좋지 않으면 예후가 불량한 것도 고려해야 한다.

치과 치료의 결정은 담당의사와 상담하고, 환자 및 가족과 치료 내용과 예후에 대해 충분히 상의하여 시행해야 한다.

(2) 치과 치료 시 위험도

간질 자체가 치과 치료에 직접 영향을 준다는 보고는 없다. 그러나 간질은 질환 자체나 투약 부작용에 의해 정신상태가 안정되지 않으며, 우울 상태가 되는 경우도 있어서 치과 치료에 대한 상담이나 설명도 환자뿐만 아니라 가족도 입회하여 진행하는 것이 바람직하다.

치료에서는 스트레스가 발작의 유발요인이 될 수 있다. 또한 치료 중에 장시간 동안 같은 자세 유지, 국소마취의 자극, 빛에 의한 자극 등이 유발요인이 될 수 있다. 컨디션이 나쁜 상태로 수면 부족, 과로, 저혈당, 월경 주기, 발열 등을 들 수 있으며, 치료 당일 환자의 컨디션을 정확히 판단하여 편안한 상태에서 치료해야 한다.

치료 중뿐만 아니라 치료 전, 후에도 간질 발작이 일어나는 경우가 예상되므로 발작이 일어났을 경우의 대처에 대해서도 준비를 해 두지 않으면 안 된다. 발작의 대처는 간질의 종류, 발작 상태에 따라 다르므로 담당의사와 제휴하여 발작 시 대처법에 대해 지도를 받아 준비해 두지 않으면 안 된다. 또 발작 시에 의식이 소실되어 쓰러지는 간대성 강직성 발작(clonic-tonic seizure)도 있으므로 쓰러질 때 머리 부분 등이 주위 기구에 부딪히지 않도록 주의해야 한다.

치과 치료의 예후와 관련하여 치은 증식의 발생 또는 악화에 주의를 기울이지 않으면 안 된다. 또 정신 상태가 안정되지 않아 일반적으로 구강위생 상태가 나빠지는 일도 생각할 수 있어 치과 치료가 장기적으로 성공하기 위해서는 정기검사 주기를 짧게 하는 것도 필요하다.

4) 증례 연구

증례 3-7 75세 여성, 발치 후 지속적 염증

다른 치과의원에서 본 병원으로 전원 시 지참한 기록은 다음과 같다.

"6개월 전 다른 병원에서 하악 좌측 견치(#34) 발치 후 염증이 생겨 본원에서 치료를 받았으나 호전되지 않아 소파술을 시행할 계획이었으나 골수염이 진행되어 의뢰 드림. 골다공증약을 복용한 병력이 있으나 현재는 중단한 상태임."

초진 소견에서 하악 골체부의 구내 및 구외 누공이 형성되어 있었으며(그림 3-20), 전신마취 하에 부골적출술을 시행하기 위해 입원하였다.

병력에서 뇌경색증(cerebral infarction)과 간질(epilepsy)이 있었으며, 뇌경색증에 클로피도그렐과 간질에 토피라메이트를 복용 중이었다.

간질에 대해 신경과에 의뢰하여 다음과 같은 회신을 받았다.

"경련으로 내원하여 간질 진단 하에 통원 치료 중이고, MRI에 다발성 허혈 병변으로 항혈소판제를 투여하고 있으며, 수술 전 약제 중단은 환자에게 설명하였고, 항경련제는 지속하기 바람.

- 수술 가능성 및 전신마취: 간질에 의한 전신마취 위험은 크지 않으나, 뇌졸중 병력이 있어 수술 전, 후 뇌졸중 위험은 일반인보다 1~2% 정도 높음. 수술 중 및 전, 후의 혈압 변동에 주의하기 바람.
- 수술 전 투약: 특별히 필요하지 않음.
- 약제 투여의 주의사항: 토피라메이트는 수술 전날 아침, 저녁과 취침 전에 추가하고, 수술 후 경구약 복용이 가능하면 바로 투약하기 바람. 클로피도그렐은 수술 7일 전에 중단하고, 수술 후 출혈의 위험이 없으면 24시간 이내에 투약하기 바람."

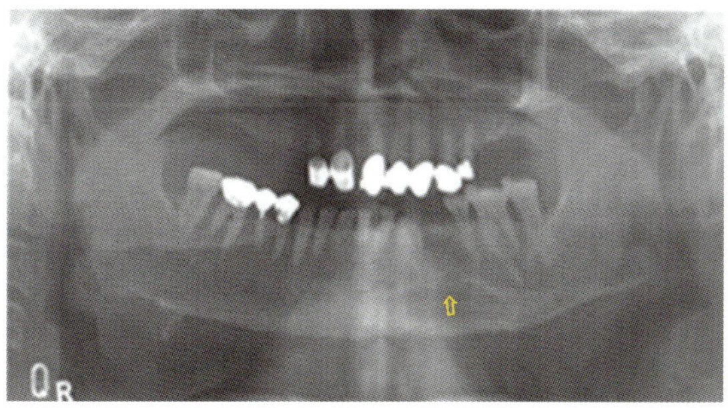

그림 3-20. #34 발치 후 지속된 염증 소견.

이 증례는 항생제와 소염제를 투여하고, 전신마취 하에 부골적출술(sequestrotomy), 배형성술(saucerization), 누공제거술(fistulectomy)을 시행하였으며, 호전된 상태로 퇴원하였다.

증례 3-8 26세 남성, 하악 우측 대구치 부위의 불편함

초진 소견에서 전반적으로 구강청결 상태가 불량하였다. 매복 상태인 #48 주위에 만성 치관주위염, 근심 경사와 치근 만곡이 있었으며, #47 치아의 우식증이 의심되었다(그림 3-21).

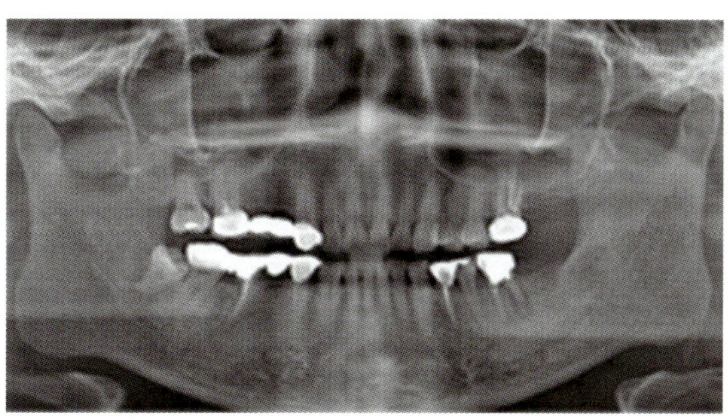

그림 3-21. 초진 시 파노라마 방사선소견.

병력에 투레트증후군(Tourette syndrome)이 있었으며, 진료 시 불수의적 움직임으로 위험할 수 있는 상태였다. 틱(tic) 장애로 약을 복용 중이었다. 인지 능력은 정상이었고, 환자는 구강 내에 기구가 닿으면 틱 장애가 멈춘다고 말하였다.

국소마취 하에 매복된 #48을 발치하고, 지혈을 위해 봉합하였다. 5일간 약을 복용하였고, 1주일 후 발사하였다. 특별한 후유증 없이 치료되었다.

이 증례는 진료 시 불수의적 움직임이 있어 예상치 못한 위험에 노출될 수 있으므로 사전에 설명 및 동의를 구할 필요가 있다.

5) 전문의 의견

간질은 최근 뇌전증이라는 용어로 바뀌었다. 뇌에 어떤 이상으로 전기적 흥분이 발생하고 뇌의 다른 부분으로 퍼져 나가는 상태이다. 운동신경을 담당하는 부분으로 퍼져 나가면 전신의 경련이 나타나며, 일부분에만 국한되면 부분 발작의 형태로 나타난다. 머리를 다쳐 뇌에 상처가 있을 때 이것이 전기적 흥분의 초점이 될 수 있으므로 경련을 방지하기 위해 외상 후 2년간 항경련제를 복용한다. 뇌의 염증성 질환이나 뇌의 종양 치료 후에도 항경련제를 장기간 처방한다. 뇌졸중 후에도 경련이 나타날 수 있으며, 신경외과에서 뇌출혈의 수술 치료 후에는 반드시 항경련제를 처방하나, 뇌졸중의 내과적 치료 후에는 대부분 항경련제를 처방하지 않는다. 그러나 두부 손상이 광범위하면 전기적 이상 흥분의 발생원인이 될 수 있어 항경련제 처방을 고려한다. 과거 간질은 소아기에 시작되어 소아에서 많았으나, 최근 인구의 고령화에 따른 뇌질환 증가로 경련 환자가 증가하고 있어 치료 전 투약 내용의 확인이 필요하다.

간질에 대해 많은 항경련제가 개발되어 있으며, 상태에 따라 다양한 약제를 선택하여 사용한다. 뇌파검사와 MRI 검사에서 국소적으로 전기 흥분 발생 부위가 발견되면 감마나이프로 파괴해서 경련을 억제하는 방법도 있다. 항경련제를 투여할 때 용량이 작으면 경련이 재발하며, 용량이 많아지면 부작용이 나타난다. 따라서 약을 복용하며 정기적으로 혈중 약물농도를 측정하여 용량을 조절한다. 항경련제 일부는 간 기능에 이상을 나타내며, 비타민 D 대사를 변화시켜 골다공증을 일으킨다. 따라서 정기적인 간기능검사와 골밀도검사를 시행한다.

항경련제를 복용 중인 환자의 치과 치료 시 주의사항은 다음과 같다.

1. 치료 당일 정해진 치료제를 복용하였는지 확인한다.
2. 치과 치료 시 스트레스로 간질 발작이 일어날 수 있으며, 이 경우 디아제팜을 정맥주사 하고, 중증에서는 발프로인산을 정맥주사 한다. 호흡 억제나 심근허혈 변화가 있으면 산소를 공급한다.
3. 혀를 깨물지 않도록 설압자나 거즈를 견치부에 삽입한다. 이때 삽입한 거즈의 자극으로 구토를 일으키지 않도록 주의한다. 발작 직후에 증상이 심하지 않으면 그대로 조용히 뉘어 놓아도 좋다.

참고문헌

1. 대한치과마취과학회 역: 치과진료실에서의 응급처치 6판. 대한나래출판사, 2009.(Malamed SF: Medical Emergency in the Dental Office. Mosby, New York, 2007.)
2. 정진우, 등: 전신질환 환자의 치과치료 8판. 대한나래출판사, 2015.(Little JW, Falace DA, Miller CS, Rhodus NL: Dental Management of the Medically Compromised Patient. Elsevier, 2013.)
3. 永原國央, 等: 歯科インプラント治療のリスク度チェクとその對応. クインテッセンス, 2012.
4. Feigin VL, et al: A review of population based studies of incidince, prevalence, and case fatality in the late 20th century, Lancet Neurol 2:43-53, 2003.
5. Camfield C, Camfield P: Management guidelines for children with idiopathic generalized epilepsy, Epilepsia 46(Suppl 9):112-116, 2005.
6. Fatahzadeh M, Glick M: Stroke: epidemiology, classification, risk factors, complications, diagnosis, prevention, and medical and dental management. Oral Surg Oral Med Oral Pathol Oral Radiol Endod 102:180-191, 2006.
7. Spencer S: Seizures and epilepsy. Cecil Textbook of Medicine. 23 ed, Saunders Philadelphia, 2007.
8. Lowenstein DH: Seizures and epilepsy. Harrison's principles of internal medicine. 17 ed, McGraw-Hill, New York, 2008.
9. Cune MS, et al: Dental implants in persons with severe epilepsy and multiple disabilities: a long term retrospective study. Int J Oral Maxillofac Implants 24(3):534-540, 2009.
10. Sillanpaa M, Shinnar S: Long-term mortality in childhood onset epilepsy, N Engl J Med 363:2222-2227, 2010.

04 소화기질환

1. 구강건조증과 치과 치료
2. 위·십이지장질환과 치과 치료
3. 간·췌장질환과 치과 치료

1 구강건조증과 치과 치료

1) 질환의 특성

입 속이 건조한 상태를 흔히 드라이 마우스(dry mouth)라고 말하나, 의학적으로는 구강건조증(xerostomia)이라고 한다. 타액 배출량 감소로 초래되며, 우리나라에는 통계 자료가 없지만 일본은 800만 명의 환자가 있다고 추정되며, 드라이 아이(건조성 각결막염: keratoconjunctivitis sicca) 환자의 대부분에서 드라이 마우스 증상이 있다. 원인으로 정신적인 것, 전신질환(고혈압, 당뇨병, 신부전에 의한 혈액투석)에 관련된 것, 내복약의 부작용, 턱 안면 영역의 방사선치료, 역류성 식도염(reflux esophagitis), 선천성 질환, 자가면역질환 등을 들 수 있다. 여성, 특히 갱년기 여성에서 많은 경향이 있다. 정신적 원인으로 일상생활의 스트레스와 가까운 사람의 죽음, 실업, 가정 내 불화, 바쁜 업무, 일의 실패 등을 들 수 있다.

전신질환에 의한 것으로 당뇨병에서 소변량이 증가하므로 항상 탈수 증상을 자각하여 다량의 수분 보충이 필요하나, 충분한 수분 보충이 되지 않으면 구강건조를 호소하게 된다. 고혈압에 복용하는 혈압강하제의 부작용으로 구강건조증을 일으키는 경우도 있다. 투석 환자에서는 구강건조, 중증 치은염, 다발성 우식증을 일으키는 것으로 알려졌다(그림 4-1A, B). 그 밖에 일반적으로 처방하는 약의 80%가 구강건조증을 일으킬 수 있다고 알려졌다(표 4-1).

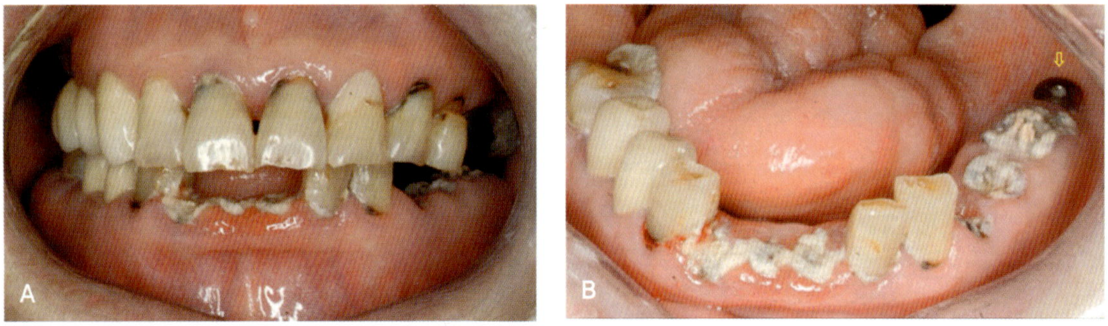

그림 4-1. 구강건조증 환자의 구강 내 특징적 소견. **A,** 치은의 발적, 종창 및 다수의 치경부의 치아우식증. **B,** 불량한 구강 청결 상태와 다수의 잔존 치근이 보이며 하악 좌측 구치부에 임플란트 고정체를 볼 수 있다(⇩).

표 4-1. 구강건조증을 일으킬 수 있는 약제

3환계 항우울제	Amitriptyline
항정신병제	Chlorpromazine, haloperidol, risperidone
혈압강하제	Valsartan, telmisartan, olmesartan, irbesartan
항히스타민제	Chlorpheniramine, piprinhydrinate, cetirizine, ebastine, dimenhydrinate, epinastine, olopatadine, oxatomide, periactine
항콜린제	Atropine, bethanecol
항파킨슨제	Trihexylphenidyl, pramipexole, ropinirole

방사선치료와 관련된 것에는 악안면 영역의 악성 종양, 특히 혀, 치은 점막, 인두, 후두 등에 발생한 악성 종양의 치료를 위해서 방사선을 조사하면 타액선 기능저하로 타액분비량이 감소한다.

역류성 식도염에서는 pH가 낮은 소화액(위산)이 식도 및 구강 내에 역류하여 구강 점막에 염증을 일으킬 수 있다. 이에 따른 건조 상태가 나타난다.

선천성 질환으로 선천성 외배엽형성부전증이 있으며, 치아 결여와 미세 타액선 소실 등이 있다.

자가면역질환으로 쉐그렌증후군(Sjögren syndrome)이 대표적이고, 침샘, 눈물샘 등이 진행성으로 침범되어 침과 눈물 분비가 저하된다.

또한 갱년기 증상을 호소하는 여성에서 구강건조증을 동반하는 경우가 많다.

타액은 연하보조작용, 용해작용, 소화작용, 항균작용, 완충작용, 세정작용, 조직회복작용 등의 기능이 있어 타액분비 저하는 이런 작용도 저하되어 저작, 연하 및 대화가 잘 안 되고, 미각 소실과 충치, 치은염 등이 발생한다.

2) 담당의사에게 진료 의뢰와 치료 내용 확인

구강건조의 원인에는 정신적 문제, 고혈압, 당뇨병, 내복약, 악안면 영역의 방사선치료, 역류성 식도염 등을 들 수 있으며, 어느 경우에나 의사가 관여하고 있을 것이다. 따라서 담당의사와 긴밀히 협진하여 구강건조 개선 가능성을 찾는다. 한편 선천성 질환, 자가면역질환인 쉐그렌증후군을 치과에서 처음 진료하게 되는 경우가 많으므로 전문의에게 진료를 받을 수 있도록 한다.

치아우식증 및 치은염 예방을 위한 함소제, 트로키, 구강용 연고, 인공 타액, 내복약 등이 있다(표 4-2). 함소제로 아즈렌이 이용된다. 구강용 연고는 부신피질호르몬 또는 항생제를 포함하고 있어 소염효과가 있으나 장기간 사용하면 균교대 현상이나 구강칸디다증을 일으킨다. 인공 타액은 작용시간이 짧아 수면 중에는 사용할 수 없다. 수면 중에 모이스처 플레이트에 의해 갈증에 의한 수면 장애가 해소된 경우도 있다.

내복약으로 기도윤활거담제, 기도점액용해제 등이 있다. 쉐그렌증후군 환자의 구강건조 증상 개선제로 무스카린 수용체 자극제도 사용된다.

표 4-2. 구강건조증의 치료 약제

치아우식증, 치은염의 예방	케어가글액(세척제, 무설탕 껌, 치약 등 Biotene 제품)
구강 내의 보습 치료	인공 타액(물, 우유, 탈리바액, 살리바트에어로솔)
기도윤활거담제	뮤코라제(Mucolase), 뮤코펙트(Mucopect)
기도점액용해제	비졸본(Bisolvon)
쉐그렌증후군 치료제	필로카핀(pilocarpine: 살라겐 정), 클로로퀸(Hydroxychloroquine)제제, 비스테로이드성 소염제제

3) 환자 상태 평가

초진 시 통상적 문진에서 구강건조 상태를 자각하고 있는지 알아본다. 구강건조를 호소하면 식사섭취 장애가 있는지 묻는다. 구강 내 진찰 중에 충치, 치은염 상태 등을 검사한다(표 4-3).

표 4-3. 구강건조 증상의 분류

0도	건조 증상이 없다.
1도	침(타액)의 점성 항진, 점점 침이 적어진다. 침이 끈끈해서 실처럼 늘어진다.
2도	침이 심하게 적어진다. 혀 위에 작은 거품들이 보인다.
3도	혀 점막에 침이 없다.

4) 치료계획

구강건조증이 치과 치료 중 특히, 영향을 많이 받는 임플란트 치료에 미치는 영향을 보면 타액의 작용인 항균작용, 세정작용, 조직회복작용의 저하 또는 소실에 의한 수술 후 연조직의 치유부전을 일으켜 수술창 개방과 감염 발생을 생각할 수 있다. 이로 인하여 임플란트 고정체와 골조직 사이에 형성되어야 할 골유착(osseointegration)이 이루어지지 않게 된다. 게다가 관리, 유지 기간에 임플란트 고정체 주위염 발생 우려가 있다. 즉, 치주염과 같은 고정체주위염이 발생될 수 있는 위험성이 일반인보다 높아질 수 있다. 따라서 임플란트 주위 골조직의 흡수가 진행되어 임플란트 고정체의 동요와 탈락으로 연결된다.

(1) 치과 치료의 가능성

위험도 검사 순서(그림 4-2)에서 보듯이 자각증상으로 구강건조가 있는 환자에서 구강 내 치아우식증, 치은염 발생이 현저하지 않으면 치과 치료를 할 수 있다. 자각증상으로 구강건조가 있고, 구강 내에 치아우식증과 치은염이 자주 발생하여 식사가 곤란하며, 상악 의치가 구개부에 부착된 상태가 유지되지 않으면, 치과 치료는 성공하기 어렵다. 이 경우 구강건조증에 대한 치료를 받은 후 치과 치료를 진행한다.

(2) 치과 치료 시 위험도

구강건조를 인식하고 있고 치은염이 자주 발생하며 식사섭취가 어려우면 의치, 임플란트 치료 등의 치과 치료 시 실패의 위험도가 높다. 구강건조의 자각증상이 있어도 치아우식증이나 치은염이 없고, 식사섭취에 장애가 없으면, 스트레스나 복용하는 약에 의한 부작용이 원인이 되어 구강건조증이 발생된 것으로 생각하여 충분한 주의가 필요하지만 위험도는 높지 않다.

위험도가 낮다고 생각되는 증례나 금기증으로 판단되는 증례 모두에서 환자에게 충분히 설명하고 담당 의사와의 긴밀한 협조가 필요하다. 현재 상태와 검사 결과 등의 정보를 얻는 것이 중요하다.

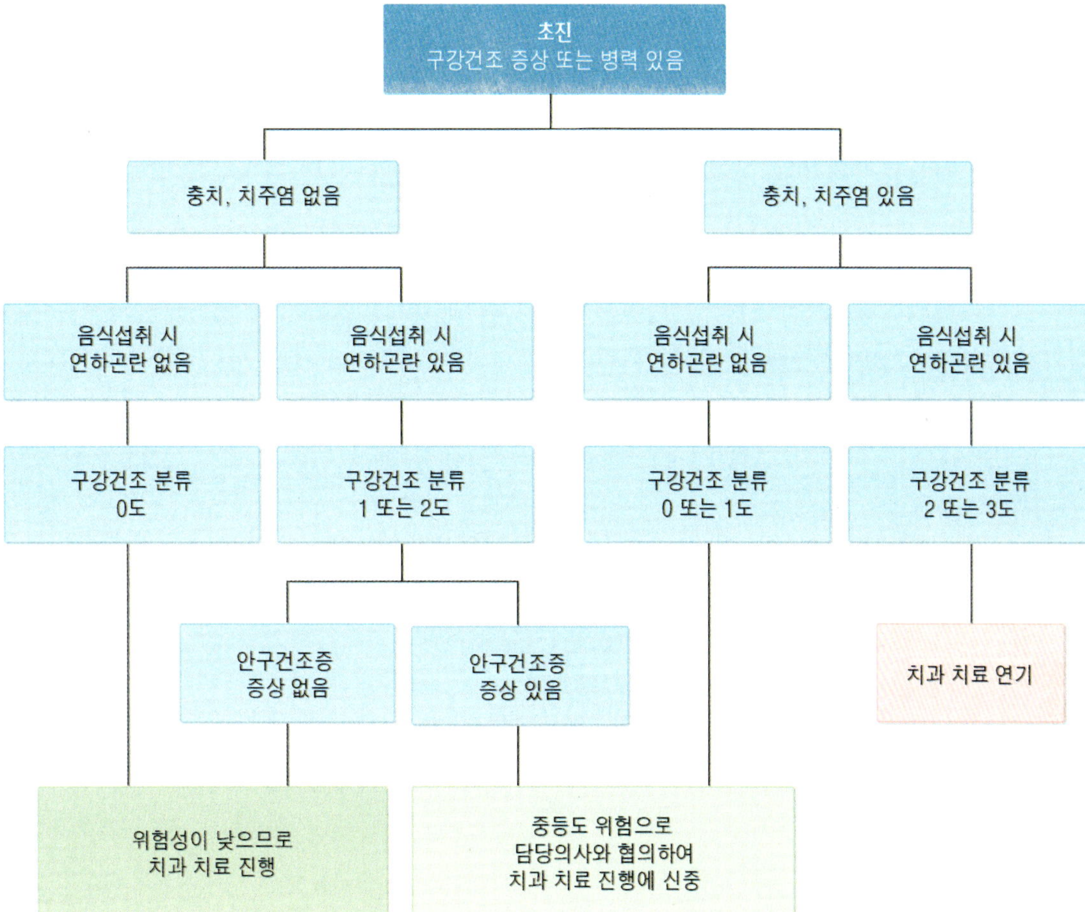

그림 4-2. 초진 시 구강건조증 환자의 위험도 검사를 위한 순서.

그 후의 대응은 위험도가 낮은 경우에서부터 위험도 중등도까지 수술 후 창상 치유를 주의 깊게 관찰하고, 감염 방지에 노력한다. 임플란트의 관리, 유지는 내원 간격을 1개월 정도로 구강위생 상태를 검사하는 것과 동시에 교합 상태를 검사하여 과잉 부하에 의한 골흡수를 예방한다.

구강건조증에서 위험도가 높은 경우는 식사곤란, 연하 장애, 대화의 어려움 등이 있으며, 치아우식증, 치은염이 다발되어 있다. 이와 같은 경우 쉐그렌증후군 가능성이 있으므로 전문의에게 의뢰한다. 그 밖에 턱안면 영역의 악성 종양에 대한 방사선치료가 원인으로 생각되면 턱뼈에도 방사선치료의 영향으로 턱뼈의 이상(악골괴사, 악골염 등)을 고려하여 전문의의 진단이 필요하다. 약물 부작용에 대해서는 처방한 내과의에게 의뢰하여 확인해 둔다. 스트레스 등의 생활환경이 원인이 되어 발생하며 환경 개선으로 구강건조 상태가 호전되면 치과 치료를 시행할 수 있다. 그러나 임플란트 치료를 비롯한 치과 치료는 고정체를 식립하고, 상부 구조물 장착으로 종료되는 치료가 아니며, 장기간 유지되면서 구강 기능을 하지 않으면 안 된다. 이런 일을 생각하면 구강건조증이 개선되지 않는 증례는 금기라고 생각된다.

5) 증례 연구

증례 4-1 61세 여성, "치과의원에서 보철한 것이 흔들려요"

초진 소견에서 지대치로 사용한 하악 좌측 제3대구치(#38)의 치주조직이 완전히 파괴된 상태로 브리지가 공중에 떠 있었다(그림 4-3).

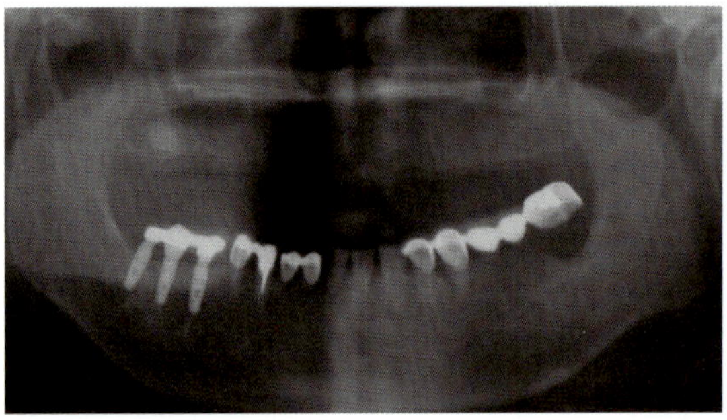

그림 4-3. 지대치로 사용한 #38의 치근 주위 치조골이 완전히 파괴된 상태.

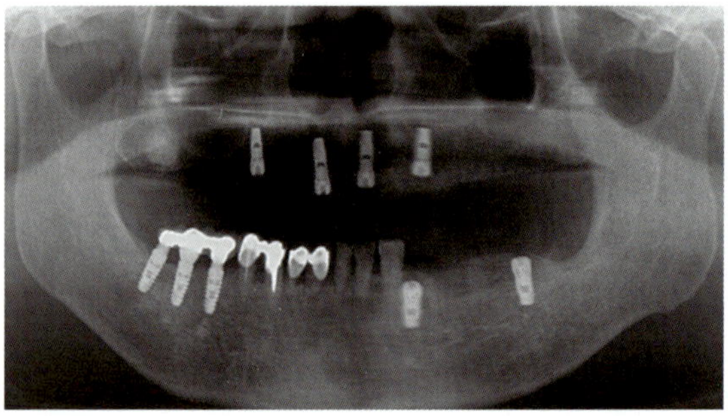

그림 4-4. #12, 14, 22, 24와 #34, 37 부위에 골이식과 함께 고정체 식립.

치료계획으로 하악 좌측 제1소구치(#34)부터 제3대구치(#38)까지 연결된 치아와 브리지를 제거하고, 3개월 후 #34, 37 부위에 임플란트 고정체를 식립하고 브리지를 하기로 하였다. 또한, 완전 무치악 상태인 상악에는 상악 좌우측 측절치(#12, 22), 제2소구치(#14, 24)에 고정체를 식립하여 자석을 이용한 총의치 형태로 회복하기로 하였다.

병력에서 4년 전 유방암(breast cancer) 수술을 하고 지속적으로 약을 복용 중이다. 구강건조증(xerostomia)이 있어 담당의사에게 의뢰하였으며, 치과 치료계획을 변경할 필요가 없다는 회신을 받고 계획대로 치료를 진행하기로 하였다.

#12, 14, 22, 24와 #34, 37 부위에 골이식과 함께 고정체를 식립하였다(그림 4-4). 수술 전 세파드록실과 디아제팜을 투여하였고, 수술 후 amoxicillin-clavulanate, 아세트아미노펜을 3일 처방하였으며, 타액분비 촉진을 돕기 위하여 수분 섭취를 많이 하도록 하고, 오미자차를 자주 마시도록 하였다. 약 3개월 후 #34, 37 고정체에 2차 수술을 시행하였다. 수술 후 같은 약제를 3일간 투여하였다. 약 3주 후 #34-37 부위의 브리지를 장착하였다. 치료 중 환자가 치료에 잘 견디고, 기능 향상을 위해 상악 좌우측 제2소구치(#15, 25) 및 제1대구치(#16, 26) 부위에 고정체를 추가로 식립하여 고정형 보철치료를 하기로 하고, 상기 부위에 4개의 고정체를 식립하였다(그림 4-5).

식립 약 6개월 후 #15, 16, 25, 26 부위의 2차 수술을 시행하고, 보철치료를 완료하였다(그림 4-6). 6개월 후 정기검진 시 불편함 없이 지내고 있었다.

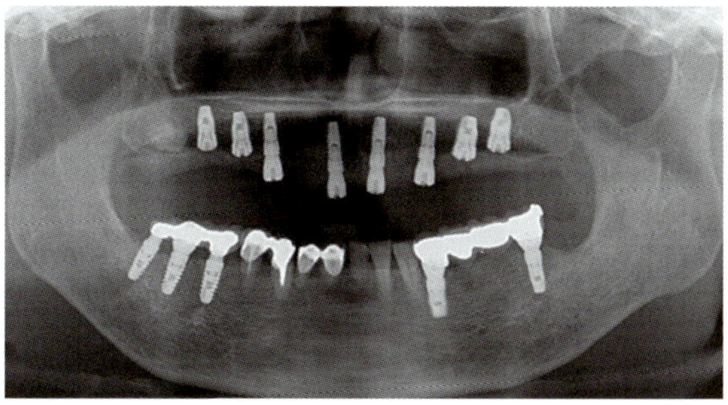

그림 4-5. #34, 37을 연결하는 브리지 장착, #15, 16, 25, 26 고정체 추가 식립.

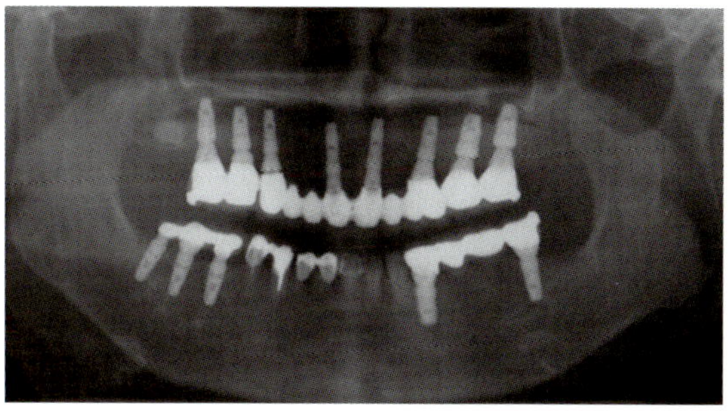

그림 4-6. 상, 하악의 보철치료 완료.

이 증례는 유방암 수술을 받고 약제를 복용 중이었으며, 구강건조증이 있어 담당의사에게 의뢰하여 임플란트 치료 후 후유증 없이 마무리되었다.

증례 4-2 56세 여성, 결손 치아에 임플란트 상담을 위해 내원

초진 소견에서 상악 좌측 구치부의 치아 결손이 있었다.

병력에 류마티스내과에서 구강건조를 일으키는 쉐그렌증후군을 치료 중인 것이 확인되었다. 구강건조증과 관련하여 임플란트 치료에 문제가 될 만한 요소는 없어 치료를 진행하였다(그림 4-7). 구강위생 상태의 유지를 위한 검사와 환자 교육을 시행하였다.

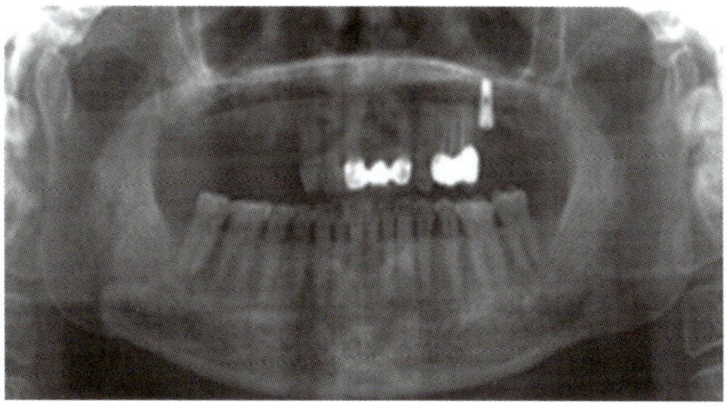

그림 4-7. 상악 좌측 구치부의 임플란트 고정체 식립.

6) 전문의 의견

최근 노인 인구의 증가에 따라 구강건조증을 호소하는 환자가 많이 증가하고 있다. 구강건조증이 나타나는 이유는 침샘의 기능저하에 의한 타액분비의 부족이며, 노화에 따른 침샘 위축을 생각할 수 있으나 침샘으로 가는 자율신경 기능 이상도 생각할 수 있다. 사람들이 긴장하면 입이 바짝 마르는 것은 교감신경 기능항진 때문이다. 이처럼 스트레스 속에 사는 현대인에서 교감신경의 긴장으로 침샘이 타액을 만들지 못한다. 또한 현대인이 복용하고 있는 많은 약이 자율신경에 작용하여 역시 타액을 만들지 못하게 하여 구강건조가 나타난다. 구강건조를 일으키는 또 하나의 원인은 고령에서 체내 수분의 부족이다. 나이가 들면 목마른 느낌이 없어져 물을 많이 마시지 않게 되며, 또 물을 마시고 소변이 자주 마려우면 불편하여 의식적으로 물을 마시지 않는다. 물은 많이 마시지 않으면서 한편으로 녹차나 차 음료를 찾게 되는데 차의 이뇨작용으로 차 한 잔을 마신 것보다 소변이 더 많이 나와 오히려 수분 부족은 심해진다. 구강건조는 특히 겨울철에 심해지며 일상생활에 쾌적한 대기 습도는 60% 정도이나 겨울철에는 40% 이하가 되고 기상청에 건조주의보가 내려지면 20% 정도가 될 때도 있다. 따라서 겨울철 실내에서 가습기를 사용해야 하지만 가습기를 잘 씻어 물탱크 안에 곰팡이나 세균이 번식하지 않도록 주의해야 하고 그렇지 않으면 가습기 사용이 오히려 폐렴을 일으키는 원인이 될 수 있다. 가습기 물통 청소는 귀찮지만, 감염 위험이 걱정되어 생각해낸 것이 가습기 살균제이다. 가습기 물통에 살균제를 넣으면 세균이나 곰팡이 번식을 억제하여 이상적일 것으로 생각되어 병원 입원실의 가습기에 사용하였는데 살균제가 포함된 공기를 흡인한 입원 환자가 폐섬유증으로 사망하여 문제가 되었다. 가습기 소독제에 의한 폐섬유증 발생이라는 전 세계에 보고가 없는 새로운 질병을 만든 것이다.

구강건조증은 미각을 잃게 하며, 인후의 세균 저항을 감소시켜 인후염을 일으키고, 기관지섬모의 기능 저하로 기관지염이나 폐렴을 일으키는 요인이 된다. 구강건조증으로 발음이나 언어가 불편하면 뇌졸중이나 치매로 오인되기도 한다. 구강건조증에 대한 전통적인 치료로 오렌지 주스를 마시는 것이 있다. 오렌지 주스의 신맛으로 침샘을 자극하고 수분을 보충할 목적이지만 증상이 심한 사람에서는 효과가 없다. 목에 방사선치료를 받아 침샘이 손상된 환자는 인공 타액을 입안에 분무하나, 일시적으로 건조한 느낌은 없어지지만 장시간 효과는 부족하다. 구강건조증에 사용할 수 있는 약이 있을까? 자율신경 기능을 조절하는 몇 가지 약제가 시도되었으나 효과가 없었고, 뜻밖에 효과를 나타낸 것이 히스타민 H2 차단제였다. 위궤양 환자에서 위산 분비 억제를 목적으로 투여한 H2 차단제에 타액분비(sialorrhea) 작용이 있다. 이런 부작용이 있는 니자티딘을 투여하면 타액분비가 증가하여 구강건조증 개선에 효과적이다. 약제의 부작용을 이용하여 다른 질환의 치료에 사용하는 것이다. 그러나 이 약은 의료보험에서 위궤양 치료제에만 인정되므로 위내시경으로 위궤양이 확인되지 않은 환자에 투여하면 치료비가 삭감된다. 구강건조증 환자가 증가하고 있으며 환자의 불편감이 커서 효과적 치료제 개발이 필요하다.

참고문헌

1. 김영설(역): 내과의 불편한 진실. 군자출판사, 2014.
2. 정진우, 등: 전신질환 환자의 치과치료 8판. 대한나래출판사, 2015.(Little JW, Falace DA, Miller CS, Rhodus NL: Dental Management of the Medically Compromised Patient. Elsevier, 2013.)
3. 永原國央, 等: 歯科インプラント治療のリスク度チェクとその對応. クインテッセンス, 2012.
4. Zachariasen RD: Diabetes mellitus and xerostomia. Compend Contin Educ Dent 13:314-322, 1992.
5. Stephenson E, Haug RH, Murphy TA: Management of the diabetic oral and maxillofacial surgery patient. J Oral Maxillofac Surg 53:175-182, 1995.

6. Isidor F, et al: Outcome of treatment with implant retained dental prostheses in patients with Sjögren syndrome. Int J Oral Maxillofac Implants 14:736-743, 1999.
7. Bell GW, Large DM, Barclay SC: Oral health care in diabetes mellitus. Dent Update 26:322-330, 1999.

2 위·십이지장질환과 치과 치료

1) 질환의 특성

위·십이지장질환 중에서 임플란트 치료에 주의가 필요한 상태는 급성 위염, 만성 위염, 위·십이지장궤양, 위암 등을 생각할 수 있다.

(1) 급성 위염(Acute gastritis)

알코올 과음, 비스테로이드 소염제(non-steroidal antiinflammatory drugs; NSAIDs)(표 4-4), 항생제, 폭음 및 폭식, 기생충, 스트레스 등에 의한 위점막의 충혈, 부종으로 인한 상복부 통증, 팽만감, 메스꺼움, 구토 등의 증상을 나타낸다.

표 4-4. NSAIDs의 분류와 주요 약제명

분류	주요 약제명
살리실산 유도체	Salicylic acid
인돌초산 유도체	Indomethacin, sulindac, etodolac
헤테로 아릴 초산 유도체	Diclofenac
프로피온산 유도체	Ibuprofen, ketoprofen, naproxen, fenoprofen, loxoprofen
페남산 유도체	Mefenamic acid
치아딘산 유도체	Piroxicam, meloxicam
피라졸론 유도체	Phenylbutazone, sulpyrine, aminopyrine, antipyrine
파라아미노페놀 유도체	Acetaminophen, phenacetin
특이적 COX-2 저해제	Cerebrocox
염기성 소염제	Tiaramide

(2) 만성 위염(Chronic gastritis)

여러 원인에 의해 반복 또는 지속된 위염에 의한 위점막의 만성 변화이며, 장기적으로 지나면 위선이 위축되는 위축성 위염이 될 수 있다. 증상으로 상복부 둔통, 상복부 팽만감, 메스꺼움, 구토, 식욕부진 등이 나타날 수 있으나, 증상이 없는 경우도 많다.

(3) 위·십이지장 궤양(Gastroduodenal ulcer)

과거 위산 과다나 위점막 부족이 위·십이지장 궤양의 중요한 원인으로 생각하였으나, 최근에는 헬리코박터균 감염으로 위점막에 염증을 일으키고, 위산과 펩신의 작용으로 위벽 조직이 결손되어 궤양을 만든다고 알게 되었다. 따라서 헬리코박터균 치료로 위·십이지장 궤양의 완치가 가능하게 되었다. 증상으로 메스꺼움, 구토, 식욕부진과 공복 시 심와부 통증이 있다.

NSAIDs 투여는 위궤양을 일으킬 수 있으며, 내인성 프로스타글란딘 저하, 위점막 혈류 저하, 방어인자 저하 등이 관여한다. 이런 위궤양은 특히 스테로이드와 병용할 때 흔하며, 치과 수술 후 소염진통제 사용 전에 위궤양의 병력을 알아둔다.

(4) 위암(Stomach cancer)

위점막에 발병한 악성 종양이다. 조기 위암은 대부분 무증상이며 건강진단에서 시행하는 위내시경 검사에서 발견된다. 최근 헬리코박터균(Helicobacter) 치료로 위암 발생이 줄어들고 있다. 위암에서 위 절제 수술 후에는 철분이나 비타민 B12 부족에 의한 빈혈이 발생할 수 있으므로 치과 수술 전에 빈혈 여부를 확인해둔다.

2) 담당의사에게 진료 의뢰와 치료 내용 확인

담당의사에게 의뢰하여 치과 수술 후에 어떤 소염제와 항생제를 어느 정도(1일 투여량과 투여 일수) 처방할 수 있는지 구체적으로 상의하며, 투여 가능한 약제의 종류가 적절한지 묻는다.

위염, 만성 위염, 십이지장궤양 등에 히스타민 H2 수용체 길항제, 프로톤 펌프 억제제(PPI) 등 소화성 궤양 치료제가 투여된다(표 4-5). 최근에는 H. pylori(Helicobacter pylori)에 대한 제균요법을 위해 PPI와 항생제(아목시실린, 클라리스로마이신) 등이 투여된다.

표 4-5. 위질환에 사용하는 약제

질환	사용 약제명
위염	프로톤 펌프 억제제, H2 수용체 길항제, 항콜린제, 점막보호제
위·십이지장 궤양	프로톤 펌프 억제제, H2 수용체 길항제, 점막 미세순환 개선제, 점액 생산·분비 촉진제, pylori균 제균요법

H. pylori는 위궤양 및 위암의 원인으로 알려졌으며, 이 균의 제균요법도 예방 조치로 시행되고 있다. 일반적으로 프로톤 펌프 억제제(PPI)와 두 가지 항생제[아목시실린(AMPC) + 클라리스로마이신(CAM)]를 조합한 PPI + AMPC + CAM 3가지 약제 병용요법으로 7일간 치료한다. 치과 수술 후 감염 예방 투약과 중복될 우려가 있기 때문에 담당의사의 자문이 중요하다.

위암 수술 후 빈혈에는 철제 복용이나 비타민 B12 주사제를 투여한다. 악성 종양 수술 후에 면역 요법제를 복용하는 때도 있으며, T세포, 대식세포, NK세포를 활성화시킨다. 이 경우 창상 치유에 대한 주의가 필요하다.

3) 환자 상태 평가

초진 시 일반적 문진 사항 중에 심와부 통증, 상복부 팽만감, 메스꺼움, 구토, 식욕부진 등의 위장 증상을 묻는 것이 중요하다. 또 위암 및 수술 병력을 청취한다.

급성 위염, 만성 위염, 위·십이지장 궤양이 의심되면, NSAIDs 및 항생제 투여에 주의한다. 위궤양에서 임플란트 수술 후 감염 예방, 소염, 진통을 목적으로 투약할 수 없으면 수술 치료가 제한될 수 있다. 경구 투여가 어려우면 정맥 내 투여, 근육 내 투여를 고려하나, 장기적 경과를 생각하여 치과 치료계획을 세운다.

위암에서 수술 후 양호한 경과를 확인하지 않으면 안 된다. 면역요법이나 항암제요법을 계속하는 때도 있으므로 철저히 문진한다. 상부 소화관(식도, 위, 십이지장) 수술 후에 철분이나 비타민 B12 결핍성 빈혈이 있을 수 있어 미리 검사한다.

4) 치료계획

위·십이지장질환이 치과 치료에 지장이 되는 것은 수술 후 투약에 의한 위·십이지장질환의 악화 및 구토, 설사, 토혈, 하혈 등이 나타나서, 항생제가 충분히 흡수되지 않고 혈중 농도가 불충분하여 감염을 일으키는 것을 생각할 수 있다. 또한 소염제 복용으로 원래 가지고 있던 위장관질환의 증상이나 병세가 악화하는 때도 있다. 또 그 후의 문제는 위 수술에 의한 빈혈에 의해 치유부전을 일으키는 것이다.

(1) 치과 치료의 가능성

수술 후 투약에 의한 문제점을 피할 수 있으면 치과 치료는 가능하다. 담당의사에게 의뢰하여 치료 후 처방 가능한 약제 확인이 필요하다.

(2) 치과 치료 시 위험도

위험도는 투약 가능성에 따라 "경도에서 중증"에 이른다(그림 4-8). 빈혈뿐이면 위험도는 "중등도"라고 생각한다.

소염제 투여 가능성과 항생제 사용 가능성에 따라 위험도가 구분된다. 즉, 안전하게 투여할 수 있는 소염제나 항생제가 있는지 치료 전에 확인해 둘 필요가 있다. 만약 치료 후 투약으로 위·십이지장질환이 악화하고, 통증, 염증, 감염이 나타나서 환자의 스트레스 증가, 상처의 치유부전을 일으키면 문제가 된다.

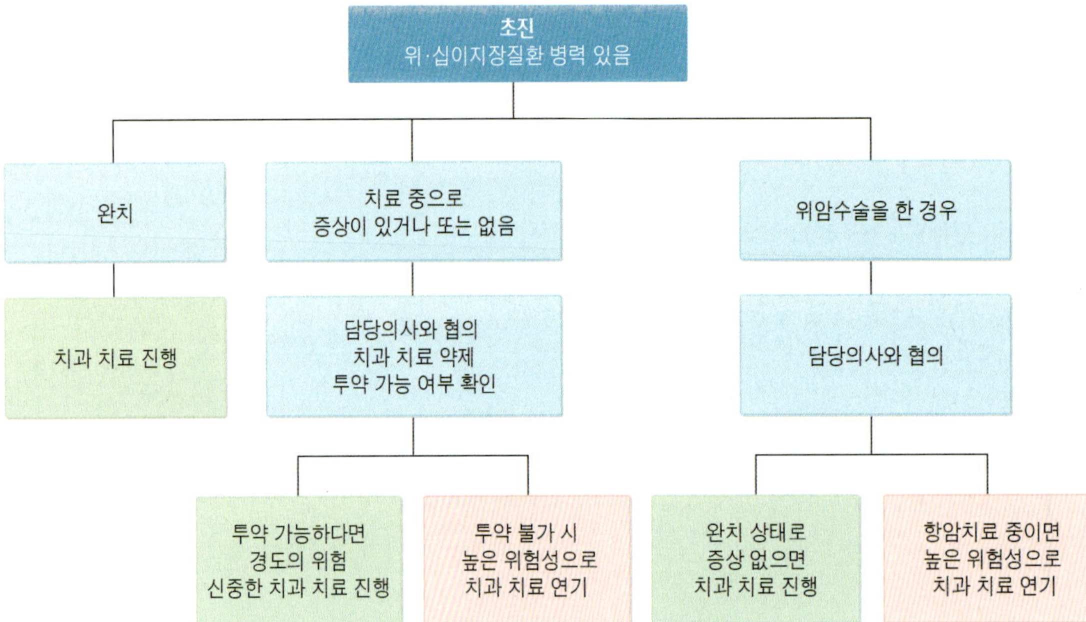

그림 4-8. 초진 시 위·십이지장질환 환자의 위험도 검사를 위한 순서.

충분한 문진으로 상태 및 투약 내용을 청취한다. 투약으로 구토, 설사, 토혈, 하혈 등이 일어나면 위·십이지장질환이 악화한다. 치료 후 진통 억제, 감염 예방이 불가능하면 치료 부위가 치유되지 않고 감염이 심해져 전신 증상이 나타나며, 최종적으로 균혈증, 패혈증에 이른다. 위·십이지장질환은 최악의 상황에 천공이 발생되며, 이에 대해에서도 응급처치가 필요하다.

치료 후 투여 가능한 소염제, 항생제를 결정하고 미리 투여해서 문제가 있는지 확인한다. 경구 투여가 어려우면 정맥 내 투여도 고려한다. 치료 후 일시적으로 감염이 발생될 가능성이 많으므로 증상에 따라 항생제 투여가 필요하게 되는 경우를 생각해야 한다. 따라서 투여 가능한 약제가 없으면 위험이 커진다고 보아야 한다.

5) 증례 연구

증례 4-3 60세 남성, 골이식 후 임플란트 치료의 어려움

초진 소견에서 잔존 치아의 심한 치조골 흡수가 있는 중증 치주염이 있었고, 좌측 상악동과 하악 우측 대구치 부위에 골이식이 되어 있었다(그림 4-9).

병력에 당뇨병과 위염(gastritis)이 있었다. 담당의사에게 의뢰한 결과 당뇨병 치료에 글리메피리드, 시타그립틴, 아트로바스타틴을 투여하여 혈당 110mg/dL, 당화혈색소 7.1%로 조절되고 있었다. 위염에는 라니티딘을 복용하고 있었다. 위장관에 영향이 적은 항생제를 예방적으로 투여하고 임플란트 치료를 계획하였다.

치료계획은 하악 좌측 제1, 2소구치(#34, 35)와 제1, 3대구치(#36, 38) 발치와 #34, 36, 37과 상악 좌측 제1, 2소구치(#24, 25)와 제1, 2대구치(#26, 27), 하악 우측 제1, 2대구치(#46, 47) 부위의 임플란트 치료를 하기로 하였다.

20일 후 린코마이신을 근주하고, #24-27 부위에 임플란트 고정체를 식립하였으며(그림 4-10), 세파클러를 7일간 처방하고, 린코마이신과 케토톨락을 근주하였다. 수술 후 3일간 린코마이신을 근주하였다.

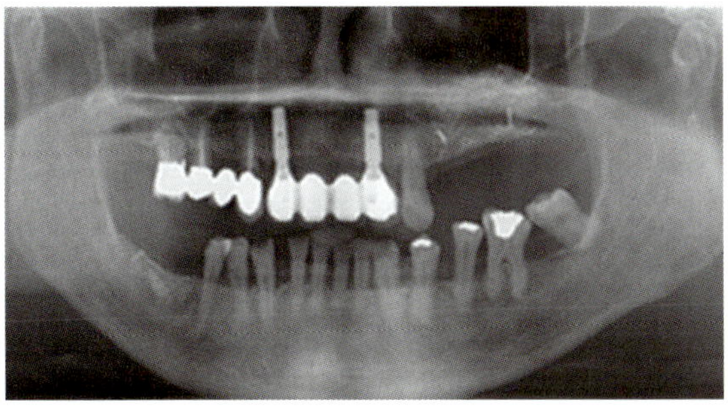

그림 4-9. 상악 좌측 상악동과 하악 우측 대구치 부위에 골 이식 소견.

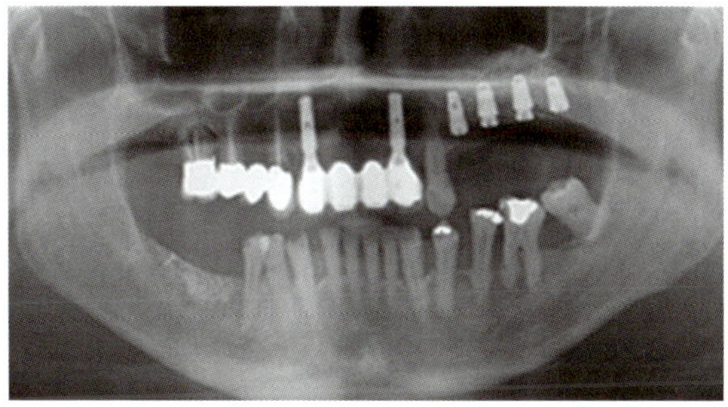

그림 4-10. #24, 25, 26, 27 부위의 임플란트 고정체 식립.

2개월 후 #34-37을 발치하고, 임플란트 고정체를 식립하였다(그림 4-11). 1개월 후 #46, 47 부위에 고정체를 식립하고, 염증으로 탈락한 #36 부위의 고정체를 대체하여 재식립하였다(그림 4-12). 당시 약 처방은 전과 같게 하였다. 2개월 후 상, 하악 좌측에 식립한 고정체에 2차 수술을 시행하였다(그림 4-13).

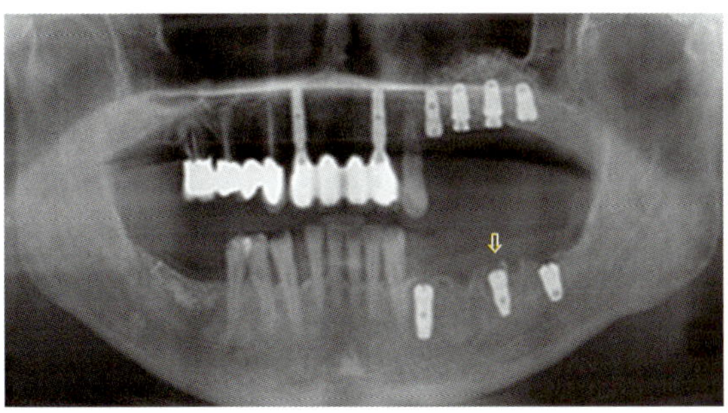

그림 4-11. #34, 36, 37 부위의 고정체 식립.

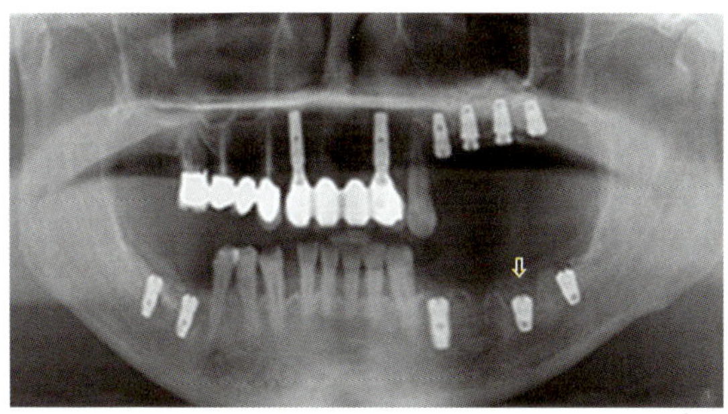

그림 4-12. #46, 47 부위의 고정체 식립과 염증으로 탈락한 #36 부위의 고정체 재식립.

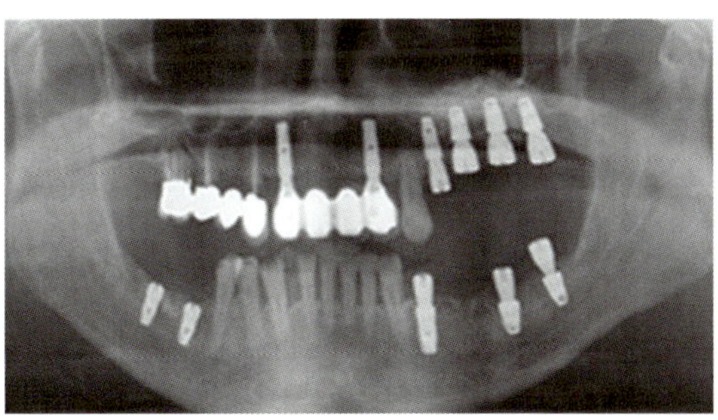

그림 4-13. 상, 하악 좌측에 식립한 고정체에 2차 수술을 시행하였다.

2차 수술 2주 후 상, 하악 좌측 부위의 보철치료를 완료하였다. 4개월 후 #46, 47 부위의 고정체에 2차 수술을 시행하였고, 이후 보철치료를 완료하였다(그림 4-14A, B).

#14, 16, 17을 발치하고, 약 $2\frac{1}{2}$개월 후 #13, 14, 16, 17 부위에 골이식(Osteosparx, Osteon 사용)과 함께 임플란트 고정체를 식립하였다. 술 전, 술 후 처치는 전과 동일하게 시행하였고, 환자는 잘 견뎌내었다(그림 4-14A, B).

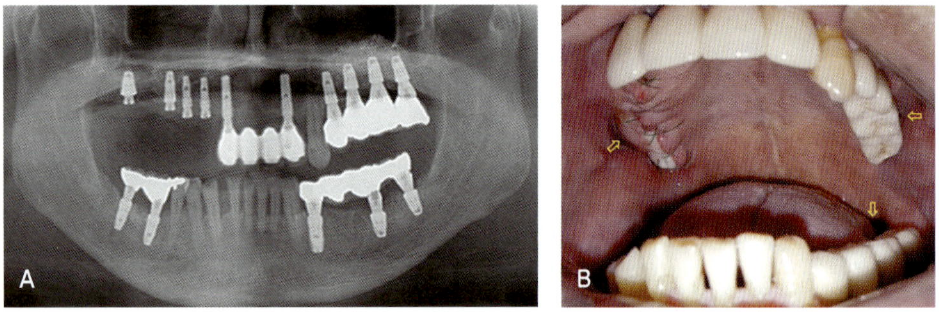

그림 4-14. A, #13, 14, 16, 17 부위에 골이식(Osteosparx, Osteon 사용)과 함께 임플란트 고정체를 식립하였다. B, 상, 하악 좌측 대구치부의 보철치료 및 상악 우측 구치부의 고정체 식립 모습.

이 증례는 당뇨병과 위장질환이 있었으나, 기존 전신질환이 조절되고 있어 위장관 부담이 적고 감염을 예방할 수 있는 약제를 투여하여 임플란트 치료를 성공할 수 있었다.

증례 4-4 72세 여성, 하악 좌측 구치부의 골파괴 병소

치과의원에서 하악 좌측 대구치 발치 후 치유 지연과 지속적 통증으로 전원되었다. 3개월 전 하악 좌측 대구치부 잔존 치근 발치 후 골수염 소견이 있었으며(그림 4-15), 하악 좌측 제2소구치(#35) 발치 및 부골적출술을 계획하였다.

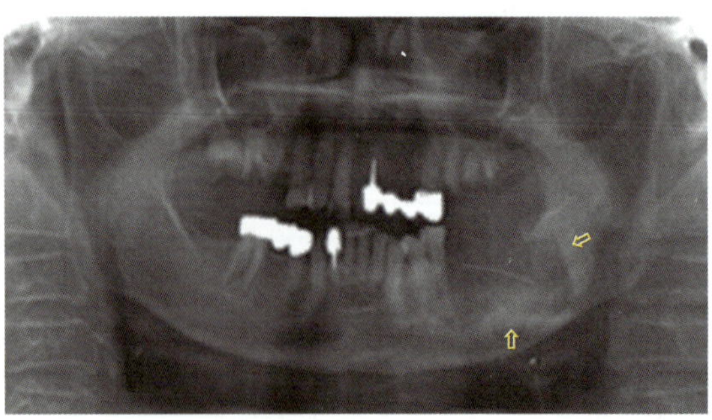

그림 4-15. 하악 좌측 대구치부 잔존 치근 발치 후 발생한 골수염.

병력에서 류마티스 관절염(rheumatoid arthritis)으로 비스테로이드 소염제(NSAIDs)를 장기간 복용 중이었으며, 최근 복통, 급격한 체중 감소가 있어 위궤양이 의심되어 소화기내과 전문의에게 의뢰하여 다음과 같은 회신을 받았다.

"소화성 궤양(peptic ulcer) 가능성이 높아 미소프로스톨(misoprostol), 프로톤 펌프 억제제(proton pump inhibitor), 선택성 COX-2 억제제 병용을 권고함. 위장관 출혈 증상(토혈, 혈변, 흑색변, 빈혈)을 자세히 관찰해야 함. 증상 지속 시 위내시경 검사와 헬리코박터균 감염 진단을 위한 검사가 필요함."

약제 처방을 변경하여 celecoxib, misoprostol, lansoprazole을 투여하였고, 2주 후 위장 증상이 해소되어 예정된 치과 치료를 진행하였다.

6) 전문의 의견

과거 과식과 간식 습관이 많던 우리나라에서 위궤양이나 십이지장궤양 같은 소화성 궤양은 매우 흔한 질병이었으며, 제산제 이외에 효과적 치료제가 없어 위궤양의 합병증으로 위장 출혈, 위천공이 많았다. 그러나 위산을 억제하는 히스타민 H2 차단제인 시메티딘의 등장으로 위궤양을 잘 치료하게 되어 소화성 궤양 합병증으로 위수술을 받는 환자가 크게 줄었다. 더욱이 위산 생산을 더욱 강력히 억제하는 프로톤 펌프 억제제 도입으로 위산 증가에 의한 위궤양이 진단되면 완치할 수 있게 되었다. 프로톤 펌프 억제제란 위산 생산에 필요한 수소분자의 생성을 억제하는 효과가 있어서, 강력하게 위산을 억제하여 위산의 위점막 공격을 차단하므로 심한 위궤양도 쉽게 치료할 수 있게 된 것이다.

과거 위궤양이나 십이지장궤양이 일단 생긴 사람은 계절이 바뀔 때마다 증상이 재발하거나 스트레스를 받을 때마다 악화하여 "한번 궤양은 영원한 궤양"이라는 한탄도 있었으나, 그 궤양을 일으키는 주범으로 헬리코박터균이 밝혀지면서 이 세균을 항생제로 박멸하여 소화성 궤양의 완치가 가능하게 되었다. 이런 상황에서도 위장 증상이 나타나거나 위궤양이 있는 사람은 흡연자, 과식하는 습관, 식사는 조금하고 간식을 많이 먹는 사람, 저녁 식사 후에 또 야식을 먹는 사람에서 볼 수 있다. 식사하면 위에 들어온 음식의 종류에 따라 4~6시간에 걸쳐 점차 십이지장으로 넘어가는데 과식하면 위에 음식이 오래 머물고 위가 팽창하면 위산 분비가 증가하여 위에 손상을 주고 위궤양이 될 수 있다. 간식하는 습관이나 야식하는 사람에서 위궤양이 많은 것도 위산 분비가 증가하기 때문이다. 헬리코박터균 박멸로 위궤양이 줄었다고 하였는데 최근 심와부(오목가슴) 통증이 있는 사람에서 역류성 식도염이 많다. 특히 비만한 사람에서 속 쓰림이나 흉통이 있을 때 위내시경 검사에서 역류성 식도염으로 진단되는 경우가 많다. 위의 점막은 위산 노출에 대한 방어를 위해 점막으로 덮여있고 위산에 강한 상피세포로 구성되어 있으나 식도 점막은 위산에 약해 위산이 역류하면 염증이 생긴다. 이것이 역류성 식도염이며 최근 비만한 사람에서 역류성 식도염이 크게 증가하고 있다. 비만한 사람에서 흉통이 있으면 협심증을 생각하게 되지만 역류성 식도염에서도 흉통이 있어 감별이 필요하다.

최근 위암 발생이 줄어들고 있다고 하나 우리나라에서 아직 많은 암이므로 속 쓰림 같은 증상이 없어도 원인이 없는 체중 감소와 빈혈이 있으면 반드시 위내시경 검사가 필요하다. 위내시경 검사에서 초기 위암이 발견되면 외과에서 위를 잘라내는 수술을 하지 않고 내시경으로 보면서 위암 부위의 점막만 제거한다. 위암으로 진단받았다고 하는데 입원해서 수술을 받지 않았다고 하면 위내시경으로 절제한 것이다. 최근 우리나라에서 위암은 감소하였지만 대장암이 많이 증가하고 있다. 실제로 여성에서 유방암보다 더 많은 것이 대장암이다. 국가검진에서 시행하는 대장암검사는 대변에 피가 섞여 있는지 보는 잠혈반응검사로 시행한다. 그러나 대변의 잠혈반응은 진행된 대장암에서도 음성일 수 있어 대장암 조기 발견에는 대장내시경검사가 필요하다. 특히 대장암 전단계인 대장 용종의 발견과 제거를 위해서는 50세 이상 성인에서 정기적인 대장내시경검사가 필요하다. 대장암을 수술하고 항암제 치료가 끝난 사람에서 치과 치료의 제한은 없다.

▪ NSAIDs에 의한 위점막 손상의 대책

NSAIDs의 부작용으로 상부 위장관 점막 손상(미란, 궤양 등)을 일으키는 것은 과거부터 문제가 되었다. 더욱이 최근 내시경 진단법의 발전으로 소장을 비롯한 하부 위장관 점막 손상도 알려졌다.

실제로 NSAIDs 복용으로 15.5%에서 위궤양, 1.9%에서 십이지장궤양이 발생하였으며, 아스피린 복용으로 10.7%에서 소화성 궤양이 발생하였다는 보고가 있다. 일반인의 위궤양 빈도가 0.5~1%인 것에 비해 NSAIDs에 의한 소화성 궤양 발생 빈도가 높은 것을 알 수 있다. 또한 NSAIDs에서 상부 위장관 출혈 위험이 6.1배, 아스피린에서 5.5배로 보고되어 NSAIDs가 출혈 위험을 높이는 것도 알 수 있다.

일반적으로 NSAIDs에 의한 궤양에서는 자각증상이 NSAIDs의 진통 작용으로 나타나지 않아 진단이 지연되어 중증화(출혈, 천공 등)되는 경우도 있다. 최근 소화성 궤양의 병인으로 Helicobacter pylori의 관여가 알려져, H. pylori 제균 치료로 소화성 궤양은 줄어들고 NSAIDs에 의한 궤양이 증가할 것으로 생각되고 있다.

아스피린은 허혈성 심질환이나 뇌혈관 장애 등에 사용되어 현재 많은 사람이 사용하고 있으며, 고령화에 동반하여 관절염이나 골관절질환 증가로 NSAIDs 복용자는 더욱 증가한다고 생각할 수 있다.

이런 환자에서 치과 치료로 NSAIDs를 처방할 경우 위장관 점막 손상 치료 대책이 필요하다.

NSAIDs에 의한 소화성 궤양의 치료는 NSAIDs의 복용 중지이지만, 원 질환의 관리를 위해 중지하기 어려운 경우가 많다. 따라서 NSAIDs를 계속하여서 프로톤 펌프 억제제(proton pump inhibitor; PPI)나 프로스타글란딘(prostaglandin; PG)제를 투여하게 된다.

NSAIDs 투여 시 건강보험이 적용되는 약제는 미소프로스톨이나, 복통이나 설사 등의 부작용이 많아 순응도가 낮다. 따라서 실제 진료에서 PPI를 투여하나 의료보험에서 삭감 대상이 될 수 있다. NSAIDs에 의한 궤양을 예방하려면 이론적으로 전통적 NSAIDs보다 COX-2 선택적 억제제 복용이 이상적이다. 그러나 외국에서 보고된 장기 투여 시 심혈관 이벤트 증가 우려가 있으며 건강보험에 65세 이상만 적용된다.

NSAIDs 복용에 의한 소화성 궤양 발생의 위험인자는 고령, 궤양 병력, 당질 코르티코이드 병용, 고용량 또는 여러 종류의 NSAIDs 복용, 항응고요법 병용, 전신질환 동반 등이다. 또 H. pylori 감염, 흡연, 알코올 섭취 등도 알려졌으며, 위험인자 수가 증가하면 위장관 출혈 위험이 커진다. 따라서 NSAIDs 복용 예정 환자는 위험인자를 조사하여 하나라도 위험인자가 있으면 적극 항궤양제(PPI가 최적이다) 예방 투여를 고려해야 한다.

참고문헌

1. 대한치과마취과학회 역: 치과진료실에서의 응급처치 6판. 대한나래출판사, 2009.(Malamed SF: Medical Emergency in the Dental Office. Mosby, New York, 2007.)
2. 대한구강악안면외과학회 편찬: 구강악안면외과학 교과서 3판. 의치학사, 2013.
3. 김영설(역): 내과의 불편한 진실. 군자출판사, 2014.
4. 정진우, 등: 전신질환 환자의 치과치료 8판. 대한나래출판사, 2015.(Little JW, Falace DA, Miller CS, Rhodus NL: Dental Management of the Medically Compromised Patient. Elsevier, 2013.)
5. 高北義彦, 大曾根洋: 全身疾患を有する患者の対処法. 日本歯科評論社, 1996.
6. 永原國央, 等: 歯科インプラント治療のリスク度チェクとその對応. クインテッセンス, 2012.
7. Gius JA, et al: Vascular formations of the lip and peptic ulcer. JAMA 183:725-729, 1963.
8. Alsaadi G, et al: Impact of local and systemic factors on the incidence of late oral implant loss. Clin Oral Implants Res 19(7):670-676, 2008.
9. Lourenco SV, et al: Oral Manifestations of inflammatory bowel disease: a review basedon the observation of six cases. J Eur Acad Dermatol Venereol 24:204-207, 2010.
10. Palma-Carrio C, et al: Risk factors associated with early failure of dental implants. A literature review. Med Oral Patol Oral Cir Bucal 16(4):514-517, 2011.

3 간·췌장질환과 치과 치료

1) 질환의 특성

간(liver)은 에너지 대사에 관여하는 화학공장이다. 간은 음식물로 섭취한 영양소를 이용하여 에너지를 생산하고, 포도당을 글리코겐으로 저장하였다가 혈당이 떨어질 때 공급하며, 아미노산을 원료로 알부민이나 혈액응고인자 같은 각종 단백질을 합성하고, 포도당과 지방질을 이용하여 지질을 합성한다. 또한 외부에서 들어온 화학물질이나 약을 해독한다. 따라서 간에 병이 있으면 에너지 대사가 제대로 이루어지지 않고, 단백질의 부족으로 외상이 있을 때 출혈성 경향이나 상처 회복이 늦어질 수 있다. 해독작용이 제대로 되지 않으면 약제 투여에 주의해야 하고 정상적 신체 상태 유지가 어렵게 될 수 있다.

간의 질병은 외부에서 들어온 유독물질(알코올이나 약제)이나 바이러스에 의한 간염 같은 급성 손상과 그런 급성 손상이 일으킨 간의 상처가 지속하여 간에 섬유화가 일어나는 만성 간염과 간경변증 그리고 그에 의한 후유증으로 간암을 생각할 수 있다. 최근 비만 인구의 증가에 따라 간의 에너지 대사이상에 의해 지방이 축적되는 지방간이 증가하고 있다. 이런 지방간도 급성 손상과 만성적 병태 그리고 간암으로까지 진행할 수 있다는 것이 알려졌다.

간질환에 의한 간 기능 장애에서는 신체의 항상성 붕괴를 생각하여 환자의 전신상태 파악에 대한 접근이 필요하다. 사람들이 간이 나쁠 때 피곤하다고 하는 것은 간 손상으로 에너지 대사가 제대로 되지 않는다는 의미일 수 있다. 간질환의 중요한 원인의 하나는 바이러스 감염이며, 급성기를 지나 만성기에도 환자의 혈액과 타액으로 바이러스가 배출되어 시술자를 포함하여 병원 내의 의료진에게 감염 전파의 위험이 있다. 의료진에게 전파하는 것보다 더 중요한 것은 내원한 다른 환자를 감염시킬 수 있다는 사실이다. 얼마 전 개인 의원에서 C형 간염 환자에게 사용하였던 수액세트를 다른 환자에게 재사용하여 C형 간염을 전파시킨 상식적으로 이해할 수 없는 사건이 있었다. 이런 사건을 보면서 과거 일회용 주사기 대신 유리제 주사기를 끓여서 재사용하던 시절에 B형 간염이 많았고, 병원에 가면 주사를 맞던 버릇이 불완전한 소독에 의한 간염 전염원은 아니었는지 의구심을 들게 한다. 보험공단이 지불하는 의료수가가 원가에 미치지 않게 책정되어 모든 치료 기구를 재사용할 수밖에 없는 우리의 의료 현실에서 모든 환자에서 치료 전에 바이러스 간염의 전염 가능성을 검사하여 치료 기구의 철저한 관리에 주의해야 한다.

간질환 중에서 급성 간염 환자는 증상이 심해 치과진료를 받지 않지만, 증상이 비교적 가벼운 만성 간염(알코올성 간질환, 비알코올성 지방간), 간경변, 약물성 간 장애 등에서는 치과진료를 받으므로 이런 질환을 알아야 한다. 이런 간질환에서 간 기능 장애에 의한 치유부전, 감염 위험이 있다.

췌장(pancreas)은 소화효소를 분비하는 외분비 기능과 인슐린 같은 호르몬을 분비하는 내분비 기능을 가진 장기이다. 따라서 췌장질환에서는 소화액 분비 장애에 의한 영양결핍증과 내분비계 호르몬의 분비 부족에 의한 질환을 고려해야 한다. 소화액에는 아밀라아제(탄수화물 분해효소), 리파제(지방 분해효소), 키모트립신(단백질 분해효소)이 분비된다. 호르몬으로는 인슐린, 글루카곤, 소마토스타틴(somatostatin)이 분비되어 혈당치를 조절한다.

췌장질환에는 급성과 만성 췌장염이 있고, 발견이 늦어 사망률이 높은 췌장암이 있다.

(1) 바이러스성 간염(Viral hepatitis)

감기 증상으로 시작되어 식욕부진, 피로감, 황달이 나타난다. 검사소견으로 아미노산 전이효소(transaminase)가 현저히 상승하며, 빌리루빈과 담도계 효소 상승이 나타난다. 중증에서는 프로트롬빈 시간(prothrombin time)이 현저히 연장되어 출혈성 경향을 보인다.

바이러스 감염에서는 감염성이 문제가 된다. B형 간염에서는 HBs 및 HBe 항원검사 시행으로 감염성을 알 수 있으며, C형 간염은 일상적으로 항체 검사를 시행하나 전염성을 알기 위해서는 C형 바이러스 DNA나 RNA를 검사한다. A형 간염은 비교적 잘 회복되고 만성화가 드물며 원내 감염성은 낮다.

(2) 만성 간염(Chronic hepatitis)

대부분 무증상으로 지내다가 건강검진이나 다른 병으로 검사를 시행하여 아미노산 전이효소의 증가나 바이러스 항원이 발견되어 진단된다.

(3) 간경변(Liver cirrhosis)

만성 간염이 진행되어 간에 섬유화가 진행되면 간경변증이라고 하며, 만성 피로 이외에 특이 증상이 없으며, 혈액검사나 초음파검사의 이상 소견으로 진단한다. 간경변증이 진행되어 간 기능이 저하되면 복수나 부종, 식도정맥류에 의한 위장 출혈 같은 심한 증상이 나타난다.

C형 간염 바이러스, B형 간염 바이러스, 알코올 등이 원인이다. 검사소견에서 아미노산 전이효소의 상승, 혈청 알부민의 저하, γ 글로불린 상승이 있다. 그 밖에 백혈구 수, 혈소판 수, 적혈구 수 등이 감소하고, 프로트롬빈 시간이 연장된다.

(4) 약물성 간 장애(Drug liver injury)

간 독성(liver toxicity)이 있는 물질에 의해 나타나는 간 장애와 약물에 대한 알레르기 반응으로 나타나는 간 장애로 구별된다. 일반적으로 간 장애를 일으키기 쉬운 약제로 항간질약, 소염진통제, 항생제, 화학요법제, 위장약 등이 있으며, 한약이나 비타민, 기능성 식품에 의한 간 손상도 많다. 간 장애가 있으면 한약과 기능성 식품을 포함하여 복용하는 약에 대한 투약 내용을 충분히 파악하여 원인을 찾고, 치과 치료 후 사용하는 약과 중복되지 않도록 해야 한다.

(5) 급성 췌장염(Acute pancreatitis)

지방식, 과식, 다량 음주 후에 상복부의 심한 통증, 구토를 일으킨다. 검사소견에서 췌장 아밀라아제, 리파제가 상승한다.

(6) 만성 췌장염(Chronic pancreatitis)

남성에서는 알코올성이 많지만, 여성에서는 원인불명의 특발성이 많다. 임상증상으로 췌장 기능저하에 의한 내분비 및 외분비 저하가 일어나 인슐린 분비 저하에 의한 당뇨병 증상인 갈증, 체중 감소가 있고, 소화액 분비 저하로 지방변이 나타난다.

2) 담당의사에게 진료 의뢰와 치료 내용 확인

그동안 치료 과정 및 현재 상황과 예후에 대하여 의뢰한다. 염증이 급성기이거나 검사소견에 이상이 있는지, 다른 합병증(당뇨병, 출혈성 소인, 고혈압, 심질환, 호흡기질환)이 있으면 위험성에 대한 정보도 수집한다. 간장약이라고 사용하는 약이 간질환 치료에 효과적인 약제는 아니다. 그러나 간염이나 지방간에 우루사, 실리마린 같은 약을 간보호제라고 사용한다. B형 바이러스 간염에는 바이러스를 죽이는 항바이러스제가 개발되어 만성 간염에서 간경변으로의 진행을 억제할 수 있게 되었다. C형 간염 치료에 과거 인터페론 주사가 이용되었으나 최근 항바이러스제가 도입되어 만성화 진행 방지에 희망을 주고 있다.

만성 췌장염에서 영양 장애는 소화효소제를 보충하고, 당뇨병이 있으면 인슐린을 투여한다.

3) 환자 상태 평가

초진 시 간·췌장질환의 병력이 있으면 언제, 어떤 질환으로 진단되었는지 묻는다. 특히 현재 치료 중이면 어떤 치료를 받고 있는지 치료 내용을 확인한다(그림 4-16). 현재 완치된 상태로 검사 결과가 정상이며, 치료가 필요 없는 상태이면 치과 치료 위험은 없다고 판정한다. 다만 바이러스성 간염은 원내 감염 위험이 있어서 주의가 필요하다. 염증성 질환으로 급성 상태에는 치과 치료는 금기이나, 만성에서 검사 결과가 정상이고, 특별한 치료의 필요성이 없다면 위험성은 낮다고 생각한다. 그러나 만성 상태에도 검사 결과에 이상(표 4-6)과 합병증이 있으면 치과 치료에 대한 위험성이 높다. 담당의사에게 상태 평가를 의뢰한다.

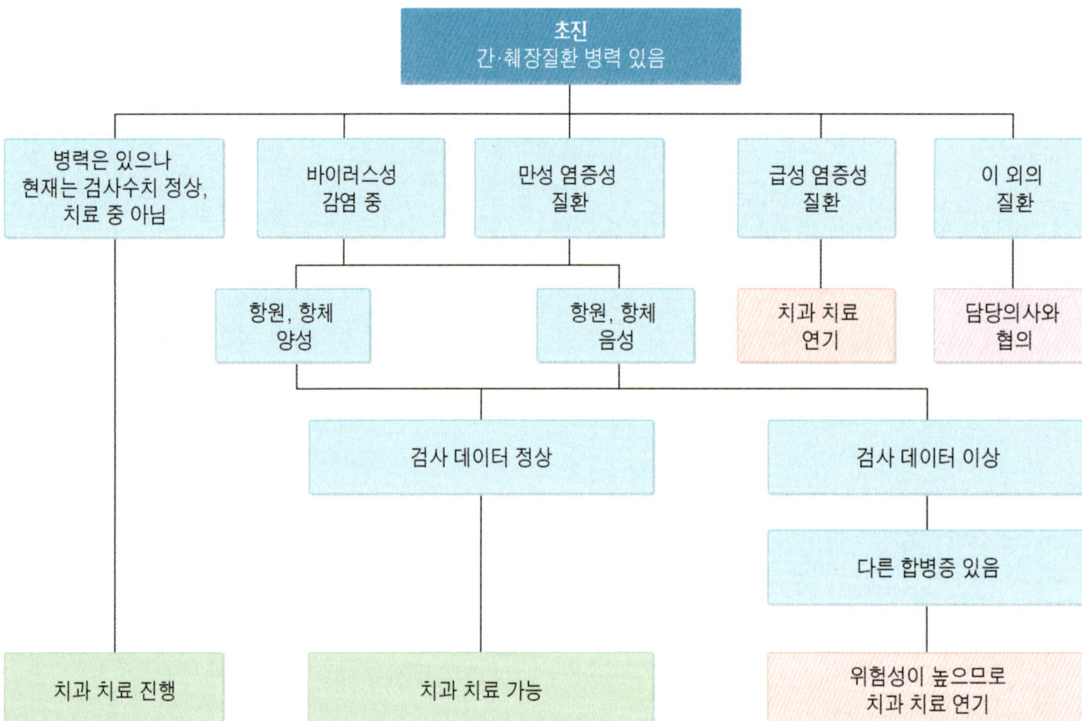

그림 4-16. 초진 시 간·췌장질환 환자의 위험도 검사를 위한 순서.

표 4-6. 간·췌장질환 환자에서 필요한 검사 항목

검사 항목	정상치
GOT(AST: aspartate aminotransferase)	10~40IU/L
GPT(ALT: alanine transferase)	5~10IU/L
γ-GTP(γ-glutamyl transpeptidase)	50IU/L 이하
총 단백(TP)	6.8~8.2g/dL
프로트롬빈 시간(PT)	INR 1~1.5
아밀라아제	60~200IU/L

4) 치료계획

(1) 치과 치료의 가능성

① 간질환

간기능검사(liver function test), 간염검사(A형 간염과 C형 간염에서는 바이러스 항체, B형 간염에는 항원), 혈소판 수, 프로트롬빈 시간을 검사한다. 검사치가 정상이고 치료가 필요 없는 상태이면 정상인과 같게 치과 치료를 시행한다.

바이러스 항원, 항체가 양성이면 주위의 감염 예방에 주의하여 처치한다. 급성기에는 간 기능의 급격한 악화에 의한 전신상태 급변을 생각할 수 있으므로 담당의사에게 의뢰하여 치료 여부를 결정한다.

간 기능 이상에서 수술 후 감염, 수술 상처의 치유부전을 초래할 수 있으므로 충분한 항생제 등 주의가 필요하다.

혈소판 수, 프로트롬빈 시간 연장 등의 이상이 있으면, 수술 중 또는 수술 후 출혈 조절이 어려울 가능성이 있어 지혈에 대한 대책을 세운다.

② 췌장질환

췌장기능검사(pancreatic function test)로 혈중 아밀라아제, 리파제 등의 췌장효소 측정과 혈당치를 포함한 당뇨병검사가 필요하다. 췌장 기능에 이상이 있으면 담당의사에게 상태 파악을 의뢰한다.

(2) 치과 치료 시 위험도

증상에 따라 위험도가 다르다. 현재 치료 중이면 먼저 치료를 받아 안정된 상태에서 치과 치료를 고려한다. 바이러스성 간염으로 간 기능이 정상이면 원내 감염에 주의하여 치료하면 위험은 없다.

간기능검사 또는 췌장기능검사 결과가 비정상이면 “중등도 이상” 위험군이 된다. 이 경우 치유부전, 수술 후 감염 등을 일으켜 치과 치료 중 임플란트 치료의 경우 골유착이 안 될 수 있으므로 환자에게 충분한 설명을 해주어야 한다.

간·췌장질환에서 위험도가 높은 것은 검사 결과가 비정상이고, 상태가 급성기에 있는 상태이며, 치과 치료는 금기가 된다. 만성기에서 기능검사 결과가 비정상이면 담당의사에게 의뢰하여 향후의 전망 및 검사 결과 정상화 가능성을 확인한다. 앞으로 기능회복과 함께 검사 결과 정상화를 예상할 수 있으면 치과 치료가 가능하나, 장기적 예후가 불분명한 점을 충분히 설명하여 환자의 동의를 얻어 치과 치료를 시행한다. 치과 수술 중에 수술 후 감염, 치유 전에 대해 충분히 주의하지 않으면 안 된다. 또 원내 감염 등에도 주의가 필요하다.

5) 증례 연구

증례 4-5 61세 여성, 임플란트 치료를 위해 내원

병력에 B형 간염(hepatitis B)으로 치료 중이었으나, 치과 치료에 지장이 없다는 담당의사의 소견서를 지참하여 임플란트 치료를 계획하였다. 원내 감염 발생에 대비하여 철저한 기구 소독에 대하여 강조하였으며, 수술 중에도 기구에 감염되지 않도록 기구 조작에 주의하였다.

혈액검사를 시행하고, 임상 및 방사선검사(그림 4-17) 결과, 치료계획으로 상악 우측 제2소구치(#15), 상악 우측 제1, 2대구치(#16, 17), 상악 좌측 제1, 2대구치(#26, 27), 하악 좌측 중, 측절치(#31, 32), 제1대구치(#36), 하악 우측 중, 측절치(#41, 42)와 견치(#43)의 발치와 #15-17, 36과 하악 좌측 제2대구치(#37), #41, 하악 우측 제2대구치(#47) 부위의 임플란트 치료를 하기로 하였다.

다음 날 #15-17, 26, 27, 36을 발치하고, #36, 37, 47 부위에 임플란트 고정체를 식립하였다(그림 4-18). 수술 전 amoxicillin-clavulanate, 이부프로펜을 7일간 처방하였고, 헥사메딘으로 구강 내를 세척하도록 하였다. 수술 후 세파드록실, 이부프로펜을 처방하고, 린코마이신과 케토롤락을 근주하였다. 다음 날 가벼운 출혈이 있었으나 우려할 정도는 아니었다.

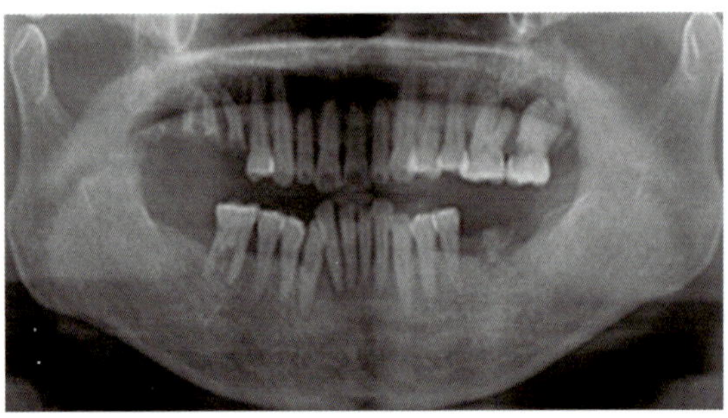

그림 4-17. 초진 시 파노라마 방사선소견.

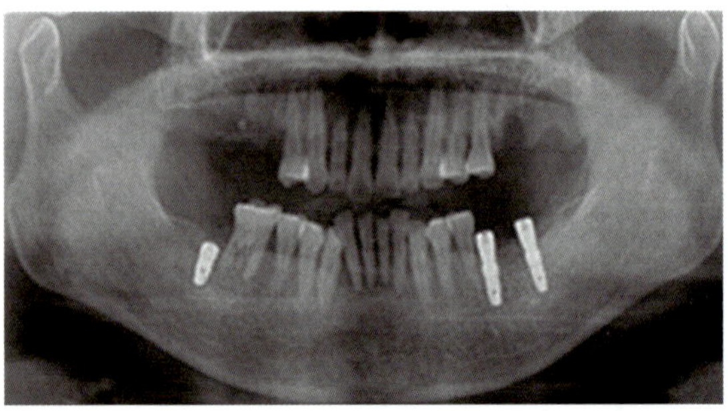

그림 4-18. #36, 37, 47 부위의 임플란트 고정체 식립.

3개월 후 #15-17 부위와 #26, 27 부위에 좌우 양측 상악동거상술과 함께 임플란트 고정체를 식립하였고(그림 4-19A), 2개월 후 #31, 32, 41-43을 발치하였다(그림 4-19B). 수술 전, 후 약제는 같게 사용하였다.

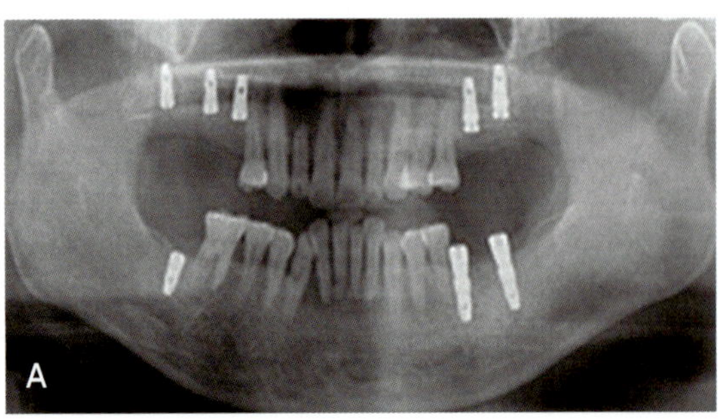

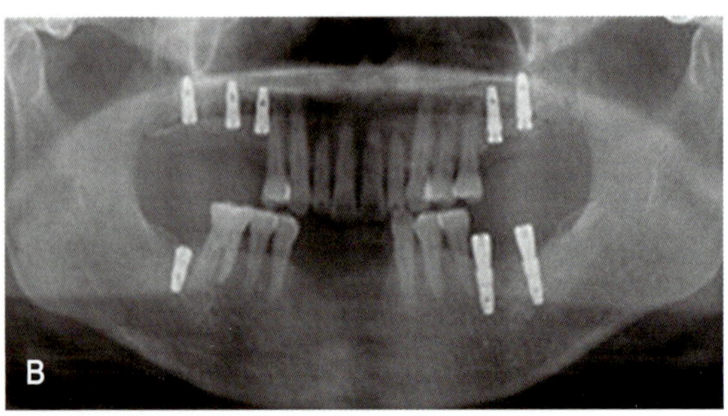

그림 4-19. 양측 상악동거상술과 함께 고정체를 식립하고(A), 하악 전치부 치아를 발치하였다(B).

다음 달 #31, 32와 #43 부위에 임플란트 고정체를 식립 후(그림 4-20A), 5개월 후 보철치료를 완료하였다(그림 4-20B). 수술 전, 후 약제는 동일하게 하였으며, 특별한 문제없이 치료되었다.

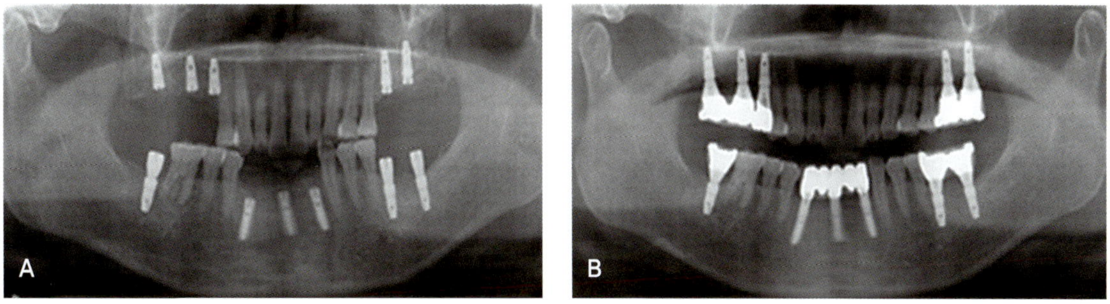

그림 4-20. #31, 32와 #43 부위에 고정체를 식립하고(A), 상, 하악의 임플란트 보철치료 완료(B).

이 증례는 B형 간염이 있던 환자로 출혈에 주의하였고, 구강청결 상태 유지에 노력하였다. 특히 약제에 대한 부담을 줄이기 위해 담당의사에게 의뢰하여 항생제로는 비교적 안전하게 사용할 수 있는 페니실린계 아목시실린과 세파로스포린계 세파드록실을 사용하였으며, 비스테로이드성 소염진통제로 프로피온산제 이부프로펜을 사용하여 약제에 대한 부작용 없이 치료되었다.

증례 4-6 51세 여성, 치아가 욱신거리고, 찬바람이 불면 치아가 시리다

초진 소견에서 브리지 지대치인 상악 우측 견치(#13)와 좌측 중절치(#21) 및 하악 우측 제1, 2소구치(#44, 45)에 심한 치조골 흡수가 있었으며, 잔존 치아도 중증 치주염 상태였다(그림 4-21).

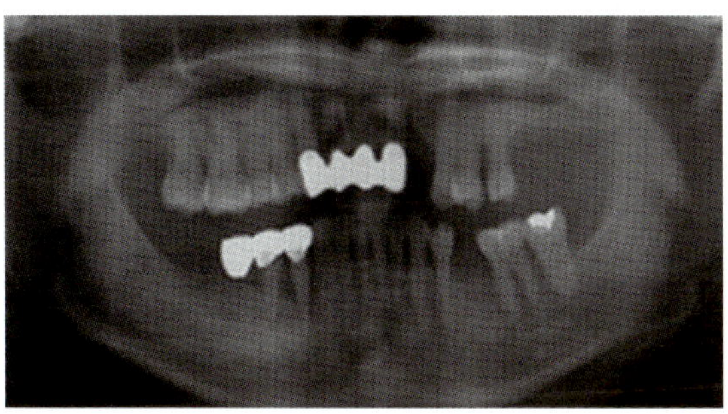

그림 4-21. 상, 하악 브리지 지대치의 심한 치조골 흡수 소견.

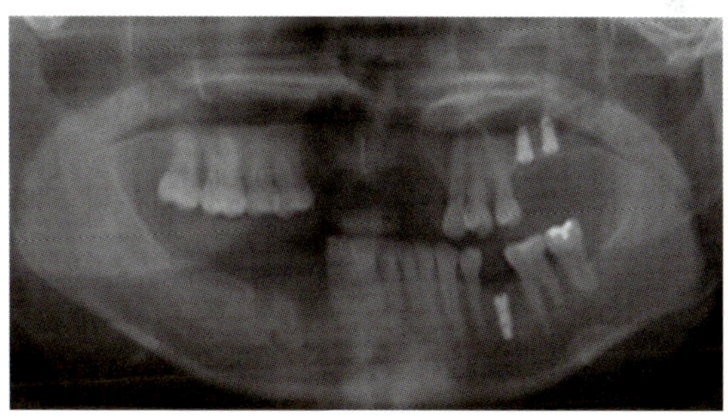

그림 4-22. #26, 27, 35 부위의 고정체 식립.

병력에서 우울증(depressive disorder)을 동반한 불안 증세로 알프라졸람 복용과 치료제로 글리메피리드와 메트포르민을 복용하고 있었으며, 만성 B형 간염(chronic hepatitis B) 치료에 tenofovir를 복용하고 있었다. 초진 시 아침 식후 혈당은 124mg/dL이었다. 담당의사에게 의뢰하여 간염과 당뇨병은 잘 조절되고 있으며, 정신적 불안감이 있으나 편안한 분위기에서 치료할 수 있다면 치과 치료에 문제가 없다는 회신으로 임플란트 치료를 계획하였다. 수술 시 감염에 대한 대책으로 수술 장갑과 기구 취급에 대한 조심을 의료진에게 주지시켰다.

환자가 신경안정제를 복용 중이었으므로 안정제는 추가 투여하지 않았고, 수술 전 린코마이신을 근주하였으며, #13, 21, 44, 45를 발치하고, 상악 좌측 제1, 2대구치(#26, 27)와 하악 좌측 제2소구치(#35) 부위에 골이식과 함께 임플란트 고정체를 식립하였다(그림 4-22). 수술 후 세파드록실 1캡슐, 이부프로펜 1정을 1일 3회 7일간 투여하였다. 3개월 후 #13, 22, 44, 46, 47 부위에 고정체를 식립하였고(그림 4-23), 수술 전, 후 약제는 같이 하였다. 7개월 후 #13, 22, 26, 27 부위에 2차 수술을 시행하였고, #35, 44, 46, 47 부위의 보철치료를 완료하였다(그림 4-24).

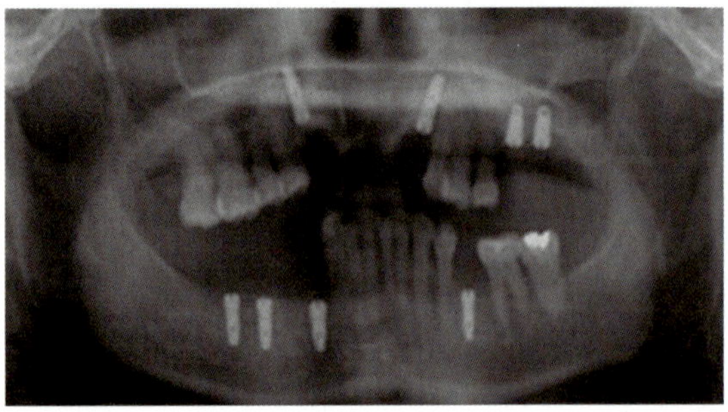

그림 4-23. #13, 22, 44, 46, 47 부위에 고정체 식립.

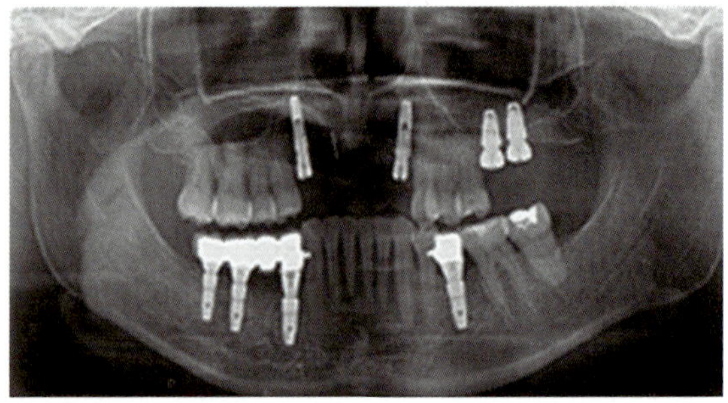

그림 4-24. #13, 22, 26, 27 부위 2차 수술과 #35, 44, 46, 47 부위 보철치료 완료.

3개월 후 #26, 27 부위의 보철치료를 완료하였고(그림 4-25), 3년 후 정기검진(그림 4-26)에서 #15의 통증을 호소하여 amoxicillin-clavulanate을 투여하였으며, 다음 해 발치하였다.

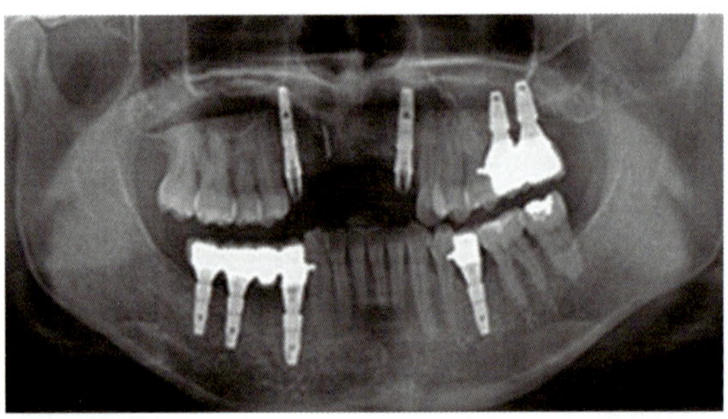

그림 4-25. #26, 27 부위의 보철치료 완료.

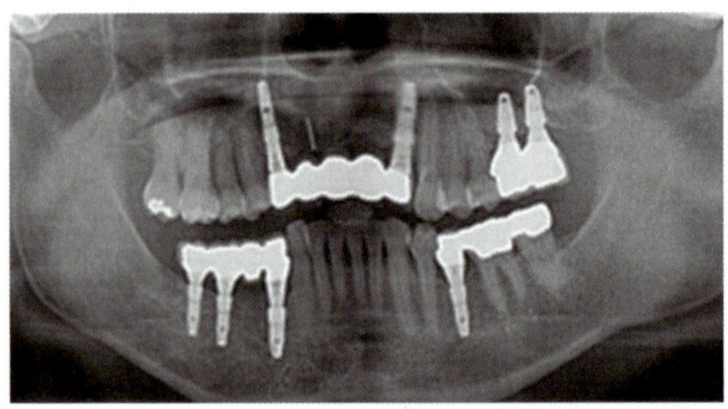

그림 4-26. 임플란트 보철치료 완료된 3년 후 정기검진.

이 증례는 만성 B형 간염과 당뇨병 치료 중이었으며, 우울, 불안 증세로 신경안정제를 복용 중인 환자로 담당의사에게 의뢰 후 아목시실린과 세파드록실을 사용하였고, 비스테로이드성 소염진통제로 이부프로펜을 처방하고 치료하여 안정된 상태를 유지하였으며, 진료 횟수를 줄여 임플란트 치료를 시행하였다.

증례 4-7 54세 남성, 임플란트 치료를 위해 내원

초진 소견에서 다수의 치아 결손과 상악 좌측 견치를 포함한 잔존 치아의 치주상태가 좋지 않았다(그림 4-27). 병력에 알코올성 간염(alcoholic hepatitis)과 고혈압이 있었다.

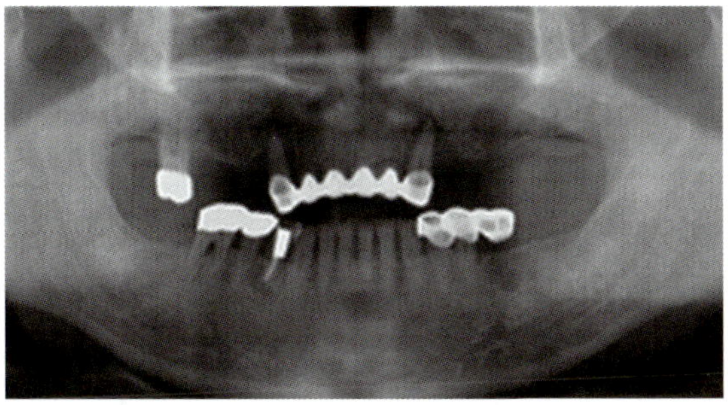

그림 4-27. 초진 시 파노라마 방사선소견.

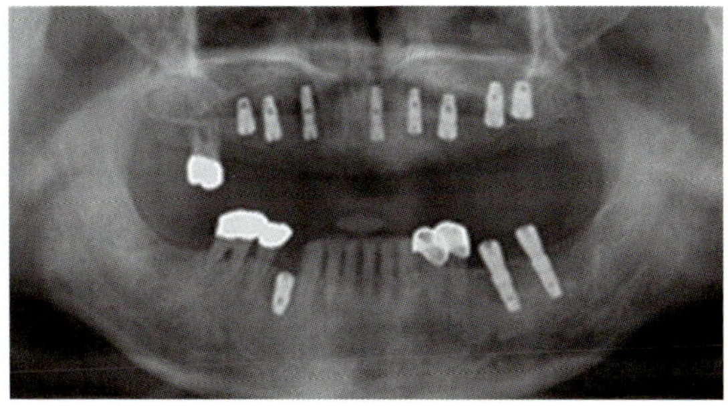

그림 4-28. 1차 수술 후 소견.

담당의사에게 의뢰 후 복용 중인 아스피린을 수술 4일 전부터 중단하고, 상악 좌우측 견치를 발치하고 상악 우측 제1소구치(#14), 제1대구치(#16), 상악 좌측 제1소구치(#24), 제1, 2대구치(#26, 27), 하악 좌측 제1, 2대구치(#36, 37) 부위에 임플란트 고정체를 식립하였다. 2개월 후 상악 좌우측 견치(#13, 23)와 상악 좌측 중절치(#21), 하악 우측 제1소구치(#44) 부위에 고정체를 식립하였다(그림 4-28). 수술 시 견고한 봉합과 지혈을 확인하고 귀가하였다. 수술 전 세파드록실, 디아제팜, 아세트아미노펜을 투여하였고, 수술 후 아목시실린, 아세트아미노펜을 10일간 처방하였으며, 린코마이신과 케토롤락을 근주하였다. 구강청결을 위해 헥사메딘를 처방하였다. 특이 소견 없이 치료가 진행되었다. 1개월 후 #36, 37 부위의 보철치료를 하였으며, 4개월 후 상악 1차 식립 부위(#13, 14, 16 및 #21, 23, 24, 26, 27)에 2차 수술을 시행하였다(그림 4-29). 오전 10시에 수술하였는데 오후 4시와 6시에 지속적인 출혈로 내원하였다. 국소적으로 수술 부위가 넓었고, 봉합 시 healing abutment 때문에 완전 폐쇄가 어려웠으나, 간염의 영향도 생각되었다. 추가 봉합과 거즈를 장시간 물고 있게 하여 지혈되었다. 4개월 후 상악의 보철치료를 마무리하였다(그림 4-30). 상악 우측 제2대구치는 그 후 발치하였다.

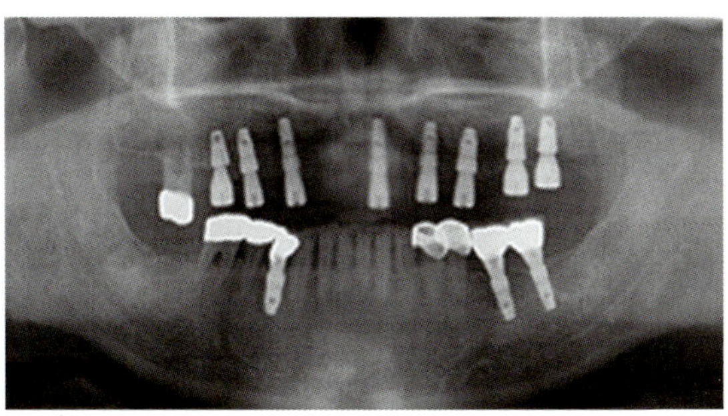

그림 4-29. 상악 고정체에 2차 수술 시행.

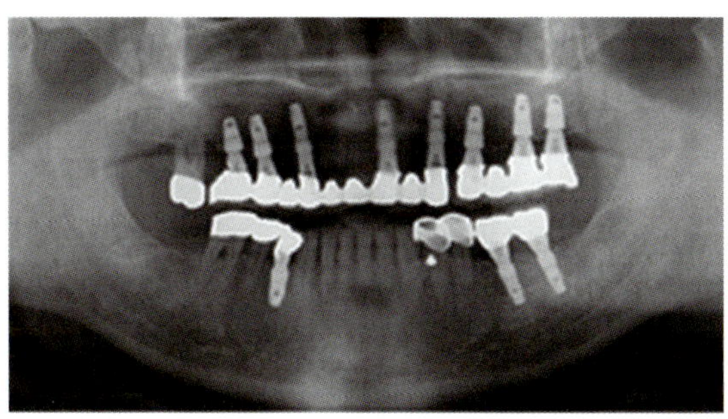

그림 4-30. 상, 하악에 임플란트 치료 완성.

이 증례는 전반적 치료는 원만하였으나, 알코올성 간염과 고혈압이 있는 환자로서 아스피린 중단 후 임플란트 치료를 시행하였고, 2차 수술 시에 출혈이 지속되어 고생하였던 경우로 환자의 전신상태도 중요하지만, 수술 부위의 철저한 처치가 중요하다고 생각하였다.

증례 4-8 38세 여성, 구취를 주소로 내원

초진 소견에서 우측 하악 제3대구치(#48)의 매복이 있었다(그림 4-31).

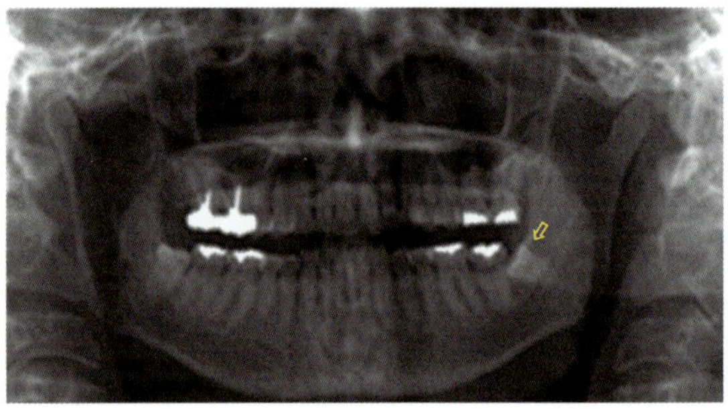

그림 4-31. #38, 48의 매복치 소견.

#48 발치를 위한 병력 조사에서 10년 전 결핵 치료를 받았으며, 현재 만성 B형 간염에 의한 간경변(liver cirrhosis)이 있었다. 6개월 전 간경변에 의한 복수로 천자 치료를 받았으나, 염분 섭취 제한 및 이뇨제 복용으로 안정된 상태를 유지하고 있었다. 진찰 소견 및 혈액검사 결과는 다음과 같았다.

- 복수(ascites): 없거나 중등도
- 간성 뇌증(encephalopathy): 없음
- Serum bilirubin: 2.2mg/dL
- Albumin: 3.1g/dL
- Prothrombin time INR: 1.6

간경변 상태를 평가하는 Modified Child-Pugh 분류의 Class B(moderate disease, 7~9점)에 해당하여, 감염 방지 및 간 대사 약물 처방에 주의하면 치과 치료가 가능한 군에 속하였다.

2% 리도카인으로 국소마취하고, #48 치아의 발치 후 거즈를 강하게 물게 하여 압박 지혈을 확인 후, 암피실린, aceclofenac 3일간 처방하였다.

이 증례처럼 복수나 간성 뇌증이 없고, 혈액검사 소견이 정상 범위로 안정 상태에 있는 간경변 환자는 일반적 치과 치료가 가능하다.

증례 4-9 75세 여성, 발치창 주위의 골흡수

3개월 전 #45, 47 발치 후 나타난 골흡수 소견 평가 및 치료를 위해 치과의원에서 의뢰되었다.

병력에서 20년 전부터 고혈압, 10년 전 골다공증(osteoporosis)이 있었고, B형 간염에 의한 간암(liver cancer)으로 지난해 간 절제 수술을 받았으며, 현재 골다공증 치료제, 고혈압약, B형 간염약을 복용 중이었다. 담당의사에게 의뢰한 결과 비스포스포네이트제를 10년간 복용하였으며, 검사 결과 BRONJ로 진단되었다.

치료계획으로 전신마취 하에 해당 부위의 부골절제술을 계획하였다.

방사선 사진(그림 4-32, 4-33) 및 CBCT 소견(그림 4-34)에서 #47 발치창과 주위 골조직에 미만성 치조골 흡수 소견을 보였다.

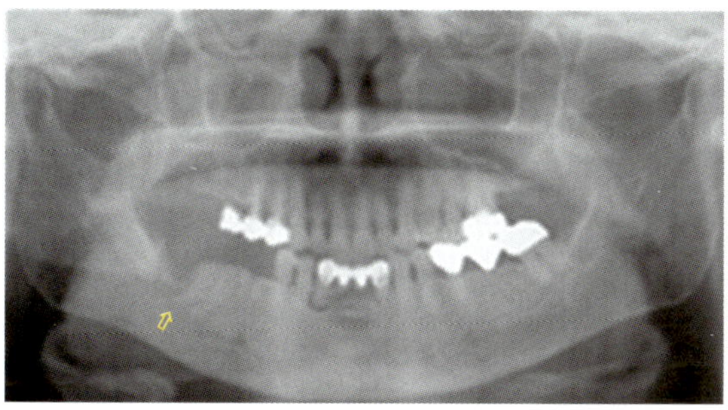

그림 4-32. 초진 시 파노라마 방사선소견.

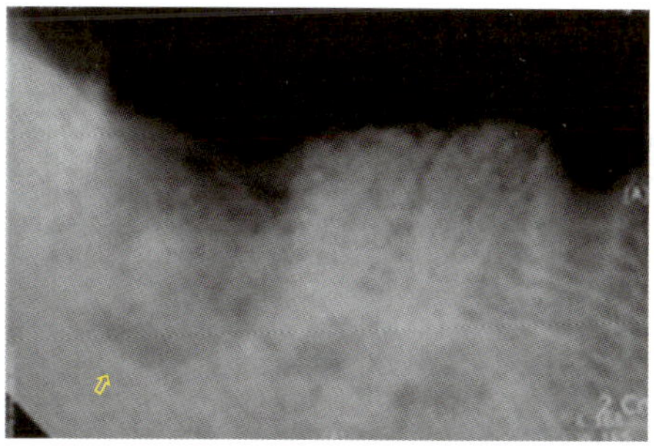

그림 4-33. #47 부위의 타원형의 골파괴 소견.

2개월 후 전신마취 하에 부골절제술을 시행하였다(그림 4-35). 수술 후 클린다마이신, 록소프로펜을 7일간 처방 후 퇴원하였다.

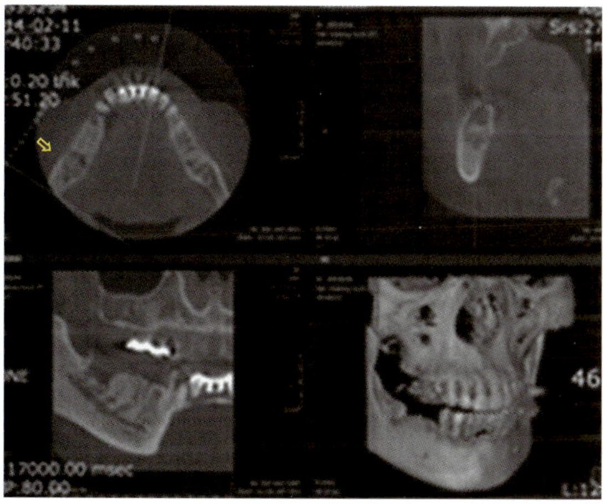

그림 4-34. #47 부위의 CBCT 소견.

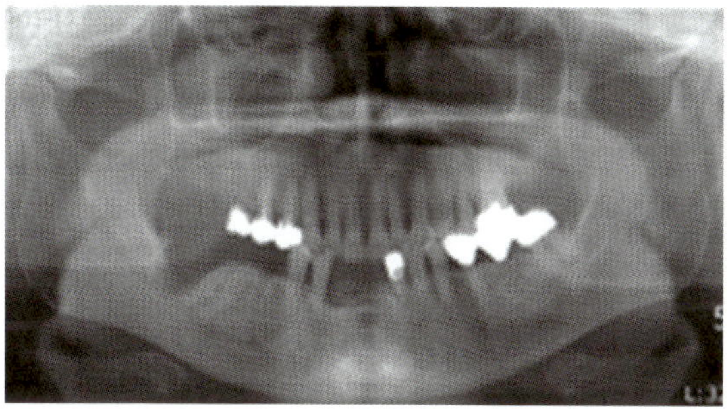

그림 4-35. 수술 후 파노라마 소견.

6) 전문의 의견

급성 간염에서 치과 치료 진행은 응급상황 이외에는 드물 것이다. 만약 치과 치료가 필요하면 담당의사와 충분히 상의하는 것이 중요하다. 특히 항생제 또는 소염진통제의 투여에 관한 확인과 출혈성 소인을 검사한 결과의 확인이 중요하다.

투여 약제의 선택 시 항생제로 페니실린계나 세팔로스포린이 비교적 안전하다. 비스테로이드 소염제 및 진통제로 인돌계 초산제나 피라졸론 등은 주의를 필요로 하며, 프로피온산제는 비교적 안전하다.

만성 간염에서는 치과 치료 시작 전에 감염 예방 조치가 중요하며, 예방 대책으로는 ① HB(hepatitis B; B형 감염) 백신, ② HBIG(hepatitis B immunoglobulin; B형 감염면역글로불린, ③ 혈액 오염에 대한 일반적 예방이 있다. HBV(hepatitis B virus)에 대해 HB 백신이 있으므로 예방접종으로 감염 방어가 가능하다. HBS(hemoglobulin S) 항원과 항체에 음성인 사람, HBS 항체가 16배 이하인 사람은 HB 백신 접종이 필요하고, 1년에 1~2회 정기적으로 HBS 항원 및 항체, HCV(hepatitis C virus) 항체를 검사하고, HBS 항체가 16배 이하로 저하되면 HB 백신을 추가 접종하고 HBs 항체가를 높여준다.

기타 주의점으로는 환자와 가족의 간염 병력이나 수혈의 여부 혹은 건강진단에서 GOT, GPT 등에 이상은 없었는지 문진하고, 의심스러운 경우에는 간염 바이러스 항원과 항체를 검사한다. 바이러스성 만성 간염이 진단되면 병록지에 명확하게 기록해 둔다. 치료 시에는 안면 보호대, 안경, 마스크, 장갑, 가운, 모자를 착용하고, 치료 종료 후는 차아염소산제로 씻고 소독한다. 만성 간염 환자의 수가 많으면 특정한 날을 정하여 그날 환자를 모아 진료하고, 가능하면 휴일 전날 진료하여 다음 날은 쉰다.

치료에 앞서 치태를 제거하여 치은을 건강한 상태로 만들어 치은의 출혈 가능성을 가능한 한 줄인다. 백혈구나 혈소판 수 저하가 있으면 감염이나 출혈에 주의한다. 구강 세척을 잘하고 항생제를 투여한다. 만성 간염이 활동성일 때는 감염력도 강하고 간 기능도 약화되어 있으므로 가능한 한 응급처치에 그치고 아미노산 전이효소가 정상이 될 때까지 기다리는 것이 좋다. 비활동성이면 크게 문제는 없으나 장시간 걸리거나 광범위한 수술이면 간 기능이 악화하거나 간염이 재발하기도 하므로 수술 후 충분한 관찰이 필요하다. 만성 간염에서는 관혈적 처치 시 일반적으로 출혈의 문제가 발생하는 경우는 거의 없지만 의심스러우면 혈소판 수와 프로트롬빈 시간 등을 검사한다. 치료 중 실수로 환자의 혈액이 묻은 기구에 찔리거나 혹은 상처가 있는 손가락에 혈액이 묻으면 먼저 흐르는 물에 비누를 사용하여 충분히 씻고 상처 난 부분의 혈액을 씻어낸다. 또 차아염소산제로 씻어 소독한다. 만성 간염 환자에서 HBS 항원이 양성이며 HBE(hemoglobulis E) 항원이 양성이면 감염성이 있다. 시술자 자신의 HBS 항원과 항체, 아미노산 전이효소를 검사하고, HBS 항체가 16배 이상이면 조치가 필요치 않다. HBS 항체가 16배 이하이거나 HBS 항원과 항체가 모두 음성이면 치료가 필요하다.

① 환자가 HBS 항원 양성이고 HBE 항원 음성이면 HBIG를 투여한다.

② 환자의 HBS 항원과 항체가 양성일 때는 HBIG를 48시간 이내에 200IU 근주한다. HB 백신 0.5mL을 피하주사하고 이후 1~3개월에 3회에 걸쳐 동량을 피하조사한다.

C형 만성 간염(chronic hepatitis C) 환자에서 치료사고 시에 감염 가능성이 있다. 손가락 소독은 HBV와 같다. HCV는 방어 글로불린이 없지만 HBV보다 감염력이 약하며 주사침에 찔려서 C형 간염이 발생할 가능성은 적다. 6개월간 HCV, 아미노산 전이효소를 검사하여 HCV 항체가 음성이고 아미노산 전이효소 상승이 없으면 안심해도 좋다.

간경변(liver cirrhosis) 환자의 검사소견이 정상이고 부종이나 복수가 없으면 치과 치료에 지장이 없지만, 부종이나 복수 증상이 있으면 적극적 치과 치료는 재고한다. 치아상태가 불량하여 치료가 필요한 경우에는 장시간의 치료는 피하고 보존적 처치에 노력한다. 바이러스성 간경변이 많으므로 만성 간염처럼 감염 방지 대책에 충분히 유의하여야 한다. 간경변 환자에게 투여 금기가 되는 약제는 없지만, 간을 통하여 배설되기보다 신장으로 배설되는 약제를 사용하는 것이 좋다. 소염진통제의 장기 투여에 주의한다면 특별히 사용할 수 없는 약제는 없다. 항생제도 간 배설형보다는 신장 배설형이 좋다. 따라서 페니실린에서 암피실린을, 세파로스포린계에서는 세파크롤의 안전성이 높아 안심하고 투여할 수 있다. 간경변 자체가 면역 부전 상태이므로 항생제는 치과 치료 시 치료 후의 감염 예방에 매우 중요하다. 간경변에서 출혈 경향은 혈소판 수 감소와 프로트롬빈 시간 연장에 의한 것이다. 문맥압 항진에 의한 비장 비대로 혈소판이 파괴되어 혈소판 수가 감소하며, 프로트롬빈 시간 연장은 간에서 합성되는 프로트롬빈(제II 인자) 제V, 제VII, 제X 인자 및 피브리노젠(제I 인자) 감소에 의한다. 따라서 수술 전에 혈소판 수, 프로트롬빈 시간 검사치를 확인해야 한다. 또 체표의 출혈반 유무를 조사하여 출혈반이 있으면 출혈 경향을 의심할 수 있다. 혈소판 수 5만/mm^3 이하에서의 관혈적 처치 시 지혈이 어려우며, 프로트롬빈 시간이 80% 이상이면 지혈할 수 있지만, 치료 전에 출혈 시의 대책을 생각할 필요가 있다.

또 면역능 저하에 의한 감염 증가가 있기 때문에 관혈적 치료에 앞서 치석을 제거하여 구강 세척에 노력하는 동시에 항생제를 예방적으로 투여한다. 수술 후 경과를 관찰하여 감염 방지에 노력한다. 단백질 합성능 저하에 의한 저단백혈증(hypoproteinemia)은 창상 치유 지연의 원인이 되기 때문에 사전에 환자의 영양 상태 평가도 중요하다.

참고문헌

1. 대한치과마취과학회 역: 치과진료실에서의 응급처치 6판. 대한나래출판사, 2009.(Malamed SF: Medical Emergency in the Dental Office. Mosby, New York, 2007.)
2. 대한구강악안면외과학회 편찬: 구강악안면외과학 교과서 3판. 의치학사, 2013.
3. 대한치과마취과학회 역: 치과국소마취과학 6판. 대한나래출판사, 2014.(Malamed SF: Handbook of Local Anesthesia. Mosby, New York, 2013.)
4. 김영설(역): 내과의 불편한 진실. 군자출판사, 2014.
5. 정진우, 등: 전신질환 환자의 치과치료 8판. 대한나래출판사, 2015.(Little JW, Falace DA, Miller CS, Rhodus NL: Dental Management of the Medically Compromised Patient. Elsevier, 2013.)
6. 高北義彦, 大曾根洋: 全身疾患を有する患者の対処法. 日本歯科評論社, 1996.
7. 永原國央, 等: 齒科インプラント治療のリスク度チェクとその對応. クインテッセンス, 2012.

8. Golla K, Epstein JB, Cabay RJ: Liver disease: current perspectives on medical and dental management. Oral Surg Oral Med Oral Pathol Oral Radiol Endod 98:516–521, 2004.
9. Firriolo FJ: Dental management of patients with end stage liver diease. Dent Clin North Am 50:563–590, 2006.
10. Friedman LS: Surgery in the patient with liver disease. Trans Am Clin Climatol Assoc 12:192–204, 2010.
11. McCullough AJ, O'Shea RS, Dasarathy S: Diagnosis and management of alcoholic liver disease. L Dig Dis 12:257–262, 2011.

05 호흡기질환

1 기관지 천식과 치과 치료

1) 질환의 특성

기관지 천식(bronchial asthma)은 호흡 시 천명(그렁거림)을 동반한 호흡곤란 발작(천식 발작: attack of asthma)을 일으키는 기도의 만성 염증질환이다. 이 발작은 밤이나 이른 아침에 잘 일어난다. 한국의 기관지 천식 유병률은 3.9%이며, 인구 30~50만 명에 1명은 천식이다. 또 1990년대까지는 연간 약 6,000명이 천식으로 사망하였으나 2007년에는 2,500명으로 감소하였다. 국내에서는 천식으로 인한 사망을 집계하지 않으나 천식을 포함한 만성 하기도질환으로 인한 사망은 2002년 인구 10만 명당 22.6명을 기점으로 서서히 감소하여 2012년 15.6명으로 줄었다. 하지만 대부분 사망자가 60세 이상이기 때문에 만성 폐쇄성 폐질환이 유발되지 않고 천식만으로 사망한 경우는 적을 것으로 생각된다. 만성 성인 천식의 정의는 다음과 같다.

1. 기도의 만성 염증과 여러 정도의 기도협착 및 기도과민증의 항진, 임상적으로는 반복되는 기침, 그렁거림, 호흡곤란이 특징적이다.
2. 기도협착은 자연스럽게 또는 치료로 가역성을 보인다.
3. 기도의 염증에는 호산구, T세포, 비만세포 등의 염증세포, 기도 상피세포, 섬유아세포를 비롯한 기도 구성 세포 및 각종 체액성 인자가 관여한다.
4. 지속된 기도의 염증은 기도 장애와 그에 계속된 기도 구조의 변화(리모델링)를 일으키며, 비가역성 기도제한을 일으켜 기도과민성을 항진시킨다.

기관지 천식에서는 아토피(Ⅰ형 알레르기) 동반 빈도가 높다. 아토피형 천식이 차지하는 비율은 소아 및 사춘기에는 90%를 넘지만, 연령 증가에 따라 낮아져 65세 이상 고령자에서는 30% 미만이라고 한다.

특수한 천식으로 문제가 되는 것은 아스피린 천식(aspirin-induced asthma)이다. 이것은 아스피린이나 비스테로이드 소염제(NSAIDs) 복용으로 일어나는 천식이다. 아스피린 이외에 인도메타신, 이부프로펜, 나프록센, 디클로페낙, 케토프로펜, 피록시캄, 메페나믹 산 등의 강한 유발작용도 있다. 증상은 가벼운 가슴 답답함을 느끼는 정도에서부터 의식소실을 동반한 급성 천식중적발작까지 있으며, 발작은 약제 사용 후 수 십분 이내에 일어나는 경우가 많다. NSAIDs는 치과에서 일상적으로 사용하고 있는 약제이므로 사용자에게 NSAIDs 투여에 주의가 필요하다.

2) 담당의사에게 진료 의뢰와 치료 내용 확인

담당의사에게 천식의 발생 연령, 발작의 병력과 정도, 알레르기의 확인, 아스피린 천식의 유무, 현재 조절 상태와 지금까지의 경과, 상용약이나 흡인제, 스테로이드제의 전신투여 병역과 기간, 합병증 유무 등에 대하여 질문한다. 폐기능검사로 폐활량측정(spirometry) 자료를 받으면 노력성 폐활량(forced vital capacity; FVC)과 1초간 노력성 호기량(FEV1: 1초 동안의 호기량)으로 중증도를 평가한다. FEV1/FVC 비율은 성인에서 80% 이상이며, 이보다 낮으면 기도협착 또는 기도제한이 있다고 생각한다.

천식 치료는 "급성기 천식 발작치료"와 "만성기(비발작 시) 천식치료(관리)"로 나눌 수 있다. 급성기 발작치료는 발작을 즉시 진정시켜 생명 안전을 확보하는 것이며, 산소 공급과 대량의 β2-자극제(β2-agonists, salbutamol) 흡입 및 스테로이드 전신 투여가 중심이 된다. 만성기 치료는 기본적으로 항염증요법이며, 강력한 항염증작용을 가진 스테로이드제, 특히 부작용이 적은 흡입 스테로이드제가 1차 선택제가 된다. 흡입 스테로이드제는 흡입된 기관지 국소 부위에 작용하고 전신적 흡수가 적어 전신 부작용이 심하지 않다. 표 5-1은 만성기 치료에 이용하는 장기 관리약과 발작 치료약에 대한 설명이다. 천식 환자의 임플란트 치료 전에 어떤 치료약을 투여하고 있으며, 그 효과는 무엇인지 확인하는 것이 중요하다.

표 5-1. 천식 치료제

장기 관리약	발작을 예방하기 위해 매일 복용 (1) 기도 염증 억제제 • 흡입 스테로이드제: 전신 부작용은 적으나 구강칸디다증에 주의 • 항알레르기제: 항히스타민제, 류코트리엔 수용체 길항제 • 경구 스테로이드제: 중증에 사용, 전신 부작용 있음 (2) 기관지확장제 • 지속성 β2 자극제(long-acting Beta-2 agonists)(경구, 패치, 흡입): 교감신경 자극으로 기관지 평활근 이완 • 경구 잔틴제(xanthine derivatives): 테오필린(theophylline) 등의 기관지확장제
발작 치료	발작 시에 긴급으로 사용 (1) 스테로이드제(주사, 경구): 긴급 시 하이드로코티손 정맥 내 투여 (2) 잔틴제(주사): 아미노필린 주입 (3) 단시간 작용 β2 자극제(short-acting Beta-2 agonists)(흡입, 경구, 주사): 교감신경 자극으로 기관지 평활근 이완

3) 환자 상태 평가

초진 시 검사 항목으로 천식의 알레르기성 여부, 발작 시기와 첫 발작 시 연령, 알레르기 피내 반응 결과, 발작 유발요인을 알아본다. 또 천식 치료 내용, 현재 상태(치유되었거나 치료 중인지), 동반된 합병증에 대해 문진으로 확인한다(그림 5-1).

표 5-2는 기관지 천식의 중증도 판정 기준이며, 중증도가 높거나 고위험군에 해당하면 천식 관리가 가능한 치과병원 치료를 권한다.

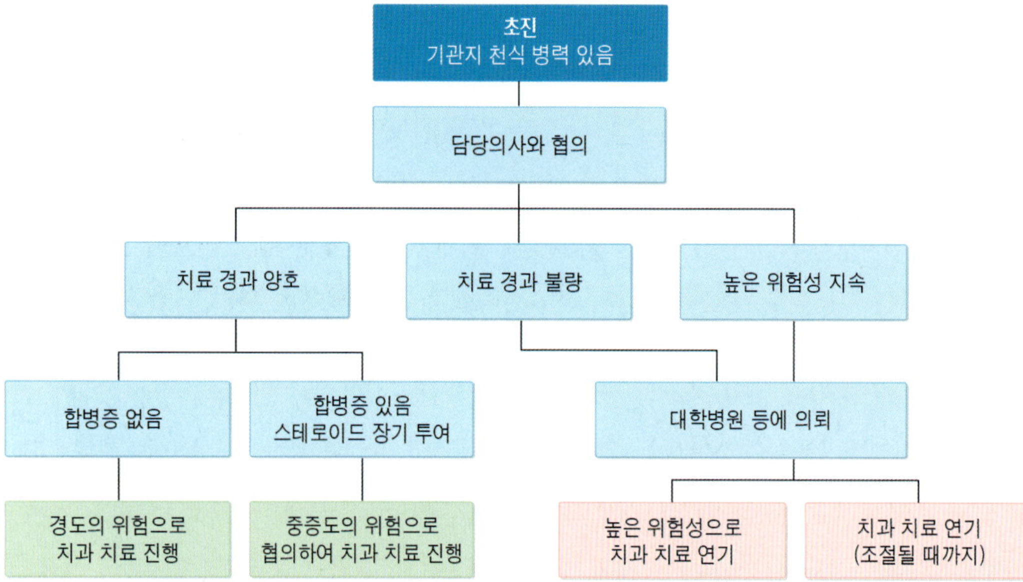

그림 5-1. 초진 시 기관지 천식 환자의 위험도 검사를 위한 순서.

표 5-2. 기관지 천식의 중증도 판정 기준

	간헐적	경증	중등증	중증
발작 빈도	주 1회 이하	주 1회~1일 1회	매일	증상 지속
발작 지속시간	2, 3일 이하			빈번히 악화
활동 수면제한 야간발작	월 2회 미만	있을 수 있다. 월 2회 이상	있다. 주 1회 미만	있다. 빈번함
간헐기 폐 기능 PEF FEV1%* 변동	자각증상 없음 > 80% < 20%	> 80% 20~30%	60~80% 30% ~	< 60% 30% ~
흡입 β2 자극제 사용			매일	

* PEF: 최대호기유량(peak expiratory flow), FEV1%: 1초율

천식의 고위험군은 다음과 같다.

1. 스테로이드제 전신 투여 중이거나 또는 중지할 수 없다.
2. 과거 1년 동안 천식 발작으로 입원한 병력이 있다.
3. 과거 1년 동안 천식 발작으로 응급실에서 진료받은 적이 있다.
4. 천식 발작으로 기관지 삽관을 한 적이 있다.
5. 정신 장애가 동반된 병력이 있다.
6. 천식 치료계획을 따르기 어렵다.
7. 현재 흡입 스테로이드제를 사용하고 있지 않다.
8. 단시간 작용 β2 자극제를 과잉 사용하고 있다.

4) 치료계획

(1) 치과 치료의 가능성

천식이 치과 치료의 성공을 저해하는 위험은 아니지만, 임플란트 치료 등 치과 치료의 경우 치료 위험도가 있을 수 있다.

(2) 치과 치료 시 위험도

일반적으로 잘 조절되는 환자는 치과 치료 진행에 문제가 없다. 위험도는 조절 상태에 따라 결정된다. 양호한 조절은 GINA(Global Initiative for Asthma: 천식관리의 국제지침)에 의해 표 5-3과 같이 판정한다. 천식 조절 수준을 조절 양호, 조절 불충분 및 조절 불량으로 정의하며, 천식 치료 목표는 조절 양호 수준을 달성하여 유지하는 것이다.

표 5-3. 천식의 조절(GINA 2006에 의한 조절 수준의 정의)

	조절 양호 (모든 항목에 해당)	조절 불충분 (주에 하나가 해당)	조절 불량
낮 동안의 증상	없다(주 2회 이하).	주 2회를 넘는다.	주 3회 이상
활동의 제한	없다.	있다.	
이른 저녁	없다.	있다.	
발작 사용약의 사용	없다(주 2회 이하).	주 2회를 넘는다.	
호흡 기능(PFF 또는 FEV1)	정상 범위	80% 예측치 또는 자신의 최고치	
천식 악화	없다.	연 1회 이상	주 1회

치과 치료로 천식이 악화하지 않게 하기 위해서는 이 기준의 “조절 양호”가 최저한의 요구 조건이 된다. 담당의사의 정보, 문진과 중증도 분류에서 위험성이 높다고 판단되면 응급처치 설비가 갖추어진 치과병원에 치료를 의뢰한다. 또한 장마철이나 초가을에 발작이 일어나기 쉬우므로 조절이 잘 되는 시기를 선택하는 것도 중요하다.

치과 치료 시에 상용약이나 흡입약을 반드시 지참하여 내원하도록 하여 긴급할 때를 대비한다. 또 치료 중에 펄스옥시메터(pulse oximeter)로 산소포화도(SpO_2) 모니터가 필요하다. 정신적 스트레스가 천식 발작의 유발요인이 될 수 있으므로 긴장을 완화하고 치료할 필요가 있으며, 진정요법의 병용도 효과적이다. 드릴 엔진 사용에서 차가운 물을 뿌릴 때 천식 발작이 일어나는 수가 있으므로, 스트레스를 피해서 쉬면서 치료를 계속하는 것이 중요하다. 소독약, 레진 모노머의 자극에도 발작을 유발한다고 알려져 주의가 필요하다. 또한 인두부의 물 흐름도 천식 발작의 유발요인이 될 수 있으므로 치과 치료 시 다량의 세척에 주의를 기울인다. 만일 치료 중에 발작이 일어나면 치료를 중지하고 호흡하기 편한 자세로 바꾸고, 즉시 환자가 지참한 기관지확장제, 스테로이드를 흡입시킨다. 발작이 조절되지 않고 호흡곤란이 있으면 담당 의사에게 연락하고 에피네프린을 피하주사 후 긴급 후송한다. 아스피린 천식에는 진통제 투여에 신중할 필요가 있다. 염기성 비스테로이드성 소염제는 진통 효과가 떨어지지만, 비교적 안전하게 사용할 수 있다. 모르핀, 펜타조신은 안전하게 투여할 수 있다.

기관지확장제(bronchodilator) 테오필린을 치과에서 사용하는 마크로리드계나 퀴놀론계 항생제와 병용하면 혈중 농도가 올라가 중독 증상(경련, 구토, 부정맥 등)이 나타날 수 있어 주의가 필요하다.

5) 증례 연구

증례 5-1 62세 여성, 8년 전 치료한 상악 좌우측 어금니 부위의 통증

8년 전 치료받은 상악 좌우측 대구치 부위의 통증으로 내원하였다(그림 5-2).

초진 소견에 근거하여 치료계획으로 상악 좌우측 제2소구치(#15, 25), 제2대구치(#17, 27), 하악 좌측 제1소구치(#34)를 발치하고, 상악 우측 견치(#13), 좌측 제2소구치(#25), 하악 우측 제1, 2소구치(#44, 45)는 브리지와 치관 제거 후 재평가하기로 하였다. 결손 또는 발치된 #14-16, 26, 27 부위는 임플란트 치료를 하기로 하였다.

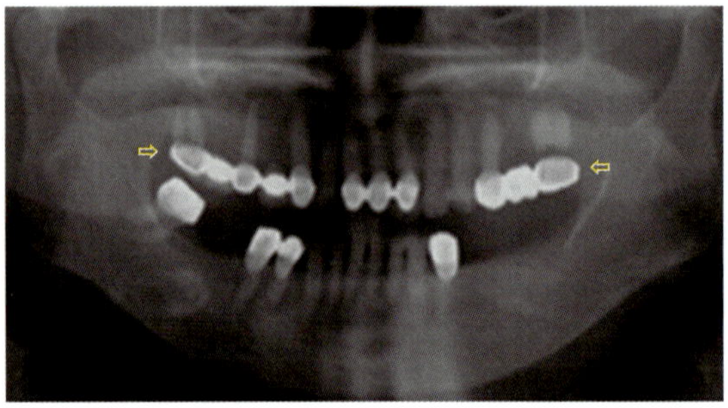

그림 5-2. 초진 시 방사선소견.

병력에 기관지 천식(bronchial asthma)으로 몬테루카스트(Singulair)와 테오필린을 복용하고 있었으며, 고혈압이 있었다(항혈전제는 복용하지 않음). 천식은 7~8년 전에 시작되어 5년 전부터 약제를 복용하고 있었다.

담당의사에게 의뢰한 결과 천식은 조절되고 있어서 천명이나 기침, 발작이 없었고, 수술에 사용하는 국소마취제 등 약제에 특별히 고려해야 할 것이 없다고 하여 치과 치료를 계획하였다. 테오필린을 복용하고 있었으므로 erythromycin, ciprofloxacin 등을 제외한 항생제를 사용하기로 하였다. 스트레스는 발작을 유도하는 인자가 될 수 있으므로, 수술 전 디아제팜을 투여하여 환자가 안정을 유지하도록 조치하였다.

2일 후 세파드록실, 디아제팜, 이부프로펜을 수술 전에 투여하고 #34의 발치와 #34, 37 부위에 골이식과 함께 임플란트 고정체를 식립하였다(그림 5-3A). 수술 후 세파클러 7일, 아세트아미노펜 3일을 처방하였다. 다음 날 피부에 알레르기 증상이 나타났으나 증세가 가벼워 경과를 관찰하기로 하였고, 10일 후 발사하였다. 피부의 알레르기 증상은 3일 후에 소실되었다. 7일 후 #25, 27을 발치하고, #25, 26 부위에 골이식과 함께 고정체를 식립하였다(그림 5-3B). 수술 전, 후 투약은 같게 하였다. 임플란트 고정체 식립 약 4개월 경과 후 #34, 37 부위의 보철치료를 하였고, #25, 26 부위의 고정체 식립 약 4개월 후 2차 수술을 시행하였으며(그림 5-3C), 1개월 후 #25, 26 부위의 보철치료를 시행하였다(그림 5-3D).

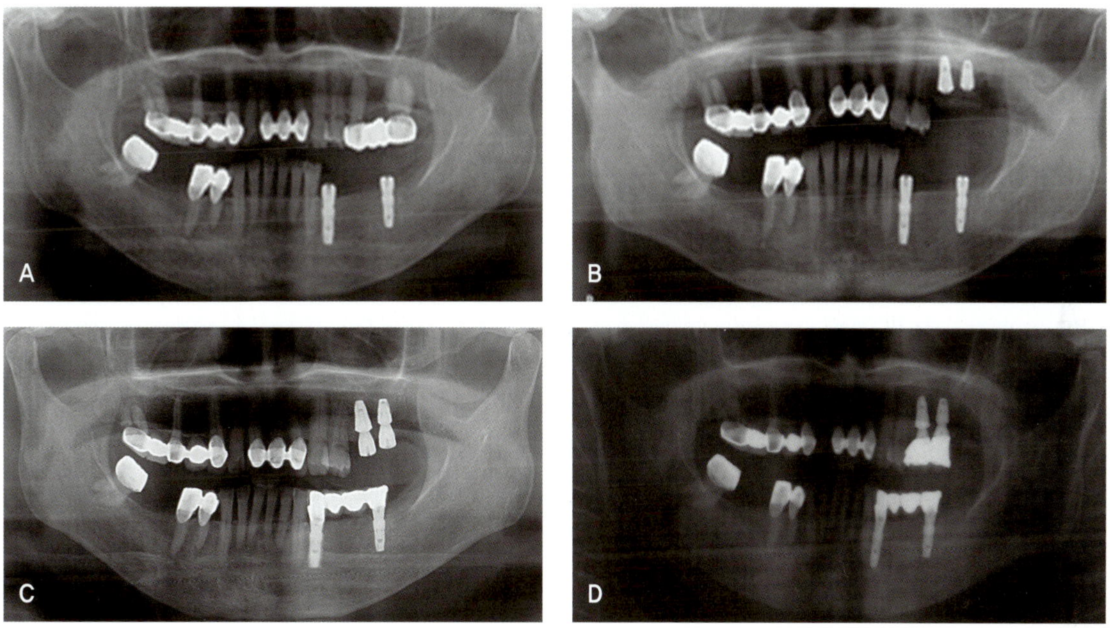

그림 5-3. #34 발치 후 #34, 37 부위(**A**)와 #25, 27 발치 후 #25, 26 부위(**B**)에 골이식과 고정체 식립. #25, 26 부위의 고정체 식립 약 4개월 후 2차 수술을 하였고(**C**), #34, 37과 #25, 26 부위의 보철치료가 완료된 후 방사선 사진(**D**)이다.

이 증례는 기관지 천식과 고혈압이 있었으나, 담당의사에게 의뢰한 결과 천식 악화나 발작 우려가 없어 치료 처방을 유지하고, 환자의 안정 유지에 유의하며 임플란트 치료를 후유증 없이 진행하고 있다.

증례 5-2 41세 남성, 매복치 발치

병력에 계속되는 기침, 천명, 가슴 답답함이 있어 천식 악화가 의심되어 호흡기내과에 의뢰하였다. 담당의사의 회신은 다음과 같았다.

"천식의 급성 악화로 호흡곤란 및 질식(asphyxia)이 나타날 수 있으며, 국소마취 하의 치과 수술에 제한이 있을 수 있다. 속효성 기관지확장제 salbutamol nebulization 및 methylprednisolone 정맥주사 후 증상이 소실되어 흡입형 스테로이드 제제 symbicort, methylprednisolone 복용, salbutamol nebulizer

처방 후 귀가하였다. 앞으로 기침, 천명, 호흡곤란 증세가 없으면 치과 시술이 가능할 것으로 사료되며, 시술 시 활력 징후 감시(vital sign monitoring)가 요구된다(심박 수 100회/분, SpO_2 95% 이상 유지)."

활력 징후 모니터링 하에 국소마취하고, #48 발치 및 낭종적출술을 시행하였으며(그림 5-4), 지혈 확인 후 귀가하였다.

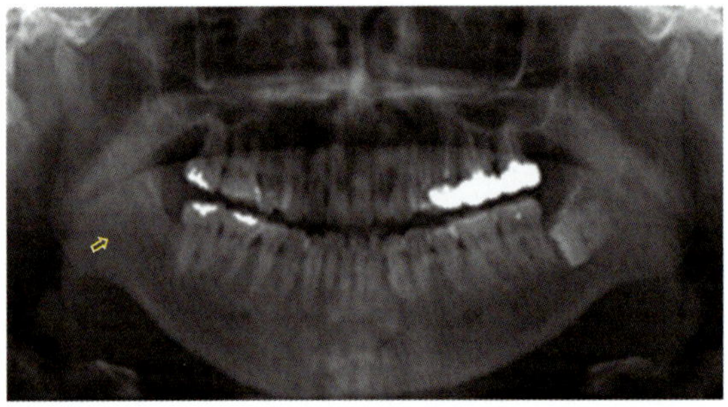

그림 5-4. #48 발치 및 낭종적출술 시행.

이 증례는 천식의 급성 악화로 호흡곤란이 나타나서 구강외과 수술 진행에 무리가 있었다. 천식 병력이 있는 환자에서 기침, 가래, 호흡곤란, 쌕쌕거림 및 가슴 답답함 같은 증상이 있는지 확인해야 한다. 담당 의사에게 의뢰하여 치료약에 대한 정보를 얻고, 상비약을 지참하여 급성 증상 완화 후 수술을 진행하여 문제가 발생하지 않았다.

6) 전문의 의견

기관지 천식은 외인적 요인에 대한 기도의 알레르기성 과민반응으로 호흡곤란과 천명이 나타나는 질환이다. 그러나 만성 기관지염으로 장기간 계속되는 기침, 가래를 모두 천식이라고 생각하는 환자가 많이 있으며, 자신이 복용하는 기관지염 치료제를 천식약이라고 알고 있는 환자도 있다. 환자가 스테로이드 흡입제나 β2-흡입제를 사용하고 있으면 기관지 천식일 가능성이 있다. 이런 약제를 꾸준히 사용하여 천명과 호흡곤란이 없으면 치과 치료에 무리가 없다. 그러나 만성적인 기침과 가래가 있으며, 특히 흡연하는 만성 기관지염 환자는 치료 후 기관지염 악화로 기침과 가래가 심해질 수 있다. 치료 전에 금연을 권고하고, 기관지염 상태가 좋을 때 치료를 시작하는 것이 좋다.

참고문헌

1. 대한치과마취과학회 역: 치과진료실에서의 응급처치 6판. 대한나래출판사, 2009.(Malamed SF: Medical Emergency in the Dental Office. Mosby, New York, 2007.)
2. 대한구강악안면외과학회 편찬: 구강악안면외과학 교과서 3판. 의치학사, 2013.
3. 김영설(역): 내과의 불편한 진실. 군자출판사, 2014.
4. 정진우, 등: 전신질환 환자의 치과치료 8판. 대한나래출판사, 2015.(Little JW, Falace DA, Miller CS, Rhodus

NL: Dental Management of the Medically Compromised Patient. Elsevier, 2013.)
5. 高北義彦, 大曾根洋: 全身疾患を有する患者の対処法. 日本歯科評論社, 1996.
6. 永原國央, 等: 歯科インプラント治療のリスク度チェクとその對応. クインテッセンス, 2012.
7. Seng GF, Gay BJ: Dangers of sulfites in dental anesthetic solutions: warnings and recommendations. J Am Dent Assoc 113:769-770, 1986.
8. Wilkerson LA: Exercise induced asthma. J Am Osteopath Assoc 98:211-215, 1998.
9. Steinbacher DM, Glick M: The dental patient with asthma. An update and oral health consideations. J Am Dent Assoc 132:1229-1239, 2001.
10. Little JW, et al: Dental management of the medically compromised patient. ed 6, St. Louis, Mosby, 2002.

2 간질성 폐렴과 치과 치료

1) 질환의 특성

최근 노인 인구의 증가와 대기환경의 악화로 약간의 과격한 활동에 호흡곤란을 호소하는 환자가 많아지고 있다. 이런 환자의 진찰에서 특이한 소견이 없고 흉부 방사선 촬영에서 폐 전체에 미세한 음영 증가가 있고, 흉부 CT에서 간질조직의 증식이 있으면 간질성 폐렴(interstitial pneumonia)이라고 진단한다. 간질성 폐렴은 다양한 원인에 의한 폐포벽의 염증으로 섬유화가 진행되어 폐포벽이 두껍고 딱딱해져 호흡해도 폐포가 부풀어 오르지 않기 때문에 흡기의 가스 교환이 되지 않는 질환이다. 더욱 정확한 명칭은 미만성 간질성 폐질환(diffuse interstitial lung disease; DILD)이다.

간질성 폐렴의 원인에는 류마티스 관절염이나 다발성 피부근염 등의 자가면역질환, 직업상이나 생활 속의 분진이나 곰팡이, 애완동물의 털이나 깃털의 만성 흡입, 의약품(약제, 한약, 건강식품 등), 특수한 감염증 등으로 다양하다. 질환이나 원인에 따라 류마티스 폐, 석면 폐 등으로 부르며, 이렇게 원인이 명확한 것은 속발성 간질성 폐렴이고, 원인이 불명확한 간질성 폐렴은 특발성 간질성 폐렴으로 분류한다.

특발성 간질성 폐렴에는 병태가 다른 7개의 질환이 있으며, 특발성 폐섬유증(idiopathic pulmonary fibrosis; IPF), 비특이성 간질성 폐렴(non-specific interstitial pneumonia; NSIP), 특발성 기질화 폐렴(cryptogenic organizing pneumonia; COP), 호흡세기관지염 관련성 간질성 폐렴(respiratory bronchiolitis-associated interstitial lung disease; RB-ILD), 박리성 간질성 폐렴(desquamative interstitial pneumonia; DIP), 림프구성 간질성 폐렴(lymphoid interstitial pneumonia; LIP), 급성 간질성 폐렴(acute interstitial pneumonia; AIP)으로 구분된다. 발생 빈도는 특발성 폐섬유증이 80~90%

로 가장 많고, 그다음은 특발성 비특이성 간질성 폐렴이 5~10%이다. 특발성 간질성 폐렴의 원인은 불명확하나 유전적 배경에 환경인자의 영향을 받는 만성 염증 기전의 관여가 예상된다. 위험인자로 중요한 것은 흡연이며, 특히 특발성 폐섬유증은 흡연자에서 많은 것으로 알려졌다.

특발성 폐섬유증의 중요한 증상은 안정 시에는 호흡곤란을 느끼지 못하나, 보행이나 목욕 등의 일상생활 동작에서도 나타나는 호흡곤란이다. 또 계절과 관계없이 가래가 나오지 않는 마른기침으로 고생한다. 장기간에 걸쳐 증상이 점차 심해지므로, 자각증상이 나타나면 이미 병태가 진행된 경우가 많다. 발생 연령은 대부분 50세 이상이다. 병원에서 확진된 환자는 10만 명당 10~20명 정도이나, 진단되지 않은 조기 병변 환자는 10배 이상으로 추산된다.

특발성 섬유증의 임상 소견으로 곤봉 모양의 손가락을 30~60%에서 볼 수 있으며, 진행되면 창백증, 폐성 심, 말초부종 등이 나타난다. 또한 저산소증에 의한 체중 감소, 나른함, 피로가 동반된다. 특발성 폐섬유증의 확진 후 평균 생존 기간은 2.5~5년이라는 보고도 있으나, 급속히 악화하면 생존 기간은 2개월 정도로 예후가 불량하다. 특발성 폐섬유증에서 폐암의 동반도 많은 것으로 알려졌다.

2) 담당의사에게 진료 의뢰와 치료 내용 확인

호흡기내과 의사의 소견은 환자의 예후 판정에 중요하다. 호흡곤란이 심한 환자는 치과 치료를 희망하지 않겠지만, 초기의 무증상 환자나 가벼운 증상이 있는 환자가 내원할 가능성이 있다. 담당의사에게 의뢰해야 하는 내용은 발생 시기와 지금까지 경과, 치료 내용, 앞으로 예상되는 경과, 현재 상황, 호흡검사 결과 등이다. 이런 임상 소견을 종합적으로 판단하여 치료 방침을 결정한다.

특발성 폐섬유증에 효과가 확립된 치료제는 없다. 섬유화 진행 억제를 목적으로 스테로이드제를 사용하고 있으며, 이런 약제를 복용하는 환자는 이미 기침이나 운동성 호흡곤란이 시작되었을 가능성이 높다. 따라서 스테로이드제를 복용하고 있는 환자의 치과 치료는 연기한다.

3) 환자 상태 평가

흡연 경력, 특발성 폐섬유증의 발생 시기와 경과, 현재의 증상과 상태(호흡곤란, 마른기침, 창백증, 폐성 심 등), 일상생활의 제한, 투약 내용과 투약 기간(특히 스테로이드제 복용) 등을 초진 시에 파악할 필요가 있다(그림 5-5). 호흡곤란을 객관적으로 판단하기 위해 Hugh-Jones 분류(표 5-4)가 이용된다. 초진 시에 이 분류를 이용하여 호흡곤란 정도를 파악한다.

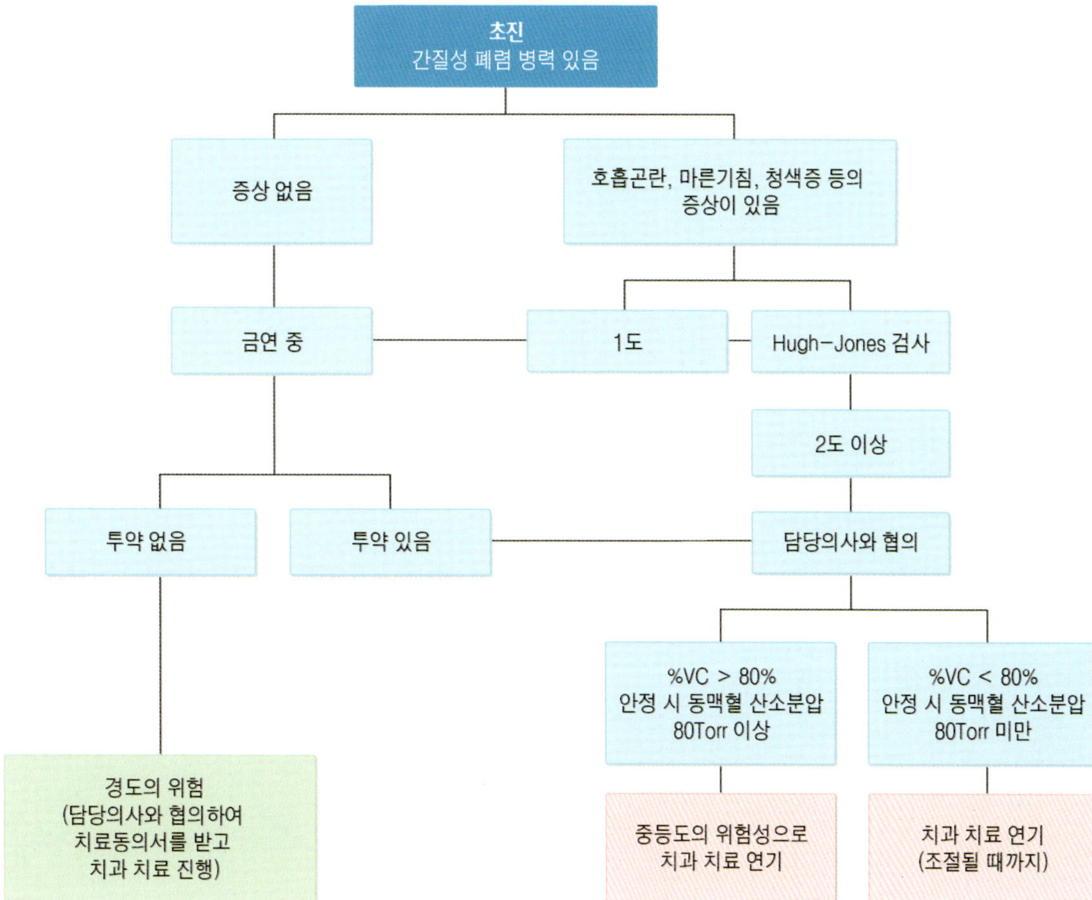

그림 5-5. 초진 시 간질성 폐렴 환자의 위험도 검사를 위한 순서.

표 5-4. Hugh-Jones 분류

1도	동년배 건강인과 같은 생활을 할 수 있고, 계단도 건강한 사람처럼 오른다.
2도	보행은 동년배 건강인과 같아 보이나, 계단을 오르내리는 것은 같다고 할 수 없다.
3도	걷는 것이 건강인과 같아 보이지 않으나, 자신의 속도로 1km 정도의 보행이 가능하다.
4도	쉬지 않으면 50m 이상의 보행이 불가능하다.
5도	말하고, 옷을 입고 벗는 것이 힘들어 외출하지 못한다.

4) 치료계획

(1) 치과 치료의 가능성

간질성 폐렴은 치과 치료의 위험도와 관계가 있다. 특히, 치과 수술 시 위험인자로 스테로이드제 사용에 의한 감염 증가나 뼈의 치유부전을 생각할 수 있다.

(2) 치과 치료 시 위험도

특발성 폐섬유증은 아직 진행을 멈출 수 있는 치료법이 없으며, 초진 시 호흡 상태가 가장 좋은 전신상태라고 생각해야 한다. 치과 치료에 의한 장점과 증상 악화의 위험에 대한 비교 평가가 필요하다. 따라서 운동 시 호흡곤란(exertional dyspnea)이나 마른기침 같은 임상증상이 있는 간질성 폐렴 환자의 치과 치료는 금기이다.

특징적 임상증상이 있으면 치과 치료는 금기이다. 무증상으로 발견된 경우에도 위험도가 높으면 담당의사에게 많은 정보를 얻어 환자의 생명 예후를 종합적으로 판단하여 치과 치료를 계획한다. 필요하면 전문의료기관에 의뢰 후에 치료 방침을 결정한다.

특히, 치과 수술 시 호흡 및 순환 상태를 모니터할 필요가 있다. 또 호흡 상태에 따라 장시간 치료를 견디기 어려운 때도 있어 한 번에 많은 수술은 피하고 휴식하면서 시행하는 것이 중요하다. 기침이 자주 나오면 고탄산가스혈증이 되어 혈압이 높아질 가능성이 있다. 또 단시간에도 증상이 악화될 가능성이 있는 인두부에 세척과 절삭편의 흡인 등에 주의가 필요하다.

5) 증례 연구

증례 5-3 75세 남성, 턱관절 탈구 후 개구 장애

병력에 뇌경색(cerebral infarction)에 의한 좌측 반신마비와 만성 기관지염(chronic bronchitis)이 있었다. 뇌경색은 수술 후 재활병원에 입원하여 치료 중 턱관절의 탈구로 입을 다물 수 없어 치과병원에 응급 입원하였다. 의식이 있는 상태에서 closed reduction이 불가능하여 전신마취 하에 턱관절의 도수정복(manual closed reduction)을 시행하였다(그림 5-6).

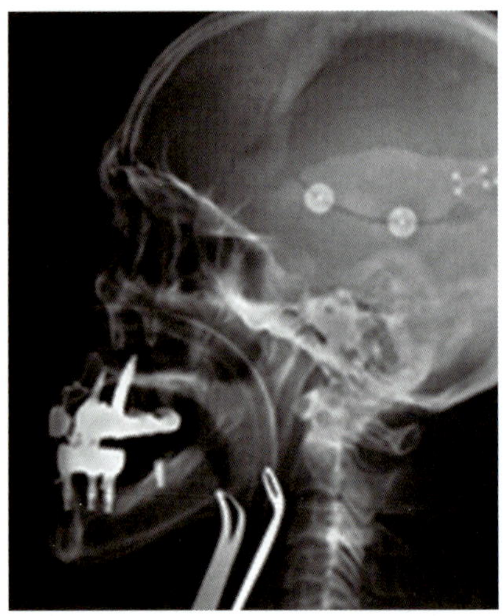
그림 5-6. 두개 측면상 소견.

2일 후 가래가 증가하고, 폐 잡음이 있었으며, 산소요구량이 증가하여 호흡기내과에 진료를 의뢰하여 다음과 같은 회신을 받았다.

"객담 증가와 산소포화도 감소 및 흉부 방사선 촬영에 다발성의 불투명상이 관찰되어 폐렴이 의심되어 호흡기내과로 전원을 요함."

이 환자는 초진 시 만성 기관지염 병력 이외에 천명 및 수포음이 있어 폐렴 발생 가능성이 있었으나, 탈구된 턱관절의 정복이 불가능하여 전신마취 하에 도수정복을 시행하였다. 폐렴 증상으로 발열, 오한, 기침, 객담, 호흡 수 증가 및 폐 잡음 등이 있었으며, 흉부 방사선 사진으로 확인되었다. 폐렴 환자나 폐

렴이 의심되는 환자는 응급상황이 아니면 치과 치료는 증상 완화 이후로 연기한다.

6) 전문의 의견

중증 폐섬유증의 치과 치료는 어렵겠지만, 경도의 폐섬유증 환자는 비교적 많고 어려움 없이 일상생활을 하고 있어 치과 치료를 해야 하는 경우가 적지 않다. 이런 질환이 치과 치료로 악화하는 경우는 폐나 기관지의 감염이므로 호흡곤란이 있을 때는 적절한 항생제, 거담제, 기관지확장제 등의 약제에 의해 호전될 수 있다.

참고문헌

1. 대한치과마취과학회 역: 치과진료실에서의 응급처치 6판. 대한나래출판사, 2009.(Malamed SF: Medical Emergency in the Dental Office. Mosby, New York, 2007.)
2. 대한구강악안면외과학회 편찬: 구강악안면외과학 교과서 3판. 의치학사, 2013.
3. 정진우, 등: 전신질환 환자의 치과치료 8판. 대한나래출판사, 2015.(Little JW, Falace DA, Miller CS, Rhodus NL: Dental Management of the Medically Compromised Patient. Elsevier, 2013.)
4. 高北義彦, 大曾根洋: 全身疾患を有する患者の対処法. 日本歯科評論社, 1996.
5. 永原國央, 等: 歯科インプラント治療のリスク度チェクとその對応. クインテッセンス, 2012.

3 흡연과 치과 치료

1) 흡연의 문제점

담배가 해롭다는 것은 누구나 알고 있는 상식이다. WHO는 전 세계에서 흡연에 의한 연간 사망자가 490만 명이며, 현재 흡연하고 있는 사람의 반 수인 6억 5천만 명이 흡연이 최종 원인이 되어 사망한다고 하였다. 또, 간접흡연(involuntary smoking)도 문제가 되어 세계의사회는 "흡연은 모든 장기를 침범하여 암, 심장병, 뇌졸중, 만성 폐색성 폐질환, 태아 장애 등의 중요한 원인이다"라고 하였다. 또한 "4,000종 이상의 화학물질, 50종 이상의 발암물질 등의 유해물질을 포함한 담배 연기에 노출되는 비흡연자도 폐암이나 심장병 등으로 생명을 위협받고 있으며, 간접흡연으로 매년 수십만 명이 사망하며, 직장에서 간접흡연으로 사망하는 사람은 연간 20만 명이다"라는 보고가 있다.

흡연에 의한 니코틴 중독자는 흡연병(의존증+흡연 관련 질환)으로 취급하여 이런 상태인 사람을 환자라고 부르고 있다.

담배가 원인이 되는 질환의 구체적인 예로는 암(폐암, 인두암, 구강암, 식도암, 방광암, 신장 선암, 요관암, 췌장암 등), 호흡기질환(만성 기관지염, 폐기종, 만성 폐색성 폐질환), 순환기질환(동맥경화, 협심증, 심근경색, 뇌혈전, 뇌전색, 동맥류, 폐색성 혈전성 혈관염 등)을 들 수 있다. 임산부에 대한 영향으로 주산기 사망(perinatal mortality: 임신 만 28주 이후의 태아 사망과 생후 28일 미만의 신생아 사망 포함), 저체중 출생아, 조산이 있으며, 면역 저하, 감염 위험도 크다고 여겨진다. 구강 내에서는 치은의 염증 후 치유과정에서 혈관 신생을 늦추어 치주염 진행을 조장한다. 특히, 임플란트 치료 시 수술 후 치유부전, 감염을 증가시켜 골유착에 영향을 주는 동시에 임플란트 주위염을 진행하는 것으로 알려졌다.

2) 담당의사에게 진료 의뢰와 치료 내용 확인

흡연자에게 금연을 권한다. "금연하세요"라고 의료진이 일방적으로 이야기해도 환자가 금연하는 것은 본인의 의지에 따라 결정하는 것이며, "금연할 수 있을까요?"라는 질문에 대해 "예"라고는 대답한다. 흡연자의 70%가 니코틴 의존증(nicotine dependency)이며, 환자의 의지만으로 금연할 수 없는 병이라고 인식해야 한다. 금연하지 않은 상태에서 치과 치료를 시행하면 치료 결과가 좋지 않으므로 치료 시작 전에 강력한 금연교육이 필요하다.

금연보조제로 니코틴 패치를 이용한다. 여기에 니코틴이 들어있으므로 임플란트 치료에 영향을 주지 않을 수 없다. 다만 흡연보다 일산화탄소에 의한 영향은 없으므로 흡연보다 임플란트에 주는 영향은 감소한다.

표 5-5에서와 같은 약제들이 금연보조제로 사용된다.

표 5-5. 중요 금연 보조약

약제명	특징
니콜레트 껌	껌을 씹어 치은과 구강 점막에서 니코틴을 흡수시킨다. 껌은 흡연 욕구를 느낄 때만 씹는 것보다 일정한 간격으로 규칙적으로 씹는 것이 효과가 더 좋다.
니코틴 패치	피부에 붙여 얇은 천에 포함된 니코틴을 흡수시킨다. 니코틴이 과농도 시 구역, 구토, 두통 등 부작용이 있을 수 있다.
바레니클린(챔픽스), 부프로피온(웰부트린)	뇌 내 α-4, β-2 니코틴 수용체 작용제로 작용하여 금단 증상을 감소시킨다. 부작용으로는 불면증, 구강건조증, 피부발적, 두드러기, 소양증, 두통, 변비, 경련 등이 있다.

3) 환자 상태 평가

일반적 문진에서 흡연 상태(흡연력, 개비 수)를 듣는다(그림 5-7). 많은 흡연자가 담배의 해로움에 대해서 알고는 있지만 흡연의 효과(각성작용, 이완작용, 발상의 전환 촉진, 치매 예방, 흡연의 사교성 등)를 중요시하여 금연하려는 의지가 없다. 또 흡연에 의한 건강위험은 알고 있으나 치과 치료에 대한 위험이나 구강 내 질환, 특히 치주질환의 악화요인이 되며, 치아 소실의 중요한 원인이라는 것은 모르는 경우가 많다.

따라서 초진 시 치과 치료를 희망하면 금연을 권하지만, 흡연의 치과 치료에 대한 영향을 알기 쉽게 설명할 필요가 있다.

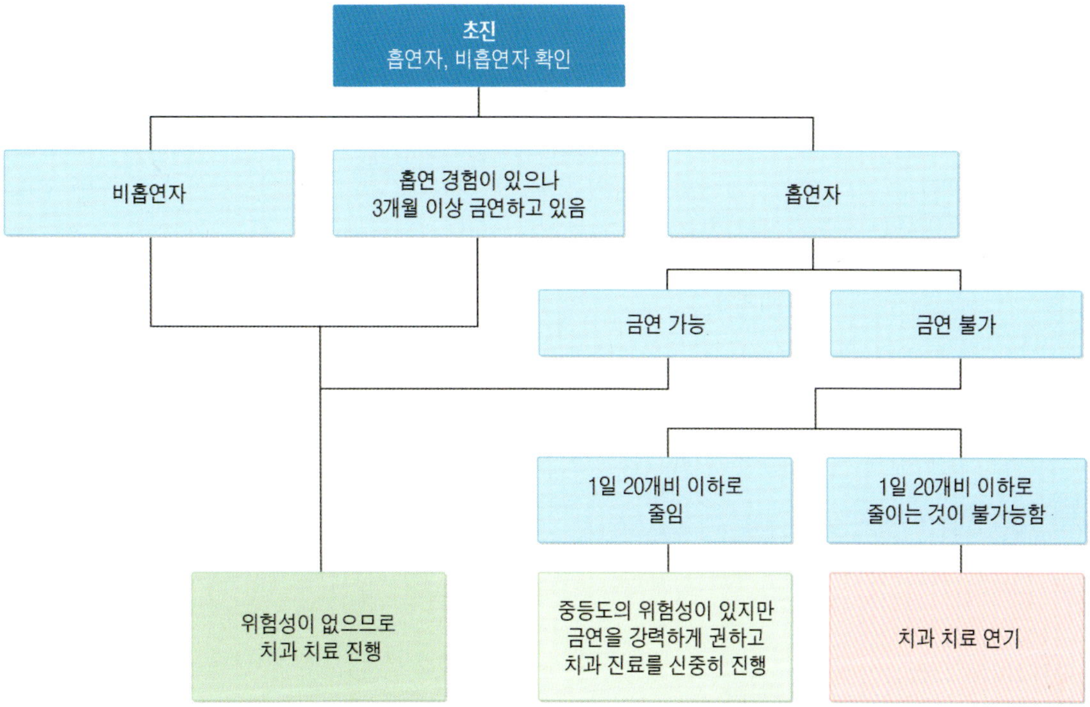

그림 5-7. 초진 시 흡연자 위험도 검사를 위한 순서.

4) 치료계획

(1) 흡연이 치과 치료 중 특히, 임플란트에 미치는 영향

① 수술창의 치유부전, ② 골유착 형성에 영향, ③ 임플란트 주위염 악화 등이 있다.

① 수술창의 치유부전

a. 니코틴

니코틴은 중추신경과 말초신경에 있는 니코틴성 아세틸콜린 수용체(nAChR)에 작용하며, 중추에서 도파민계 신경의 탈억제 작용으로 기분 좋은 감각을 준다. 말초에서 모세혈관을 수축시켜 혈압 상승, 축동, 메스꺼움, 설사 등을 일으킨다. 치유부전을 일으키는 원인은 말초의 모세혈관 수축작용에 의하며, 창상의 치유에 필요한 혈류와 산소의 운반 능력이 감소된다.

b. 일산화탄소

흡연으로 일산화탄소가 폐포 내에 유입되며, 일산화탄소는 산소에 비해 헤모글로빈 결합이 250배나 높다. 따라서 산소를 운반해야 할 헤모글로빈이 일산화탄소와 결합하고 산소와 결합하지 않아 산소운반능이 저하된다.

헤모글로빈은 4개의 헴단백질(hemeprotein)로 되어 있어서 산소결합 부위가 4곳이며, 일반적으로 산소가 4곳에 모두 결합하여 말초의 산소 분압이 낮은 조직에서 산소결합이 분리되어 산소를 방출하나, 헤모글로빈의 산소결합 부위 중에서 어느 한 곳이 일산화탄소와 결합하면 다른 3곳에 산소가 결합하여도 말초조직에서 산소 분리가 일어나지 않아 산소를 방출할 수 없다. 이런 상태에서 조직은 산소가 부족하여 창상 치유부전이 된다.

② 골유착 형성에 미치는 영향

앞의 수술창 치유부전과 같은 기전이 임플란트 고정체를 식립한 주위 골조직에도 일어난다. 연조직의 치유기간보다 골조직의 치유기간이 길어서 그 영향이 크다.

③ 임플란트 주위염의 악화

임플란트 주위염(implantitis)이 발생한 후 치유과정에서 혈관의 신생지연과 산소부족이 원인이다. 즉 니코틴과 일산화탄소의 영향에 의한 정상 치아의 치은염, 치주염으로부터 임플란트 주위염이 진행되어 골흡수를 일으켜 임플란트 고정체의 탈락으로 연결된다.

(2) 치과 치료는 가능한가?

이런 내용을 환자에게 교육하여 금연할 수 없으면 일반 치과 치료는 가능하지만 임플란트 치료는 신중히 고려해야 한다. 문헌 조사에 의하면 흡연으로 골유착을 획득할 수 없어 모두 치유부전을 일으키는 것은 아니며, 임플란트 주위염으로 반드시 조기 탈락하는 것은 아니지만, 비흡연자보다 임상 성적이 나쁘며, 치료 경과 중에 문제가 일어날 가능성이 높은 것을 인식해야 한다.

5) 증례 연구

증례 5-4 **55세 여성, 임플란트 치료 상담을 위해 내원**

초진 소견에서 하악은 전치부 치아가 4개뿐이었고, 하악 우측 대구치부에 임플란트 고정체가 2개 식립되어 있었으며, 상악을 비롯하여 나머지 부위는 무치악 상태였다(그림 5-8). 2개의 고정체는 3~4년 전 다른 병원에서 식립하였으나 치료가 지연되다가 본원 치료를 희망하여 내원하였다.

치료계획으로 상악 좌우측 중절치(#11, 21), 견치(#13, 23), 제1, 2소구치(#14, 15, 24, 25), 제1대구치(#16, 26), 하악 좌우측 견치(#33, 43), 제1, 2소구치(#34, 35, 44, 45), 좌측 제1대구치(#36) 부위에 임플란트 치료를 하기로 하였다. 상악에는 상악동거상술, 하악에는 골이식술을 함께 하도록 하였다.

병력에서 하루 15개비 이상 흡연을 하였고, 고혈압으로 치료 중이었으나 혈압은 유지되었으며, 항혈전제는 복용하지 않았다. 골다공증에는 기능성 식품을 복용 중이었다. 담당의사에게 의뢰하여 상태는 안정적이며, 불안감을 없애면 문제가 없다는 회신을 받았다. 환자에게 임플란트 치료 성공을 위해서는 금연이 필수적이라는 것을 수차례 강조하고 임플란트 수술 날짜를 약속하였다.

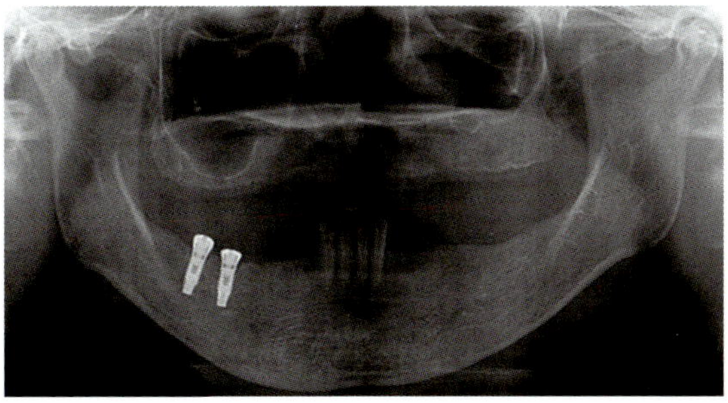

그림 5-8. 초진 시 파노라마 방사선소견.

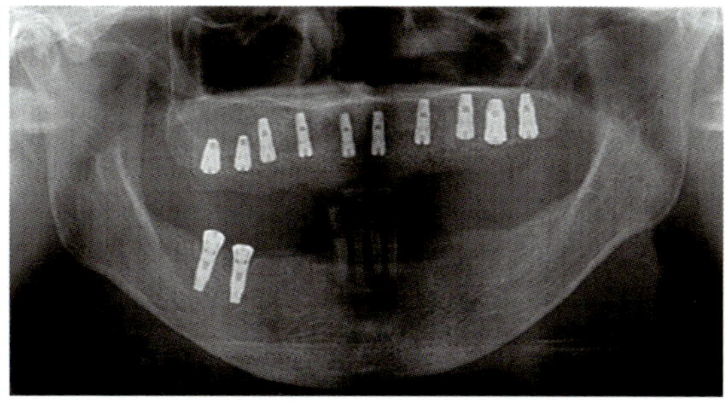

그림 5-9. 상악 전체에 10개의 고정체 식립.

먼저 상악 #11, 13-16, 21-26 부위에 상악동거상술(Dynagraft와 Osteon 사용)과 함께 고정체를 식립하였다(그림 5-9). 수술 전 세파드록실, 아세트아미노펜을 투여하였고, 안정을 위해 전날부터 디아제팜을 처방하였다. 수술 후 세파클러, 아세트아미노펜을 3일간 처방하고, 린코마이신, 케토롤락을 근육주사하였다. 2개월 경과 후 하악 #33-37, 43-45 부위에 골이식과 함께 고정체를 식립하였다(그림 5-10). 수술 전, 후 동일 약제를 처방하였다. 하악 우측 부위에 감각 둔감을 호소하여 가바펜틴을 처방하여 약 2개월 후 회복되었다.

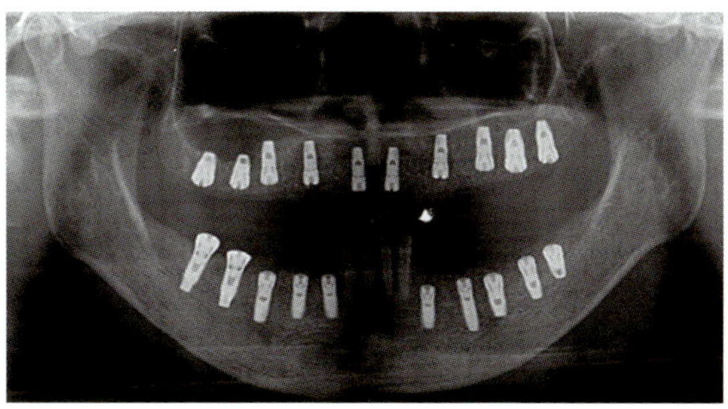

그림 5-10. #33-37, 43-45 부위에 골이식과 함께 고정체 식립.

상악은 고정체 식립 7개월 후, 하악은 4개월 후에 모두 2차 수술을 진행하였으며(그림 5-11A, B), 1개월 경과 후 임플란트 보철치료를 마무리하였다(그림 5-12).

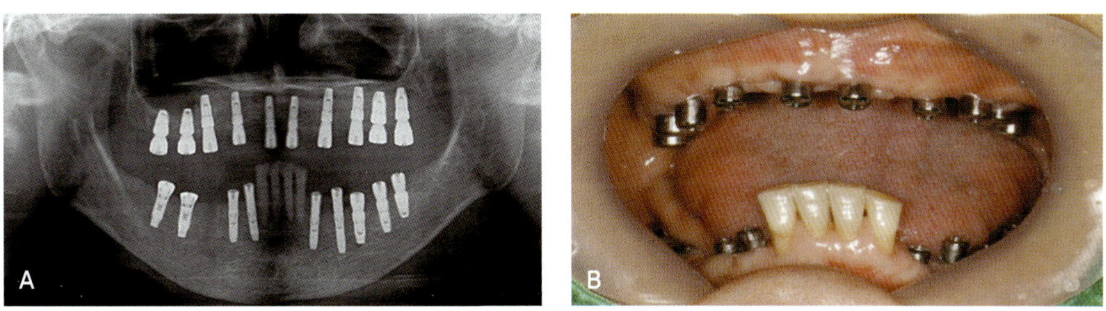

그림 5-11. 상, 하악 동시에 2차 수술 진행(A) 및 구강 내 사진(B).

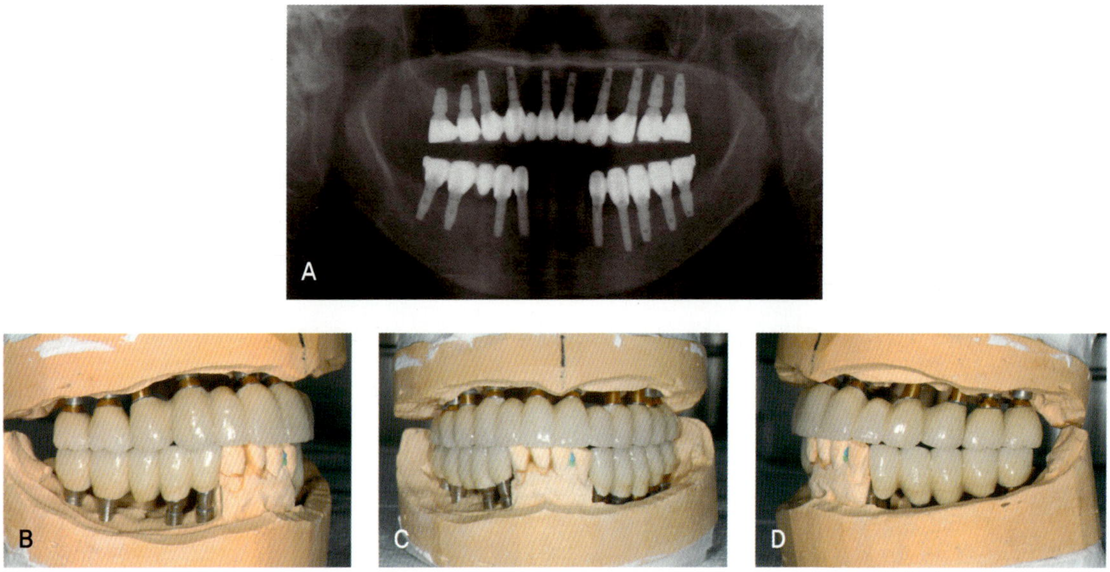

그림 5-12. A, 임플란트 보철치료가 완료된 후 방사선 사진. B~D, 모델에 적합한 완성된 작품.

이 증례는 흡연 습관이 있었으며, 고혈압은 치료하여 혈압은 조절되고 있었다. 수술 전 금연을 강조하고 임플란트 치료를 진행하여 좋은 결과를 얻었다.

증례 5-5 24세 여성, 임플란트 치료 상담을 위해 내원

초진 소견에서 본 환자는 나이에 비해 구강상태가 불량하였다.

병력에 특이 질병은 없었으나, 1일 2갑의 담배를 피우는 심한 흡연자였다. 상악동거상술을 먼저 시행하였고, 6개월 후 #26, 27 부위에 임플란트 고정체를 식립하였으며, 하악 좌측 제1, 2대구치(#36, 37)에 임플란트 고정체도 식립하였다. #36, 37 부위에 보철치료를 하였다. 아쉽게도 1개월 후 #16 부위 2차 수술 시 골유착 실패로 고정체를 제거하였다. 금연을 권고하였으나 의지가 없어 합병증 발생 가능성을 설명한 후 치료를 진행하였다. 상악동거상술 부위의 이식골은 치유되었으나, 상악 우측 구치부의 임플란트 고정체가 골유착되지 못하여 실패하였다(그림 5-13).

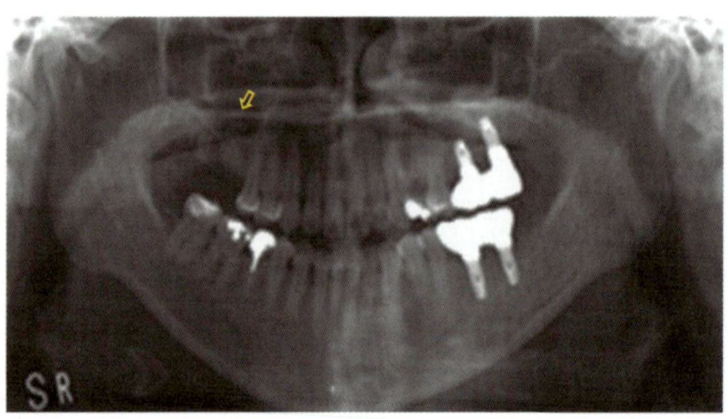

그림 5-13. 상악 우측 제1대구치(#16) 부위의 임플란트 고정체 탈락.

흡연과 임플란트 치료의 직접적 인과관계를 찾기는 어려우나, 치료 이후 유지를 고려하면 흡연이 부정적인 인자라는 사실을 환자와 가족이 인식하고 있어야 한다.

6) 전문의 의견

흡연 습관은 질병(생활습관병: lifestyle related disease)을 일으키며, 금연이 흡연 관련 질환 위험을 감소시키고, 치료 결과를 개선시킨다는 것은 명확하다. 금연에 의해 가장 빨리 좋아지는 건강 개선은 기침, 가래 등의 호흡기 증상과 인플루엔자 등의 호흡기 감염에 걸릴 위험이 감소된다. 기침이나 가래는 빠르면 1개월 이내에 개선된다. 또 허혈성 심질환(협심증이나 심근경색)의 위험은 1년 이내에 반감한다. 한편 폐암 위험은 금연 후 10년 동안 흡연을 계속한 사람에 비해 30~50% 감소한다. 그 밖에 금연으로 위장 상태의 호전, 신체 상태의 개선 등 여러 가지 효과를 기대할 수 있다. 또 금연을 하면 가족이 기뻐하고, 자신감이 붙는 등이 금연 성공자의 체험으로 알고 있다.

담배는 과거 의존성 약물로 인식되지 않았지만, 최근 많은 연구 결과에서 정신적 의존성이나 신체적 의존성이 확인되어 약물의존증(drug dependence)의 하나로 인정되고 있다. 1988년 미국 보건부의 보고서는 담배에 포함된 니코틴이 마약이나 알코올과 같은 의존성 약물이고, 흡연의 본질은 니코틴 의존증이라고 결론지었다. 1992년 WHO는 담배를 "정신작용 물질"에 넣었으며, 담배에 의한 정신·행동 장애 진단 기준을 제정하였다. 미국정신의학회는 1980년 정신질환의 분류와 진단 기준에서 약물 관련 장애 항목에 "담배 의존"을 처음으로 도입하였고, 그 후 개정판에서는 담배 의존을 니코틴 의존(nicotine dependence)으로 개칭하였으며, 니코틴 금단 개념을 새로운 진단 기준으로 추가하였다.

금연 방법으로 행동요법 이외에 최면요법, 니코틴 점감법, 약물요법 등 여러 방법이 개발되어 왔다. 그 중에서 행동요법은 금연율이 비교적 높고, 약물요법 등의 다른 방법과 조합할 수 있기 때문에 현재 각종 금연 프로그램의 기본 구성 요소로 이용되고 있다.

행동요법(behaviour therapy)이 금연 프로그램에 이용되기 시작한 것은 1970년경부터이다. 초기에는 급속흡연법이나 포화흡연법 등의 혐오요법(aversion therapy)이 금연 클리닉에서 이용되었지만, 심장병의 위험성이 있는 사람에게는 위험하여 현재 이용되지 않고 있다.

흡연의 행동이론에 의하면 흡연 습관은 약물 의존성인 동시에 학습으로 습관화된 행동 양식이며, 동시에 사회나 주위 사람들과의 상호작용으로 규정되는 사회적 행동이라고 한다. 학습 이론의 기본적인 사고는 행동의 선행 자극(계기), 행동(반응), 강화 자극(결과)의 흐름이다. 즉 행동의 출현은 그 행동을 일으킨 "계기"가 있으며, 행동 후에는 그 행동을 유지하고 촉진시키는 "결과"가 있다는 생각이다.

담배를 피우는 계기에는 외적 자극과 내적 자극이 있으며, 일상생활에서 흡연 행동이 쉽게 일어나서 그것을 중단하기는 어렵다. 담배를 피우면 장기적으로는 바람직하지 않은 결과가 생기지만, 흡연 직후에는 니코틴 의존증이 기본적으로 있기 때문에 만족감이나 이완 등의 바람직한 결과를 얻을 수 있다. 즉 흡연

행동은 니코틴을 들이마실 때마다 강화가 계속되어 상습화되고 니코틴 의존증은 더욱 커지게 된다.

금연을 도와주기 위해 파악해야 할 흡연 행동 특성으로, 성별, 연령, 흡연 개수, 니코틴 의존도, 금연에 대한 준비성(단계), 과거의 금연 경험, 금연의 자신감 등이 있다. 이런 특성에 대해 미리 질문표를 이용하여 정보를 수집한다.

금연의 행동 변화를 하나의 과정으로 파악하여 5단계로 분류하는 '행동 변화 단계 모델'이 있다. 이 단계는 "금연에 관심이 있습니까?"라는 질문에 대해, "관심이 없다"를 무관심기, "관심이 있지만 바로(앞으로 1개월 이내에) 금연하겠다고는 생각하지 않는다"를 관심기, "관심이 있어 바로 금연하고 싶다"를 준비기로 분류한다. 또 "금연 후 6개월 이내"를 실행기, "금연 후 6개월 이상"을 유지기로 정하고 있다. 행동 변화 단계 모델을 도입하여 대상자의 준비도에 따라 개별적으로 지도한다.

- 무관심기의 흡연자에게는 갑자기 금연을 권하는 것이 아니라, 상대방의 입장에서 흡연에 대해 논의하며, 그 과정에서 상대방이 흡연의 문제를 깨닫게 한다.
- 관심기의 흡연자에게는 금연해야 할 이유나 흡연의 영향에 대한 개별적인 정보를 제공하여 금연 동기를 갖게 하는 동시에 금연에 따른 부담감이나 문제에 대한 해결책을 제시하여 금연하려는 의사결정을 촉구한다.
- 준비기의 흡연자에게는 금연 시작 날짜를 정해 구체적인 목표를 결정함과 함께, 금연의 구체적인 방법을 제시한다.

과거의 금연 경험에서 금단 증상이 강하게 나타났던 사람이나 니코틴 의존도가 높고, 강한 금단 증상의 출현이 예상되는 사람에게는 니코틴 대체요법을 이용하면 금연 후 금단 증상 완화에 도움이 된다. 또한 금연에 대한 자신감을 높이는 효과도 기대할 수 있다.

니코틴 대체요법(nicotine alternative therapy)의 원리는 금연 후에 출현하는 니코틴 금단 증상을 니코틴 약제로 완화하고, 과거의 습관(행동적 의존)을 없앤 후, 약제를 줄여가서 니코틴 의존성에서 빠져나오게 하는 방법이다. 사용되는 약제에는 니코틴 껌이나 니코틴 패치가 있다. 이러한 것들을 금연행동기법과 적절히 이용하면 금연 성공률이 약 2배 정도 높아지는 임상 시험 결과로 알려졌다.

▪ 흡연이 임플란트에 미치는 영향에 대한 문헌 고찰

많은 문헌의 자료를 분석하여 2009년 발표한 Heitz-Mayfield 등의 논문이 있다. 흡연에 대한 88편의 논문에서 치료 초기 단계 실패에 관계된 영향, 상악동거상술 또는 골이식술 시행 부위의 영향, 즉시 매입의 영향, 즉시 하중의 영향 등을 분석하였다.

그 결과, 치료 초기 단계에서 흡연자의 실패율은 6.5~22.0%로 비흡연자의 3.3~9.0%와 차이가 있다는 논문은 4편, 차이가 없다는 논문은 4편이었다. 그러나 고찰 논문 6,946편(2,004명의 환자)의 임플란트를 분석한 논문에서는 조기 실패 증례는 흡연자에서 많았다.

상악동거상술 또는 골이식술을 시행한 부위에 대한 영향으로 흡연자의 성공률은 26.0~94.1%로 범위가 넓었으며, 영향이 있었다는 논문과 통계학적으로 유의한 차이가 없었다는 논문이 있었다.

즉시 매입에 대한 영향에도 흡연자에서 수술 후 문제가 많았다는 논문과 6년 경과에서 즉시 매입한 임플란트의 성공률은 흡연자 94.4%, 비흡연자가 96.3%로 통계적 차이가 없다는 논문이 있었다.

즉시 하중에 대해 1년간 경과 관찰에서 즉시 가중 임플란트의 흡연자와 비흡연자의 성공률에 차이는 없었다는 논문과 골이식 주위 골조직 흡수가 비흡연자보다 흡연자에서 많았다는 논문이 있다.

임플란트 치료를 받은 흡연자 군과 비흡연자 군의 코호트 연구에서는 다음과 같다.

① 59편의 논문은 임플란트 성공 예가 비흡연자에서 높았으나, 17편의 논문에서는 차이가 없었다.

② 많은 논문에서 흡연자의 임플란트 치료 성공률은 80~96%였다.

③ 많은 논문에서 골이식술을 시행하지 않은 부위의 임플란트 치료의 성공률이 흡연자에서 61~100%이었다.

④ 임플란트 치료에 실패한 odds ratio(교차비)는 2.03~6.89이다(odds ratio가 1인 경우 아무 관계가 없다는 뜻이다).

⑤ 7개 논문 중 6개 논문에서 흡연이 상악동거상술과 임플란트 고정체 식립을 함께 한 경우에서 성공률과 잔존율에 나쁜 영향을 주었다.

⑥ 흡연자의 임플란트 성공률은 43.0~98.3% 사이였다.

⑦ 6개의 코호트 연구에서 흡연은 담배 개수와 관계가 있었다.

⑧ 흡연력이 있던 증례에서 임플란트 치료의 성공률을 조사한 연구는 적다.

⑨ 초기 단계 실패로 판단된 골유착에 흡연이 나쁜 영향을 준다는 보고와 그렇지 않다는 보고가 있다.

이상은 문헌에 의한 보고이며, 흡연의 생체에 대한 해로운 작용은 명확하고, 흡연력, 흡연 개수, 성별, 연령, 전신질환의 유무 등이 임플란트 치료에 대한 흡연의 영향에 관여하며, 초기 단계에 나쁜 영향이 없어도 임플란트가 관리, 유지를 포함하는 장기간에 걸친 치료인 것을 생각하면 흡연은 임플란트 치료에 나쁜 영향을 준다고 인식해야 한다.

참고문헌

1. 김영설(역): 내과의 불편한 진실. 군자출판사, 2014.
2. 정진우, 등: 전신질환 환자의 치과치료 8판. 대한나래출판사, 2015.(Little JW, Falace DA, Miller CS, Rhodus NL: Dental Management of the Medically Compromised Patient. Elsevier, 2013.)
3. 永原國央, 等: 歯科インプラント治療のリスク度チェクとその對応. クインテッセンス, 2012.
4. WHO Report on the Global Tobacco Epidemic, 2008.
5. 제40회 세계 의사 대회(오스트리아·빈)에서 채택 1997년(독일·한브노레크) 및 2007년(덴마크·코벤하겐) 세계의사회 총회의 [담배 제품의 유해성에 대한 세계의사회 성명] http://www.nosmoke55.jp/data/0712wma.html
6. De Bruyn H, Collaett B: The effect of smoking on early implant failure. Clin Oral Implants Res 5(4):260-264, 1994.
7. Gorman LM, et al: The effect of smoking on implant survival at second stage surgery: DICRG Interim Report No. 5 Dental Implant Clinical Research Group Implant Dent 3(3):165-168, 1994.

8. Wallace RH: The relationship between cigarette smoking and dental implant failure. Eur J Prosthodont Restor Dent 8(3):103-106, 2000.
9. Kronström M, et al: Early implant failures in patients treated with Bränermark System titanium dental implants: a retrospectlve study. Int J Oral Maxillofac Implants 16(2):201-207, 2001.
10. Kan JY, et al: Factors affecting the survival of implants placed in grafted maxillary sinuses: a clinical report. J Prosthet Dent 87(5):485-489, 2002.
11. Kumar A, Jaffin RA, Berman C: The effect of smoking on achieving osseointegration of surface-modified implants a clinical report. Int J Oral Maxillofac Implants 17(6):816-819, 2002.
12. Schwartz-Arad D, Samet N, Mamlider A: Smoking and complications of endosseous dental implants. J Periodontol 73(2):153-157, 2002.
13. van Steenberghe D, et al: The relative impact of local and endogenous patient related factors on implant failure up to the abutment stage. Clin Oral Implants Res 13(6):617-622, 2002.
14. Noguerol B, et al: Early implant failure. Prognostic capacity of Periotest: retrospective study of a large sample. Clin Oral Implants Res 17(4):459-464, 2006.
15. Peleg M, Garg AK, Mazor Z: Healing in smokers versus nonsmokers survival rates for sinus floor augmentation with simultaneous implant placement. Int J Oral Maxillofac Implants 21(4):551-559, 2006.
16. Wagenberg B, Froum SJ: A retrospective study of 1925 consecutively placed immediate implants from 1988 to 2004. Int J Oral Maxillofac Implants 21(1):71-80, 2006.
17. Alsaadi G, et al: Impact of local and systemic factors on the incidence of oral implant failures, up to abutment connection. J Clin Periodontal 34(7):610-617, 2007.
18. Sanna AM, Molly L, van Steenberghe D: Immediately loaded CAD-CAM manufacturedfixed complete dentures using flapless implant placement procedures: a Cohort study of consecutive patients. J Prosthet Dent 97(6):331-339, 2007.
19. Sverzut AT, et al: The influence of tobacco on early dental implant failure. J Oral Maxillofac Surg 66(5):1004-1009, 2008.
20. Heitz-Mayfield L.J, Huynh-Ba G: History of treated periodontitis and smokmg as risks for implant therapy. Int J Oral Maxillofac Implants 24(1):39-68, 2009.

06 신장 및 비뇨기질환

1 신부전과 치과 치료

1) 질환의 특성

신 기능저하에 의해 체내 노폐물 배출 및 체액량 조절이 안 되는 상태이며, 급성 신부전과 만성 신부전 등이 있다.

(1) 급성 신부전(Acute renal failure)

보통 수일 이내에 발병하여 수 주간 계속되는 신 기능 장애이며, 투석요법 등의 치료로 신 기능이 회복된다. 증상으로 빈뇨, 부종, 고혈압, 폐수종, 심막염 등이 나타나고, 식욕부진, 메스꺼움, 구토, 설사 등의 위장증상, 전신권태감, 경련, 의식 장애, 빈혈, 출혈 경향 등이 있으며, 쉽게 감염된다. 이렇게 증상이 심할 때 치과병원에서 진료받는 일은 없을 것이다. 그러나 급성 신부전의 병력이 있으면 페니실린계 항생제, 비스테로이드 소염진통약 등의 투여에 주의가 필요하므로 담당의사에게 연락한다.

(2) 만성 신부전(Chronic renal failure)

수년이 지나 신부전이 서서히 진행된 것이며, 원인으로는 만성 사구체신염, 신경화증, 다발성 낭포신, 만성 신우신염, 당뇨병 등이 있다. 치료법은 신부전 악화인자[고혈압, 당뇨병, 요로폐색, 감염, 신독성 물질(NSAIDs 등), 고단백식, 임신, 지질이상증, 흡연, 비만 등]의 제거와 신장이식이나 혈액투석을 시행한다. 그러나 신장이식은 신장 공여가 많지 않아 대부분 환자가 혈액투석(hemodialysis)을 받고 있다. 혈액투석에 의한 문제점에는 순환기 합병증, 감염 증가, 신성 골이영양증, 신성 빈혈, 투석 아밀로이드증, 골밀도 저하 등이 있다.

2) 담당의사에게 진료 의뢰와 치료 내용 확인

투석 방법, 투석 일정, 합병증 유무, 복용약 등에 대해 문의한다. 또 치과 수술 후 감염 예방과 투약에 대해 상의한다. 혈압강하제, 고지혈증약, 고뇨산혈증약, 빈혈약, 당뇨병 치료제, 골다공증 치료제, 항궤양약, 항혈소판제, 항응고제, 고칼륨혈증 개선제 등이 처방되고 있을 가능성이 있다.

3) 환자 상태 평가

초진 시에 신부전의 병력이 있거나 치료 중이면 현재 상황을 파악해야 한다(그림 6-1). 치료가 종료되어 완치 상태로 검사 결과에 이상이 없으면 위험이 없다고 생각한다. 투석을 받고 있지 않지만, 치료 중이면 검사 결과를 분석하여 이상이 있으면 담당의사에게 연락하여 현재 상태(증상과 치료 내용)를 알아본다.

투석 중이면 투석 계획을 파악하고 담당의사와 협진한다.

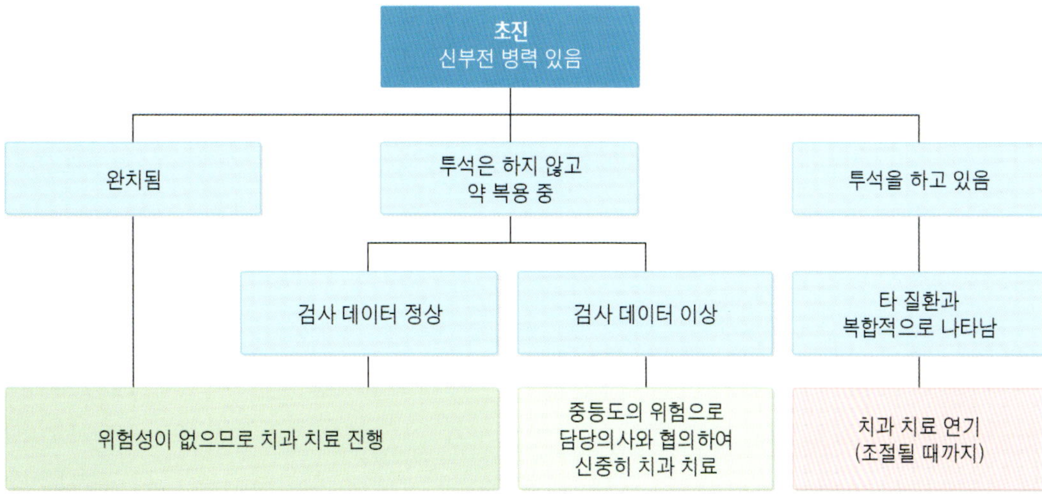

그림 6-1. 초진 시 신부전 환자의 위험도 검사를 위한 순서.

4) 치료계획

(1) 치과 치료의 가능성

먼저 신기능검사가 정상인지가 중요하며, 다음에 빈혈 유무, 당뇨병 유무, 순환기질환 유무를 조사하고, 구강 내 이상(그림 6-2A~D)으로 혀의 아밀로이드증, 구강건조증, 중증 치주질환, 다발성 우식증, 미각 장애, 설유두 위축, 혀의 깊은 주름 등을 확인한다. 또한 골다공증검사에 문제가 없으면 치과 치료를 할 수 있다.

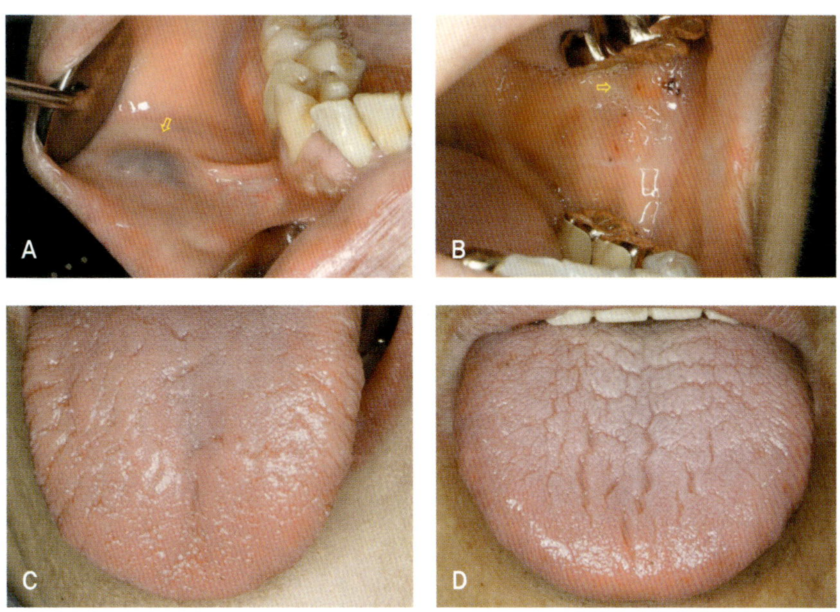

그림 6-2. A, B, 구강 점막하 출혈반. C, D, 구상설.

(2) 치과 치료 시 위험도

검사 결과 및 다른 질환, 구강 내 증상이 없어도 "중등도" 위험으로 생각한다. 이것은 장기적 경과에서 신부전 악화에 의한 전신상태 변화로 치과 치료 중 최근 성황 중인 임플란트 치료 시 고정체 부위의 염증 및 골흡수가 일어나 탈락 가능성이 높기 때문이다. 또한 임플란트 보철에 의해 턱뼈의 감염 위험성도 있으므로 이런 위험을 환자에게 충분히 설명하여 이해시킬 필요가 있다. 검사 결과에 이상이 있고 다른 합병증이 있으면 임플란트 치료를 해서는 안 된다.

검사 결과가 정상이면 환자에게 장기 예후에 대한 설명으로 "장기적 경과에서 신부전 악화에 의한 전신상태 변화로 임플란트 부위에 염증 및 골흡수가 일어나 조기에 탈락할 가능성이 높다"라고 말해 주어야 한다. 임플란트 치료에 대한 환자의 설명과 동의를 얻은 후 치료를 시행한다. 또 모든 치료를 투석하는 날에는 시행하지 않는다. 외과적 처치 시에 지혈을 시행할 수 있는 처치, 즉 폐쇄창(1차 치유)을 기본적으로 시행한다. 수술 후 투약은 담당의사와 상의하여 결정하며, 수술 후 감염에 주의한다. 또 전신적 지혈제 사용은 피하고, 국소처치로 지혈한다.

검사 결과가 비정상이거나 당뇨병 등의 합병증을 동반하면 위험이 크므로 치과 치료를 연기하는 것이 좋다.

5) 증례 연구

증례 6-1 71세 여성, 임플란트 치료를 위해 내원

전체적 검진과 임플란트 치료를 포함한 치료에 대한 상담을 위해 내원하였다(그림 6-3).

당일 린코마이신을 근주하고, 상악 우측 제1, 2대구치(#16, 17) 부위에 임플란트 고정체를 식립하였다(그림 6-4).

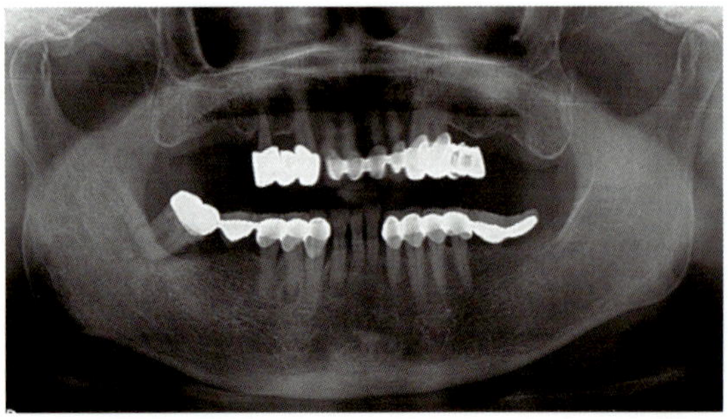

그림 6-3. 초진 시 파노라마 방사선소견.

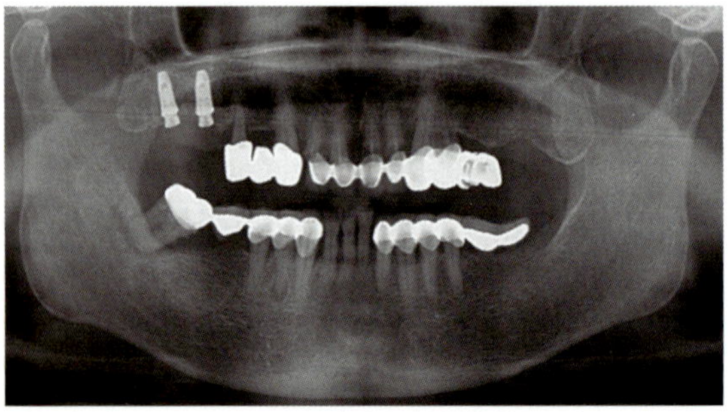

그림 6-4. #16, 17 부위의 임플란트 고정체 식립.

식립 후 세파드록실을 7일간, 아세트아미노펜을 3일간 처방하였다. 4개월 경과 후 #16, 17 부위에 식립된 고정체에 2차 수술을 시행하였다(그림 6-5). 1주일 후 같은 부위에 보철치료를 위해 인상을 채득하고, 다음번 임플란트 수술 전 아스피린을 5일간 중단하도록 설명하였다. 신장약과 아스피린을 포함한 고혈압약을 복용하고 있는 환자로서 초진 시 확인하지 못하고 임플란트 치료를 시작하였는데, 치료하는 동안 후유증은 없었지만 앞으로 남은 치료를 할 때 이를 고려하기로 하였다. 그 후 #16, 17 임플란트 보철물을 장착하였다.

6개월 후 #16, 17 부위의 임플란트 치료 상태에 대한 정기검진을 하였고, 상악 전치부와 좌측 구치부의 임플란트 치료에 대해 설명하였으며, 아스피린을 4일간 중단하였고, 스트레스를 줄이고 안정을 기하기 위하여 술 전에 디아제팜을 투여하고 상악 전치부 및 좌측 구치부의 임플란트 고정체를 식립하였다. 이후 상악 전치부 및 좌측 구치부의 임플란트 보철치료를 완료하였다(그림 6-6).

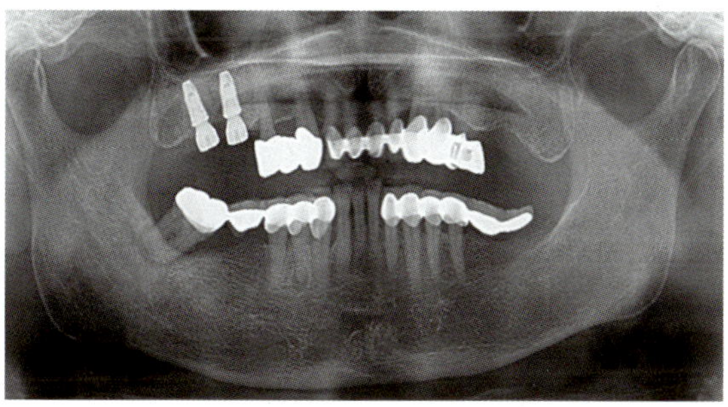

그림 6-5. 약 4개월 경과 후 #16, 17 부위에 2차 수술 시행.

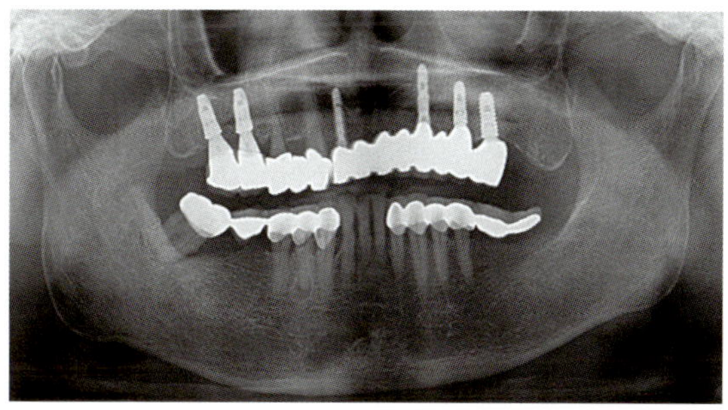

그림 6-6. 임플란트 보철 완료 후 방사선소견.

이 증례는 신부전(renal failure)과 고혈압을 치료 중이었던 환자로 첫 수술 시 특별한 처치 없이 임플란트 수술을 시행하였으나 별다른 후유증 없이 성공적으로 치료되었던 경우이다.

증례 6-2 38세 여성, 하악 소구치의 동요와 통증

초진 소견에서 하악 좌측 제1, 2 소구치(#34, 35)의 동요가 있었다(그림 6-7).

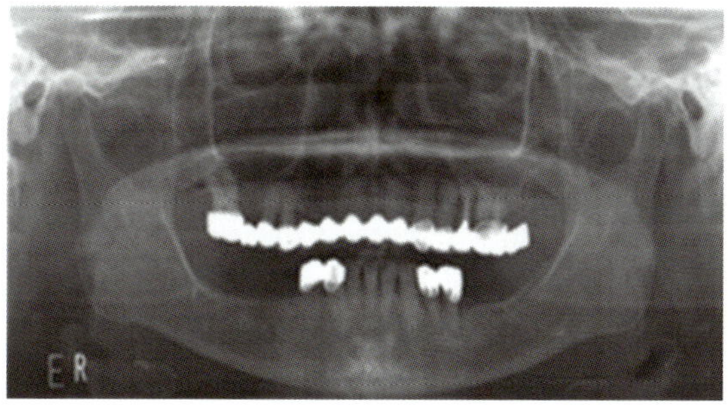

그림 6-7. 하악 좌측 제1, 2소구치의 치근막 비후 소견.

병력에서 만성 신부전으로 1주일에 2회 혈액투석을 받고 있었으므로, 신장내과에 의뢰하였으며 회신은 다음과 같았다.

"만성 신부전(chronic renal failure)에 의한 출혈 경향이 있을 수 있음. 심한 출혈은 빈혈을 악화시키고 경우에 따라서는 심혈관 장애가 일어날 수 있음. 현재 hematocrit 31.1%이며, 출혈이 있으면 hematocrit을 측정하여 25% 이하이면 내과로 연락 바람. 출혈에 대한 응급처치로 DDAVP(Desmopressin: 항이뇨호르몬 기능 약제) 0.3ug/kg을 생리식염수 50mL에 섞어 20분에 걸쳐 정주 바람. 신장으로 배설되는 항생제를 포함하여 약제 사용에는 용량 변경이 필요함. 다음과 같은 항생제는 정량대로 사용하여도 무방함(cefuroxime, chlorampenicol, clindamycin, doxycycline, amoxycilline/ampicilline 250~500mg q12h). 면역 기능이 감소하여 있으므로 감염에 주의를 요함."

7일 후 국소마취 하에 #34, 35를 발치하였다. 거즈를 물고 있게 하여 지혈을 확인하고 귀가하였다. 아목시실린, 아세트아미노펜을 3일간 처방하였다.

이 증례는 만성 신부전으로 혈액투석 중이었으며, 신 기능저하에 의한 출혈 경향 및 약 용량에 대한 주의가 필요하였다. 발치 후 확실히 지혈하였고, 복용약은 신장에 무리가 되지 않게 처방하여 문제없이 치료할 수 있었다.

증례 6-3 77세 남성, 이를 뽑고 싶다고 하여 내원

초진 소견에서 전반적으로 치아상태가 좋지 않았으며, #46은 치근부의 치아우식증과 동요가 있었고, #17은 원심면에 치아우식증이 있었으며, 타진에 양성 반응이었고, #14는 치근만 남아 있었다(그림 6-8).

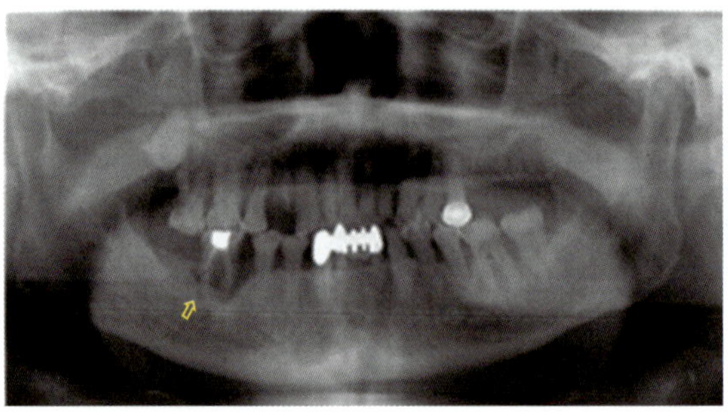

그림 6-8. 초진 시 파노라마 방사선소견.

병력에 현재 만성 신부전(chronic renal failure)으로 혈액투석 치료 중이었으며, 고혈압, 당뇨병, 파킨슨병, 치매, 우울증, 통풍 등으로 치료받고 있었다. 담당의사에게 의뢰하여 한꺼번에 발치하지 않고, 비스테로이드 소염제는 단기간만 사용하며, 항생제는 세팔로스포린 계열이 권고되었다.

7일 후 먼저 #46을 발치하고 나중에 #14, 17을 발치하기로 하였다. 발치 후 세프디토렌, 록소프로펜을 3일간 처방하였다.

증례 6-4 67세 남성, 하악 우측 구치부 임플란트 치료 상담을 위해 내원

초진 소견에서 하악 우측 제2소구치(#45)와 제1, 2대구치(#46, 47)가 발치되어 있었으며, 상악 좌측 구치부에는 가철성 보철물이 있었다(그림 6-9A).

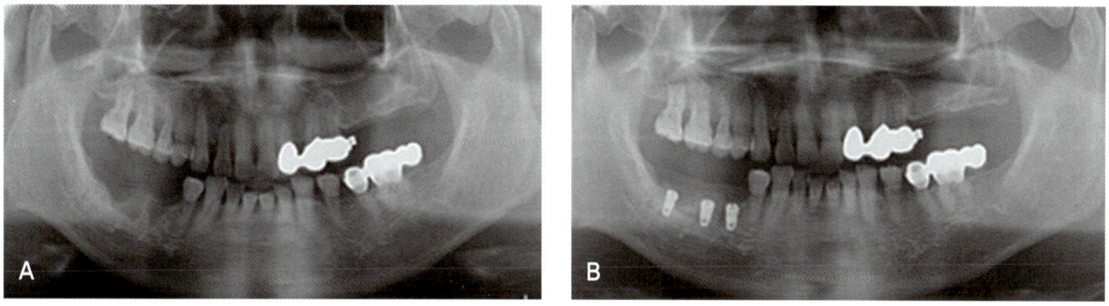

그림 6-9. #45, 46, 47의 발치창(A)과 같은 부위에 골이식과 함께 임플란트 고정체 식립(B).

병력에 전립선비대(prostatic hyperplasia)로 피나스트라이드, 탐술로신을 복용하고 있었으며, 담당의사에게 의뢰하여 약제 부작용으로 어지러움, 구토, 두통이나 심한 경우 혈압 저하에 의한 의식 소실이 나타날 수 있으므로 국소마취나 수술 시에 스트레스를 주지 않도록 당부하였다.

3일 후 린코마이신을 주사하고, #45, 46, 47 부위에 골이식과 함께 임플란트 고정체를 식립하였다(그림 6-9B). 수술 후 세파드록실 7일간, 아세트아미노펜을 3일간 처방하였다. 3개월 후 2차 수술을 시행하고(그림 6-10), 1개월 후 임플란트 보철치료를 하였다. 다음 해 정기검진에서 불편이 없었다(그림 6-11).

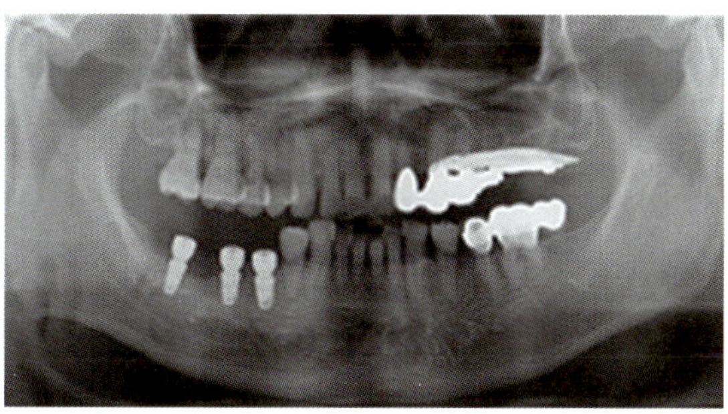

그림 6-10. 2차 수술 시행.

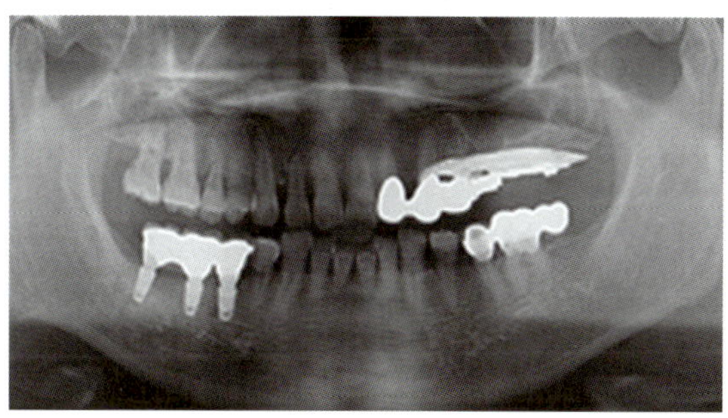

그림 6-11. 임플란트 보철치료 완료 10개월 후.

이 증례는 전립선비대증으로 약을 복용 중이었으며, α-차단제에 의한 부작용에 주의하여 임플란트 치료가 마무리되었다.

6) 전문의 의견

신장이 급격히 손상된 급성 신부전은 일단 발생하면 사망률이 40~60%로 높다. 이때는 치과 치료가 불가능하나, 만성 신부전에서는 치과 치료가 필요한 경우가 많다. 만성 신부전은 혈청 크레아티닌 2mg/dL 이상, BUN 20mg/dL 이상이 지속하며, 정상 혈액 조성을 유지할 수 없는 상태이다.

신부전은 사구체 여과율(glomerular filtration rate; GFR)과 임상증상에 따라 4시기로 분류되며, Ⅰ기(GFR이 정상~50%), Ⅱ기(50~30%), Ⅲ기(30~5%), Ⅳ기(요독증 시기, 5% 이하)이다. Ⅰ~Ⅱ기에는 식사요법과 약물요법을 시행하고, Ⅲ~Ⅳ기에는 활동 제한이 필요하며, Ⅳ기에는 혈액투석을 시행하고, 신장이식이 검토된다. 신부전 정도나 병기는 담당의사에게 의뢰한다. 신부전 환자에서는 신장뿐만 아니라 심혈관계 이상의 동반에도 주의해야 한다. 치과 치료 시 쇼크 등 우발 상태 방지를 위해 산소흡입 등의 준비가 필요하다. 또한 신부전증 악화를 방지하기 위해 탈수, 혈압 변동, 약물요법 등에 대한 대책이 필요하다.

치과질환으로 구강 내 화농성 염증이 많아 각종 약제 투여가 필요하나 신장 손상을 일으키기 쉬운 약제를 피하고, 투여량이나 투여법에 주의하여 신장 기능 악화를 방지한다.

■ 치과 치료 시 약제 투여의 주의

1. 항생제

신장조직으로 이행이 적고, 신장 손상이 적은 것을 선택한다. GFR 50%까지의 신부전 Ⅰ기에는 상용량이 가능하나, 50% 이하에서는 1일 1회만 사용한다.

① 세팔로스포린: 일반적으로 신독성은 적지만 대량 투여 시나 신장 기능저하 시에는 세뇨관 괴사에 의한 신부전을 일으킬 수 있다. 특히 프로세미드 이뇨제와 병용하면 신부전을 악화시킨다.

② 페니실린: 대량 투여하면 Na, K 등의 전해질에 이상을 일으키고 간질성 신염이 발생할 수 있다.

③ 아미노글리코사이드: 고령자에서 근위 세뇨관에 손상을 일으킨다.

④ 테트라사이클린: 신장 기능저하에서 고질소혈증이 악화하며 요독증을 일으킨다.

⑤ 퀴놀론제: 투여량의 90% 이상이 변화되지 않고 배설되기 때문에 신장 장애 시 투여에 주의를 필요로 한다.

2. 진통제

신장 손상 악화와 구내염을 일으킬 수 있다. 비스테로이드 소염진통제로 피라졸론제, 인돌계 초산제나 옥시캄 등은 피한다. 일반적으로 장기간 사용을 피해야 한다.

참고문헌

1. 대한치과마취과학회 역: 치과진료실에서의 응급처치 6판. 대한나래출판사, 2009.(Malamed SF: Medical Emergency in the Dental Office. Mosby, New York, 2007.)

2. 대한구강악안면외과학회 편찬: 구강악안면외과학 교과서 3판. 의치학사, 2013.
3. 대한치과마취과학회 역: 치과국소마취과학 6판. 대한나래출판사, 2014.(Malamed SF: Handbook of Local Anesthesia. Mosby, New York, 2013.)
4. 김영설(역): 내과의 불편한 진실. 군자출판사, 2014.
5. 정진우, 등: 전신질환 환자의 치과치료 8판. 대한나래출판사, 2015.(Little JW, Falace DA, Miller CS, Rhodus NL: Dental Management of the Medically Compromised Patient. Elsevier, 2013.)
6. 高北義彦, 大曾根洋: 全身疾患を有する患者の対処法. 日本歯科評論社, 1996.
7. 永原國央, 等: 歯科インプラント治療のリスク度チェクとその對応. クインテッセンス, 2012.
8. De Rossi SS, Glick M: Dental considerations for the patient with renal disease receiving hemodialysis, J Am Dent Assoc 127:211-219, 1996.
9. Gavalda C, et al: Renal hemodialysis patients: oral, salivary, dental and periodontal findings in 105 adult cases, Oral Dis 5:299-302, 1999.
10. Uribarri J: Past, present and future of end stage renal disease therapy in the United States, Mt Sinai J Med 66:14-19, 1999.
11. Finelli L, et al: National surveillance of dialysis-associated diseases in the United States, 2002, Semin Dial 18:52-61, 2005.
12. Proctor R, et al: Oral and dental aspects of chronic renal failure, J Dent Res 84:199-208, 2005.
13. Gabardi S, Abramson S: Drug dosing in chronic kidney disease, Med Clin North Am 89:649-687, 2005.
14. Dijakiewicz M, et al: Is implanto-prosthodontic treatment available for hemodialysis patients. Nephrol Dial Transplant 22(9):2722-2724, 2007.
15. Mitch WE: Chronic kidney disease. Cecil Medicine. ed 23, pp 921-930, Saunders, Philadelphia, 2008.
16. Tomas I, et al: Changes in salivary composition in patients with renal failure, Arch Oral Biol 53:528-532, 2008.
17. Mitch WE: Chronic kidney disease. In Goldman L, Ausiello D: Cecil Medicine, ed 23, Saunders, pp 921-930, Philadelphia, 2009.
18. Carey WD: Cleveland Clinic: current clinical medicine, ed 2, Saunders, St. Louis, 2010.

07 혈액 및 암질환

1. 빈혈과 치과 치료
2. 백혈병과 치과 치료
3. 출혈성 소인과 치과 치료

1 빈혈과 치과 치료

1) 질환의 특성

빈혈(anemia)은 말초 혈액 성분 중에서 적혈구가 부족한 상태이며, 적혈구 수 또는 혈색소(헤모글로빈)량의 감소로 알 수 있다. 적혈구 이외에 백혈구와 혈소판 수도 감소하면 범혈구감소증(pancytopenia)이라고 하며, 혈액세포를 만드는 골수의 이상에 의한 재생불량성 빈혈(aplastic anemia), 골수이형증(myelodysplasia), 백혈병(leukemia) 등에서 볼 수 있다. 빈혈의 흔한 원인은 철 결핍성 빈혈(iron deficiency anemia)이며, 적혈구 내 헤모글로빈을 구성하는 주성분인 철분의 부족에 의해 발생한다. 산소운반작용을 하는 헤모글로빈이 감소하여 산소운반 장애를 일으키면 피곤감이나 어지럼증 같은 증상을 일으킨다. 인체의 세포는 산소의 존재 하에서 호기적(산소를 이용하여)으로 에너지를 생산하여 생명을 유지하고 있다. 산소 공급이 적어지면 에너지 대사(호기성 에너지 생산)가 충분하지 않아 세포 활동이 저하된다.

세포에 상처가 생기면 치유를 위해 대사가 활성화되며, 세포 분열, 증식 및 분화를 일으킨다. 이 과정이 정상적으로 일어나면 쉽게 치유되나, 이런 과정에 장애가 있으면 치유부전을 일으킨다. 빈혈에 의한 산소운반능 저하는 세포의 대사 활성에 의한 분열, 증식 및 분화 과정에 장애를 일으켜 정상 치유 과정에 영향을 준다.

빈혈을 일으키는 다른 질환으로 거적아구성 빈혈(megaloblastic anemia), 재생불량성 빈혈, 용혈성 빈혈(hemolytic anemia) 등이 있다. 백혈병에 의해서 2차적으로 빈혈이 된다.

(1) 철 결핍성 빈혈(Iron deficiency anemia)

음식의 철분 흡수가 저하되어 헤모글로빈 생산이 되지 않아 발생하는 것과 출혈이 많고 적혈구 생산이 늦어져 발생하는 것이 있다. 전자의 원인에는 위장관의 악성 종양으로 위절제술을 받은 경우가 있으며, 소화 기능이 약해져 철분 흡수가 감소되는 경우 등이 있다. 후자는 임신, 생리 출혈, 위장관 출혈 등으로 발생된다.

(2) 재생불량성 빈혈(Aplastic anemia)

골수의 조혈 기능저하에 의해 발생하며, 범혈구감소증으로 적혈구뿐만 아니라 백혈구, 혈소판 수가 감소된다. 따라서 감염 증가, 출혈성 경향 등이 나타난다.

(3) 거적아구성 빈혈(Megaloblastic anemia)

비타민 B12나 엽산 결핍에 의해 발생된다. 비타민 B12는 DNA 합성에 조효소로서 반드시 필요한 영양소이며, 부족하면 세포재생 및 증식이 어려워진다. 특히 적혈구가 충분히 증식되지 않으면 혈중 적혈구

감소가 일어난다.

질환이 진행되면 백혈구, 혈소판 생산에도 영향을 주어 범혈구감소증을 일으켜서 감염, 지혈의 어려움이 발생된다. 입안에 설염을 볼 수 있다.

(4) 용혈성 빈혈(Hemolytic anemia)

면역 기능 이상에 의한 자가면역질환으로, 적혈구 파괴가 증가되는 질환으로 황달을 동반하는 경우가 있다.

2) 담당의사에게 진료 의뢰와 치료 내용 확인

혈액검사 결과 및 투약 내용 정보를 얻는다. 약을 복용해도 개선이 없으면 임플란트 치료 위험이 높은 것을 의미한다. 철 결핍성 빈혈에서는 원인을 알아둘 필요가 있다. 특히 위·십이지장 등의 위장 출혈이 원인이면 내복약 투여 제한을 생각할 수 있어 충분한 정보 수집이 필요하다.

철분제를 투여하고 있으면 항생제 종류에 따라서 흡수가 잘 안 되는 경우가 있으므로 함께 복용하는데 주의가 필요하다. 그 밖에 비타민이나 면역억제제를 복용하는 경우도 있으므로 주의가 필요하다(표 7-1).

표 7-1. 각 빈혈의 종류별 치료방법

질환명	치료방법
철 결핍성 빈혈	철분제 투여(부작용으로 위장 장애가 있다)
재생불량성 빈혈	수혈, 면역억제요법, 다량의 스테로이드 투여, 골수 이식
악성 빈혈	비타민 B12 근육 주사
용혈성 빈혈	비장 적출, 면역억제제(스테로이드), 수혈, 골수 이식

3) 환자 상태 평가

초진 시 문진에서 빈혈에 대해 확인한다. 빈혈이 있는지 물으면 혈색소가 10g/dL밖에 안 되어 얼굴이 창백한 사람도 빈혈이 없다고 대답한다. 과거 기생충질환이 많았을 때 빈혈이 있으면 어지러웠고 '빈혈=어지럼증'이라는 생각이 아직 남아있다. 따라서 어지럼증이 없으며 빈혈이 없다고 말한다. 갑자기 대량 출혈에 의한 빈혈에서는 어지럼증이 있으나, 만성적으로 장기간에 걸쳐 조금씩 피가 부족하게 되어 발생한 빈혈에는 어지럼증이 없다. 따라서 빈혈이 있는가를 묻기보다는 피가 부족하여 산소를 운반하지 못해 에너지 대사가 부족한 결과인 만성 피로, 조금 심한 활동에서 힘이 달림, 숨이 차다는 느낌 같은 증상이 있는지 알아보아야 한다. 물론 이런 증상은 빈혈 이외에 내분비질환이나 심질환에서도 나타날 수 있으므로 빈혈 증상으로 단정할 수는 없다.

또 환자는 "빈혈은 치과 치료와 관계없다"고 생각하여 빈혈을 치료한 병력이 있어도 말하지 않는 경우가 있다. 따라서 "빈혈로 치료받았는지"에 대해 구체적으로 물어봐야 한다. 빈혈의 병력이 있으면, 그 원인이 무엇인지 알아본다. 환자에 따라서는 "위암으로 위장 절제 후 발생"이라든지, "자궁근종 수술 후" 또는 "월경과다" 등으로 평소에 담당의사에게 들은 진단 내용을 알려줄 수 있다. 그런 원인을 모르면 위궤양, 위암 수술, 자궁근종 수술, 월경량 등에 대해 질문한다.

원인을 알았으면 다음에는 현재 상태를 파악한다. 특히 진찰에서 눈꺼풀의 색 및 손톱, 혀, 입술 등의 빈혈 상태 등이다. 이런 검사에서 문제가 발견되면 담당의사에게 의뢰하여 혈액검사를 시행한다. 빈혈 병력이 있으나 검사 결과에 이상이 없고, 임상증상도 없으면 위험 없음으로 판단한다(그림 7-1).

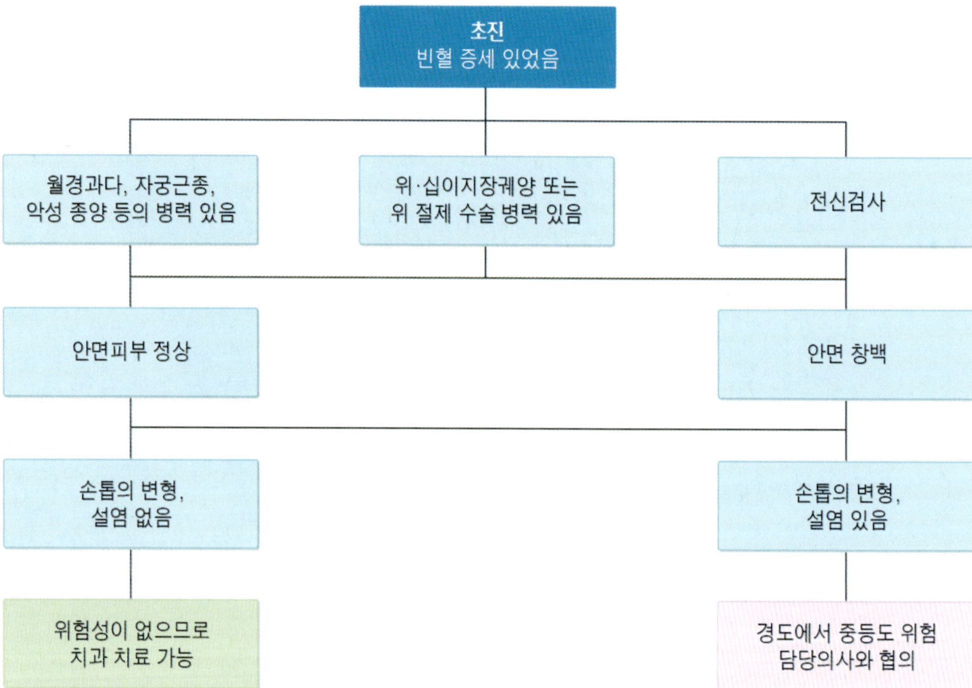
초진
빈혈 증세 있었음
월경과다, 자궁근종,
악성 종양 등의 병력 있음
위·십이지장궤양 또는
위 절제 수술 병력 있음
전신검사
안면피부 정상
안면 창백
손톱의 변형,
설염 없음
손톱의 변형,
설염 있음
위험성이 없으므로
치과 치료 가능
경도에서 중등도 위험
담당의사와 협의

그림 7-1. 초진 시 빈혈 환자의 위험도 검사를 위한 순서.

4) 치료계획

빈혈은 상처 치유 기전에 장애가 되며, 치과 치료 중 임플란트 치료와 같이 이물체를 생체에 식립하면 수술부의 감염이 일어나기 쉬워지고, 확실한 뼈 유착을 얻을 수 없게 된다.

(1) 치과 치료의 가능성

빈혈(철 결핍성 빈혈의 경우)의 원인(성장 발육에 동반, 위장관 출혈, 위절제 후, 임신, 월경과다 등)을 파악해 둔다. 혈액검사 결과에 따른 치료계획을 세운다. 그 외의 빈혈에서는 병명 확인, 복용약 확인, 현재의 검사 결과 파악 등이 필요하다.

(2) 치과 치료 시 위험도

위험도는 "경도에서 중등도" 정도이다.

- 위험도 낮음: 혈액검사 결과가 정상이고, 철분제를 복용하고 있다. 이러한 경우 정상인과 같은 처치를 할 수 있다.
- 위험도 높음: 검사 결과 적혈구 수, 헤모글로빈, 헤마토크릿 등이 저하된 경우이며, 손톱 변형, 월경 이상, 연하 장애 등이 있으면 금기증으로 판단한다. 이러한 경우 먼저 빈혈을 치료하고 검사 결과가 호전되면 치과 치료를 시행한다.

철 결핍성 빈혈 이외의 빈혈은 담당의사와 상의한다. 빈혈 증상 악화 등으로 치과 치료 후 유지, 관리가 어려울 것으로 예측되면 금기증으로 생각할 수 있다.

철 결핍성 빈혈을 검사한 결과 고도의 빈혈이 있으면 치과 치료 시 큰 수술을 피한다. 예를 들어 임플란트 치료 시 1회 수술에서 매입 개수를 최대 3개까지로 제한하는 방법도 있다. 또 뼈 조성 수술을 적극 시행하며, 가능한 한 수술 침습을 줄이는 수술법을 선택한다.

악성 빈혈에서는 빈혈에 더해 백혈구 수, 혈소판 수의 감소가 있어서 출혈 경향 및 감염 가능성을 생각하지 않으면 안 된다. 재생불량성 빈혈에서도 출혈과 감염에 주의가 필요한 동시에 복용하고 있는 약에 대한 부작용에 주의한다. 용혈성 빈혈에서는 면역억제제(immunosuppressive drug)를 복용하는 때도 있어 주의가 필요하다.

5) 증례 연구

증례 7-1 **51세 여성, 임플란트 치료를 위해 내원**

초진 소견에서 하악 좌측 제1소구치(#34) 결손이 있었다(그림 7-2).

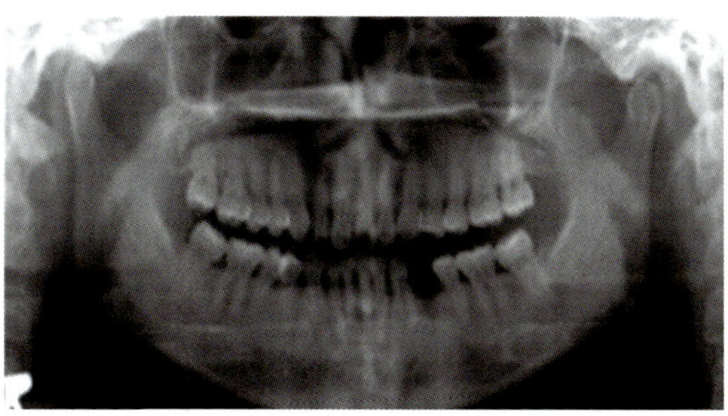

그림 7-2. 하악 좌측 제1소구치 결손.

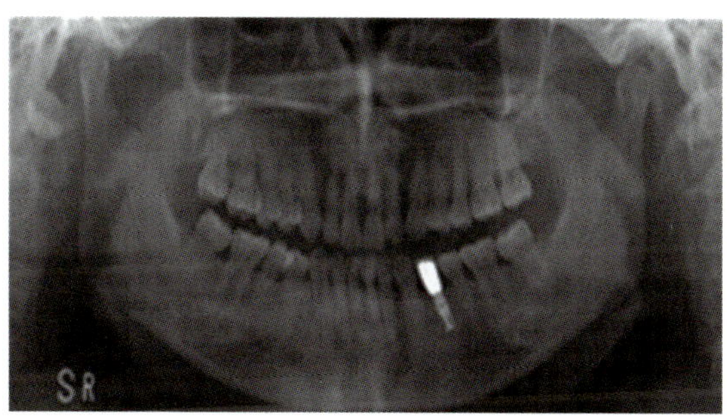

그림 7-3. #34 부위의 임플란트 고정체 식립.

병력에서 철 결핍성 빈혈(iron deficiency anemia)이 있어 담당의사에게 의뢰하였으며 회신 내용은 다음과 같았다.

"출혈경향검사에는 이상이 없으나, Hb 9.2g/dL로 치과 치료 후에 출혈이 있으면 CBC 검사로 수혈 여부 결정이 필요함(환자가 철분제 복용을 거부하고 있다). 기타 수술 전 투약이나 수술 후 주의사항은 없음."

7일 후 #34 부위에 임플란트 고정체를 식립하였다(그림 7-3). 수술 후 임상적으로 문제가 없었으며, CBC에서 Hb 9.4g/dL로 유지되어 지혈을 확인하고 회복실에서 1시간 경과를 관찰하고 귀가하였다.

이 증례는 철 결핍성 빈혈이 있었으며, 일반적으로 혈색소 11g/dL 이하이면 치과 치료 연기를 권고하나, 혈액내과에 의뢰하여 만성 빈혈 상태가 확인되어 세심한 술기 및 철저한 수술 후 관리를 통해 치료를 진행하였다.

증례 7-2 79세 남성, 구강 검진을 위해 내원

초진 소견에서 상악 좌측 제2소구치(#25) 동요도(+++)가 있었으며, 치근단에 방사선투과성 병소가 있었다(그림 7-4A). 상악 좌우측 구치부의 치아 결손으로 부분 가철성 의치를 장착하고 있었다(그림 7-4B). 치료계획으로 #25를 발치하고, 상악 좌우측 제2소구치(#15, 25), 제1, 2대구치(#16, 17, 26, 27) 부위의 임플란트 치료를 하기로 하였다.

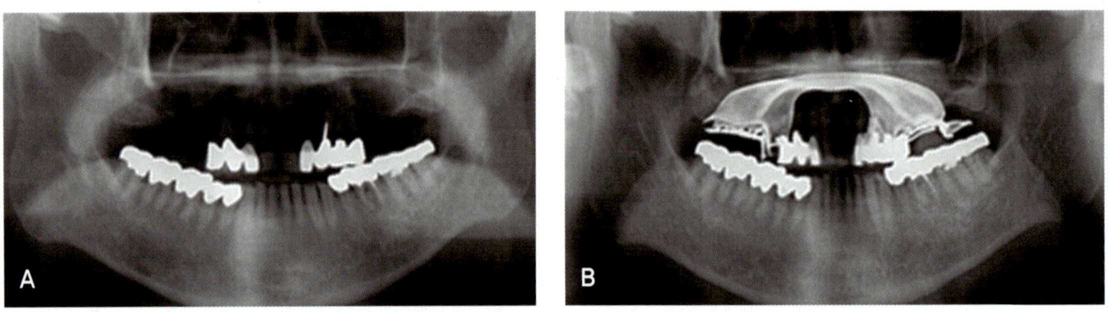

그림 7-4. 상악 좌우측 구치부 결손부(A)에 가철성 부분 의치 장착(B).

병력에서 빈혈이 있었으며, 전립선비대증(prostatic hyperplasia)에 α-차단제를 복용 중이었다. 담당의사에게 의뢰한 결과, 치과 치료 시 빈맥, 저혈압, 어지럼증이 악화될 수 있으므로, 갑작스러운 체위 변동이나 스트레스를 주지 않도록 권고하였다. 이를 주의하며 치과 치료는 계획대로 진행하기로 하였다.

수술 전 린코마이신과 케토롤락을 근주하였으며, 디아제팜을 복용하고, #25를 발치하고 #15, 16, 17 부위에 측방 접근법으로 상악동거상술을 시행하였으며, 임플란트 고정체를 식립하였다(그림 7-5A). 골이식제로 Dynagraft 0.5cc와 Do Bone 0.3cc를 사용하였다. 수술 후 amoxicillin-clavulanate을 10일간, 아세트아미노펜을 3일간 처방하였다. 구강청결을 위해 헥사메딘을 사용하도록 하였다. 4개월 후 #15,

16, 17 부위의 2차 수술을 하였으며, 수술 후 같은 약을 3일간 투여하였다. 2개월 후 #25, 26, 27 부위에 Osteosparx 1.5cc와 Osteon 1.0cc를 사용하여 상악동거상술과 함께 임플란트 고정체를 식립하였다(그림 7-5B).

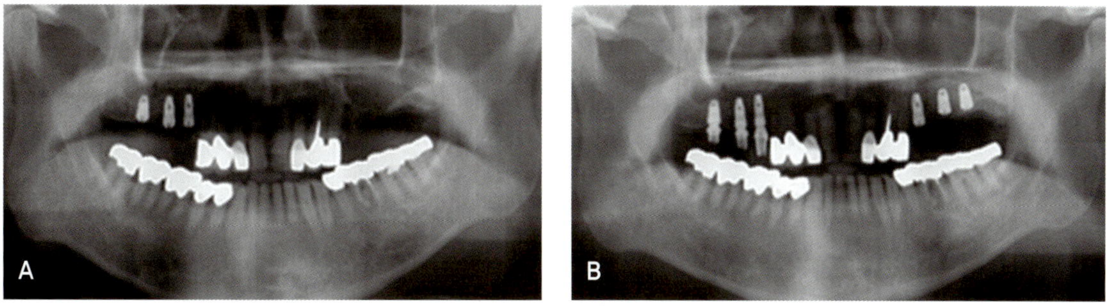

그림 7-5. #15, 16, 17 부위(A) 및 #25, 26, 27 부위(B)에 상악동거상술과 임플란트 고정체 식립.

이 증례는 빈혈이 있었으나, 저혈압이나 어지러움 등을 방지하기 위해 갑작스러운 움직임이나 스트레스를 최소화하여 임플란트 치료를 마무리하였다.

증례 7-3 52세 여성, 하악 우측 제3대구치 발치를 위해 의뢰

초진 소견에서 수평 경사된 부분 매복 상태의 #48 주위에 만성 치관주위염이 있었고(그림 7-6), 치근단 방사선 사진에서 #48 치아의 치근단 만곡과 치아우식증이 있었다(그림 7-7).

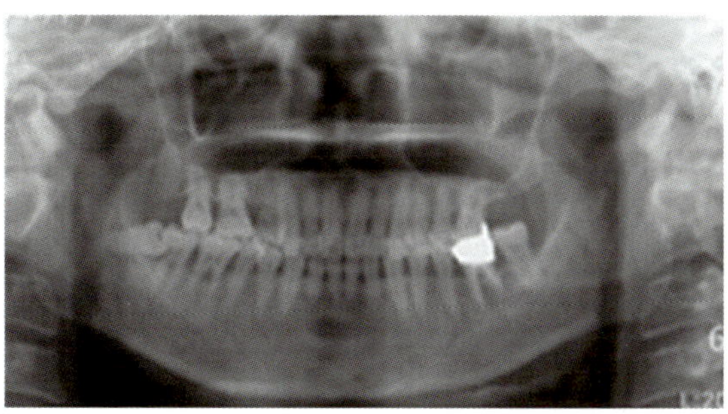

그림 7-6. 초진 시 파노라마 방사선소견.

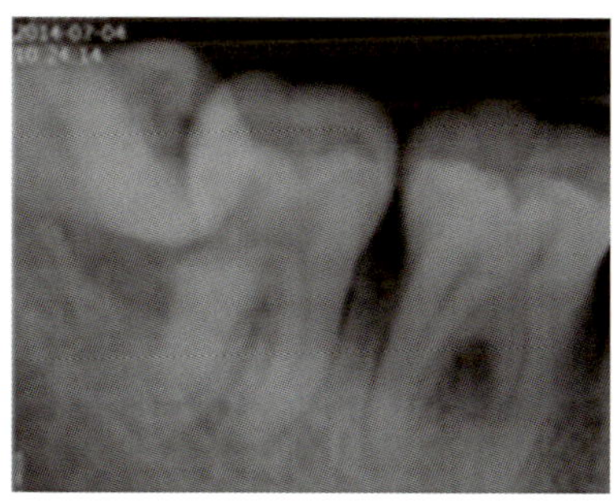

그림 7-7. 치근단 방사선소견.

병력에서 혈소판감소증(thrombocytopenia)이 있었으며, 발치 후 수혈 경험이 있었다. 종양혈액내과에 의뢰하여 특별한 조치 없이 발치할 수 있다고 하였으며, 시술 후 출혈 경향이 있으면 혈소판 수혈이 필요하다고 하여 입원해서 발치하기로 계획하였다.

복용 중이던 항응고제를 7일간 중지하고, 치료 3일 전 항생제를 투여하였으며, 국소마취 하에 절단 및 삭제를 동반한 발치술을 시행하여 봉합하였다. 1주일 후 발사하여 후유증 없이 치료를 완료하였다.

6) 전문의 의견

빈혈이 특히 문제될 수 있는 것은 고령자의 치과 치료이다. 고령자에서 치과 문제가 많이 생기고 평균 수명의 증가로 노인 인구가 많아졌기 때문이다.

노인에서는 특별한 원인 없이 혈색소 11g/dL의 빈혈이 있을 수 있고 특별한 증상 없이 지낸다. 그러나 체중 감소와 식욕부진 같은 증상에 동반된 빈혈에서는 암이나 다른 만성 질환 가능성을 찾아야 한다. 동반된 만성 질환을 간과하고 치료 치료를 시행하여 후유증의 발생이나 치유 지연을 일으키면 고령자의 건강을 급속히 악화시켜 불행한 예후가 될 수 있다. 치아의 불편함으로 식사를 못하였다고 해도 예상 이외의 체중 감소가 있으면 눈꺼풀, 구강 점막, 손톱에서 빈혈 가능성을 관찰한다. 환자가 어지럼증이 없어 빈혈이 없다고 말해도 최근 검사 결과를 가져오게 하여 빈혈 여부를 확인하고 치료계획을 세우는 것이 안전하다. 경도의 빈혈에서 치과 치료가 불가능한 것은 아니지만, 빈혈을 일으킨 원인 질환에 대한 인식이 필요하다. 고령자에서 빈혈이 확인되면 장기간에 걸쳐 에너지 대사가 떨어진 결과이기 때문이다.

고령자의 빈혈에서는 백혈구 수나 혈소판 수도 같이 감소하는 경우가 많다. 골수에서 혈구 생산능이 저하되기 때문이다. 따라서 빈혈에서 감염 증가나 출혈성 경향에 대한 복합적 접근이 필요하다.

참고문헌

1. 대한치과마취과학회 역: 치과진료실에서의 응급처치 6판. 대한나래출판사, 2009.(Malamed SF: Medical Emergency in the Dental Office. Mosby, New York, 2007.)
2. 대한구강악안면외과학회 편찬: 구강악안면외과학 교과서 3판. 의치학사, 2013.
3. 김영설(역): 내과의 불편한 진실. 군자출판사, 2014.
4. 高北義彦, 大曾根洋: 全身疾患を有する患者の対処法. 日本歯科評論社, 1996.
5. 永原國央, 等: 歯科インプラント治療のリスク度チェクとその對応. クインテッセンス, 2012.
6. Giglio MJ, Gorustovich A, Guglielmotti MB: Bone healing under experimental anemia in rats. Acta Odontol Latinoarn 13(2):63-72, 2000.
7. Scully C, Cawson RA: Medical problems in dentistry, ed 5, Edinburgh, Elsevier, 2005.
8. Castro-Malaspina H, O'Reilly RJ: Aplastic anemia and related bone marrow failure. Cecil Textbook of Medicine 23 ed, pp 1241-1244, Saunders, Philadelphia, 2007.
9. Young NS: Aplastic anemia, myelodysplasia and related bone marrow failure. Harrison's Principles of Internal Medicine. 17 ed, pp 663-670, McGraw-Hill, New York, 2008.
10. Young NS, Maciejewski JP: Aplastic anemia. Hematology: Basic Principles and Practice. 5 ed, pp 359-384, Churchill Livingstone, Philadelphia, 2009.

2 백혈병과 치과 치료

1) 질환의 특성

백혈병(leukemia)은 유전자 이상을 일으킨 백혈병세포가 과잉으로 증식되어 축적되는 질환이다. 현재 알려진 원인으로 방사선 피폭이나 화학요법 등이 있으나, 대부분은 원인불명이다. 백혈병은 임상 경과에 따라 급성과 만성, 증식되는 세포 계열에 따라 골수성과 림프성으로 분류된다.

급성 백혈병은 미분화 백혈병세포가 급속히 증식하나, 만성 백혈병은 성숙한 백혈병세포가 서서히 증식, 축적된다. 체내 백혈병세포 수가 1,012개를 넘으면 골수가 백혈병세포로 가득 차서 정상 조혈 기능이 일어나지 못한다. 이런 백혈병세포의 과잉 증식에 의한 골수 부전이 백혈병에서 주된 병태이다.

백혈병의 연간 발생률은 인구 10만 명당 5명 정도이며, 이환율은 연령에 따라 증가한다. 급성 림프성 백혈병의 일부는 소아나 청년에서 많이 볼 수 있다.

구강 내 출혈을 주소로 치과병원에서 진료받는 환자가 백혈병이라고 처음 진단되는 경우도 있지만, 대부분 혈액내과나 소아청소년과에서 전신질환으로 진단된다(그림 7-8A, B).

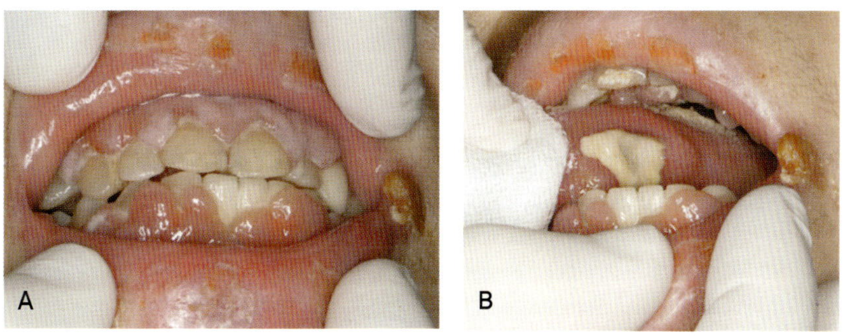

그림 7-8. 어린이 백혈병 환자의 구강 내 모습으로 심한 치은 종창과 발적을 보이고 있으며(A), 좌측 구각부와 혀의 측면에 궤양성 병소를 볼 수 있다(B).

(1) 급성 백혈병(Acute leukemia)

급성 백혈병은 급성 골수성 백혈병(acute myelocyte leukemia)과 급성 림프성 백혈병(acute lymphocytic leukemia)으로 나눈다. 빈혈, 과립구 감소에 의한 감염 증가나 난치성 감염, 혈소판 감소에 의한 출혈 경향이 나타난다. 급성 골수성 백혈병에서는 골수에 미숙한 백혈병세포의 증가와 백혈병열공(hiatus leukaemicus: 백혈구상에서 중간 단계의 세포가 결여되는 것)이 보인다. 백혈병세포 내에는 Auer 소체가 있으며 페르옥시다제(peroxidase) 염색세포가 3% 이상이다.

약 20%의 급성 백혈병 환자는 치은 출혈이나 발치 후 출혈을 증상으로 치과병원에서 진단되는 때도 있으며, 치은 및 구개부에 백혈병세포 침윤에 의한 종양(백혈병 종양)으로 치과병원에서 진단되는 환자도 있어 놓치지 않도록 주의가 필요하다. 검사소견에서 정구성 정색소성 빈혈(normocytic normochromic anemia)과 혈소판 감소가 있으며, 백혈구 수는 100~15만/μL로 일정하지 않다. 혈액상의 현미경 관찰에서 백혈병세포 출현으로 진단한다.

치료는 항암요법을 시행한다. 항암요법은 작용이 다른 항암제의 혼합으로 시행하는 화학요법이다. 또한 항생제, 항바이러스제, 항진균제 등으로 감염 대책 및 혈소판이나 적혈구 수혈에 의한 보조요법을 시행한다.

성인의 65세 미만에서 급성 골수성 백혈병과 급성 림프성 백혈병의 예후는 완화율 70~80%, 생존율 40% 정도이다. 65세 이상에서는 완화율 40~50%, 생존율 10~20%로 예후가 불량하다.

(2) 만성 백혈병(Chronic leukemia)

만성 백혈병은 만성 골수성 백혈병(chronic myelocyte leukemia)과 만성 림프성 백혈병(chronic lymphocytic leukemia)으로 분류된다. 만성 백혈병은 자각증상이 없이 우연히 발견되는 경우도 있다. 만성 골수성 백혈병에서는 전신권태감이나 비장 종대에 의한 복부 팽만감이 주소가 된다. 만성 골수성 백혈병에서 비정상 염색체로 필라델피아 염색체가 나타난다. 만성 림프성 백혈병에서는 림프절 종창이 있다. 림프절 종창이 침샘에 미치면 만성 경화성 타액선염으로 Mikulicz 증후군이라고 부른다.

만성 골수성 백혈병 치료는 티로신키나제 억제제인 이매티닙(imatinib: 글리벡)이 1차 선택약으로 이용된다. 만성 림프성 백혈병에서 증상이 없으면 경과를 관찰하는 경우도 있다. 이매티닙이 부작용이 적고, 치료 효과가 뛰어나지만 내성이 생겨나면서 다른 치료제들이 연구되고 있다.

만성 골수성 백혈병의 예후는 이매티닙 치료로 5년 생존율이 89%로 양호하다. 만성 림프성 백혈병은 장기간의 경과를 취하여 반복 치료가 필요하며, 약제 저항성으로 예후가 불량할 수 있다. 만성 백혈병이 급성으로 바뀌는 경우가 있어 주의가 필요하다.

2) 담당의사에게 진료 의뢰와 치료 내용 확인

우선 백혈병 상태의 확인이 필요하다. 급성 백혈병에서 어떤 화학요법을 사용하고, 완화 후 요법으로 어떤 약제가 사용되었는지, 방사선 조사나 조혈모세포 이식 등의 치료를 하였는지 문의한다. 만성 백혈병에서는 골수성과 림프성의 구분과 치료 내용에 대해 묻는다. 그 다음에 환자의 현재 상태, 치료 여부, 투약 여부, 재발 우려, 급성 전환 가능성, 예후에 대하여 자세한 정보를 얻어 둘 필요가 있다. 관혈적 처치가 가능한 상태이면 주의사항이나 감염 가능성과 대처방법에 대해서도 알아두어야 한다. 관해기에도 재발할 가능성이 있으므로 구강 내 변화(출혈이나 백혈병 종괴)가 있으면 즉시 연락하여 대처한다.

65세 미만의 급성 골수성 백혈병의 관해요법으로 이다르피딘과 시타라빈(cytarabine), 급성 림프성 백혈병의 관해요법으로서 다우노루비신(daunorubicin), 시클로포스파미드(cyclophosphamide) 등을 병용한다.

만성 골수성 백혈병에는 티로신키나제 억제제인 이매티닙을 이용하여 생존율이 많이 높아지게 되었다.

관해요법(remission therapy)에 보조요법으로 항생제, 항바이러스제, 항진균제를 사용하거나 면역억제제나 스테로이드 등을 투여하는 때도 있다. 다양한 약제가 사용되고 있으며, 담당의사와 제휴하여 환자의 상태와 치료 내용을 파악하고, 투여하고 있는 약제의 부작용, 병용주의 등을 조사해 둘 필요가 있다.

3) 환자 상태 평가

백혈병 환자에서 진단의 흐름과 위험도의 검사 순서는 그림 7-9와 같다.

백혈병이 관해기이고, 재발 경향이 없으면 치과 치료가 가능하다. 그러나 급성 전환 가능성이 높거나 출혈 경향이 있으면 위험도가 높아져 치료는 피해야 한다. 급성기에는 위험성이 높고, 생명과의 관계도 생각할 수 있기 때문에 치료는 연기해야 한다.

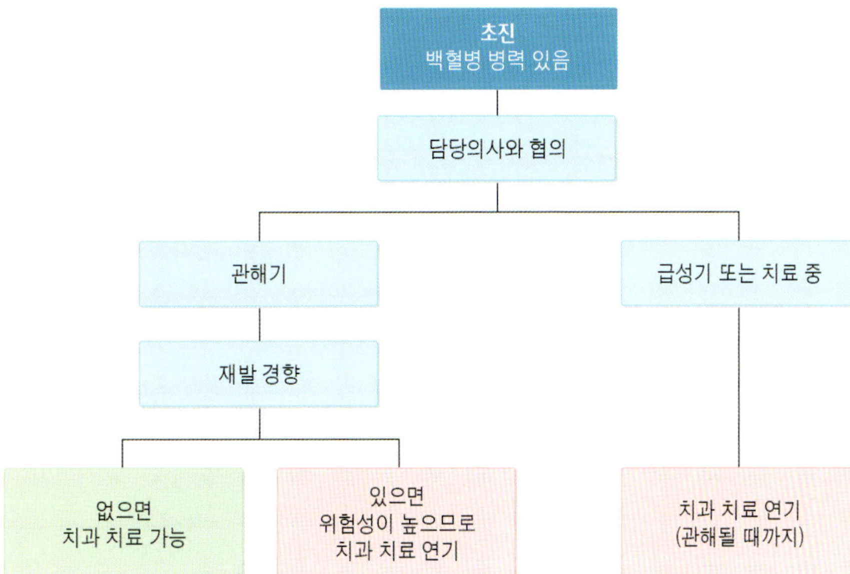

그림 7-9. 초진 시 백혈병 환자의 위험도 검사를 위한 순서.

초진 시 위험도는 백혈병 상태에 따라 다르다. 따라서 담당의사에게 의뢰하여 병기를 파악할 필요가 있다. 백혈병은 급성 증상의 유무에 따라 급성 및 만성 백혈병으로 나누며, 급, 만성 백혈병은 각각 림파성과 골수성 백혈병으로 나뉜다. 특히 급성기에는 출혈 경향이나 감염으로 생명에 위협을 줄 수 있다. 따라서 치과 치료는 어렵다. 만성 백혈병에서도 만성 림프성 백혈병은 빈혈이나 혈소판 감소 등의 증상 출현 후 평균 생존 기간이 2년 정도이므로 적극적 치료는 피한다.

백혈병이 의심되면 우선 확진하는 것이 중요하며, 백혈병의 가능성이 있다면 혈액내과 전문의에게 진료 의뢰를 하는 것이 무엇보다 중요하다. 급성기를 의심할 수 있는 증상은 표 7-2와 같다. 특히 약 20%의 급성기 백혈병 환자는 치은 출혈이나 발치 후 출혈 등으로 치과에서 처음 발견되는 경우가 있다. 또 치은이나 구개부에 백혈병세포가 침윤되어 나타난 증상으로 내원하는 때도 있다. 난치성 백혈병으로 치은염이 발병되기 쉽다. 이런 증상을 놓치지 않도록 주의가 필요하다.

표 7-2. 급성 백혈병의 임상증상

원인	임상증상
빈혈	권태감, 탈진, 체중 감소, 식욕부진, 출혈 경향
장기, 연조직, 피부 및 중추신경계에 백혈병세포 침윤	뼈의 통증, 복부 팽만감, 종양 촉지, 두통, 오심, 뇌신경 증상
호중구의 감소	부비강, 호흡기, 요로, 직장의 국소 감염증, 패혈증(쉽게 감염된다)
거핵구계의 감소 및 기능 이상	혈소판 수 감소에 의한 코 출혈, 치은 출혈, 자반, 혈뇨, 혈변, 두개 내 출혈
백혈병세포의 분해 산물	파종성 혈관 내 응고증후군(disseminated intravascular coagulation syndrome; DIC)

급성기나 관해기에 있는 환자 모두에서 치과 치료에 지장이 있다(표 7-3).

표 7-3. 급성 백혈병 관해 진단 기준

1. **골수 소견**
   - 미성숙 세포 5% 이하
   - 이상 세포 소실(Auer 소체 양성세포 등)
   - 정상 조혈세포 회복(적혈구계, 과립구계, 거핵구계)
2. **말초 혈액 소견**
   - 미성숙 세포 소실
   - 호중구 수 1,000/μL 이상 및 혈소판 수 10만/μL 이상의 회복
3. **백혈병의 골수 외 침윤 증상 소실**
4. **이상 소견이 4주 이상 지속**

4) 치료계획

(1) 치과 치료의 가능성

치과 치료는 급성 백혈병의 관해기에 가능하다고 생각한다. 또한 만성 백혈병이면 혈소판 수 변화로 출혈 경향이 있거나 감염 위험이 없는 상태이며 치료 가능하다고 생각한다. 그러나 증상이 있거나 치료 중이어서 전신상태가 안정되지 않았다면 치료는 어렵다. 또한 관해기에도 증상 재발 가능성이 있거나 만성 백혈병에서 급성 전환 가능성이 높으면 예후를 생각하여 적극적인 치료는 피한다.

(2) 치과 치료 시 위험도

치과 치료의 위험도는 병기에 따라 다르다. 급성 백혈병은 출혈 경향이나 전신상태 악화로 치료 위험이 크기 때문에 치과 치료 중 임플란트 치료 등과 같은 관혈적 치료를 포함한 적극적 치료는 피한다. 급성 백혈병 치료는 백혈병세포를 감소 또는 제거하기 위해 면역억제제, 항암제, 스테로이드 등을 함께 투여한

다. 따라서 화학요법 자체에 의해 면역력이 저하되고 감염을 일으킬 수 있으므로 구강관리는 필요하지만, 적극적 치료는 위험이 크므로 연기한다. 관해기 또는 완전 관해 상태이면 위험도가 낮아지므로 일반 환자에 준하는 치료는 가능하나 항상 재발 가능성에 대해 주의가 필요하다.

만성 골수성 백혈병은 치료가 종료되어 백혈구 수의 이상이나 혈소판의 질적, 양적 이상이 없으며, 전신상태가 안정되어 있으면 위험도가 낮다고 생각한다. 그러나 급성 전환 가능성에 주의가 필요하다.

만성 림프성 백혈병은 장기적으로 진행되며, 빈혈, 혈소판 감소 등이 있으면 예후가 불량하므로 적극적 치료는 피한다.

5) 증례 연구

증례 7-4 54세 여성, 하악 좌측 제2대구치의 불편함

초진 소견에서 하악 좌측 제2대구치(#37)에 잔존 치근이 있었다(그림 7-10).

병력에서 당뇨병이 있으며, 3년 전 청신경종(acoustic neuroma)으로 뇌종양 제거수술을 받았고, 급성 림프성 백혈병(acute lymphocytic leukemia)으로 조혈모세포 이식을 받았다. 종양혈액내과에 의뢰하여 다음과 같은 회신을 받았다.

"2년 전 동종 조혈모세포 이식을 시행 후 현재 재발 증거 없이 1년 이상 경과 관찰 중이며, 최근 혈액검사에서 WBC 4.73k, Hb 13.3, 혈소판 109k로 발치에 지장이 없을 것으로 사료됨. 면역억제제를 복용 중이므로 예방적 항생제 사용을 권고하며, 장시간의 시술이 예상되면 steroid supplement를 고려하기 바람."

수술 전 세파드록실, 이부프로펜을 3일간 투여하였고 #37의 잔존 치근 제거와 임플란트를 시행하였다(그림 7-11). 수술 후 같은 약제를 4일간 투여하였다.

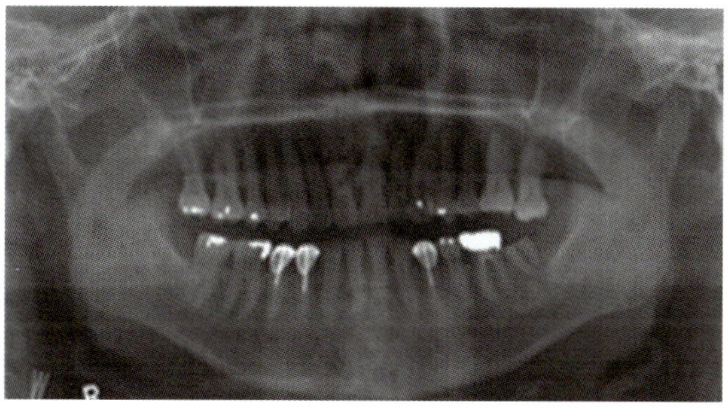

그림 7-10. #37의 잔존 치근.

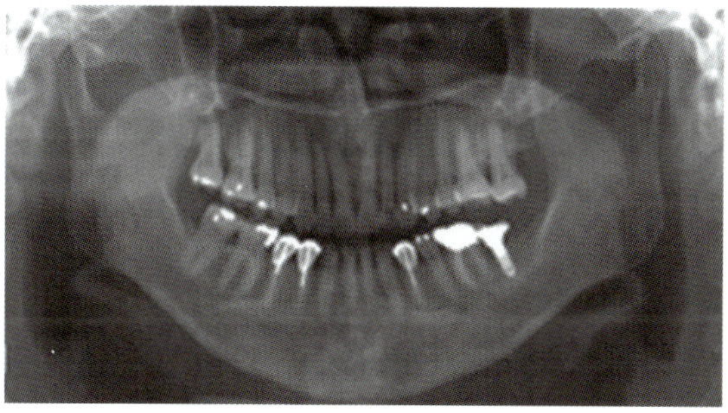

그림 7-11. #37의 발치 및 임플란트 고정체 식립.

이 증례는 급성 림프성 백혈병으로 조혈모세포 이식 치료를 받고, 1년 이상 지난 현재 이식 후 안정기 상태이며, CBC 소견이 정상이고 지혈에 문제가 없으므로 감염 예방을 위한 수술 전 항생제 투여 후 치료를 시행하였다.

6) 전문의 의견

최근 암 환자의 치료 성적이 현저히 개선되어 암을 만성 질환의 하나로 인식하는 경향이 있다. 이것은 암의 조기 발견으로 근치수술이 가능해졌으며, 화학요법의 발전으로 수술 후 잔존 암세포의 제거 및 재발 방지가 성공을 거두고 있기 때문이다. 백혈병도 예외가 아니며 부작용이 적은 화학요법제가 개발되었고, 만성 관해기에 조혈모세포 이식의 보편화로 백혈병 진단이 이제는 사망 선고가 아닌 세상이 되었다. 따라서 이렇게 살아남은 사람이 치과 치료를 위해 치과병원을 찾게 되면 백혈병이라는 병명으로 치료를 기피할 필요는 없다. 다만 현재 복용하는 약제에 의한 감염 증가나 출혈 경향은 없는지 사전 점검이 필요하다.

치과 치료는 화학요법으로 전신상태가 개선되고 완화된 환자가 대상이며 다음과 같은 주의가 필요하다.

1. 보존 및 보철치료를 적극 시행한다. 특히 치아 치료 자체가 감염원이 되는 경우가 있기 때문에 단순 치료에도 항생제를 투여한다.
2. 치료 중 기구에 의한 주위 조직의 손상 및 국소마취 시 주사 부위에 주의한다.
3. 치은 종창과 치은 출혈에 주의하며, 치료 후 구강위생 교육을 시행한다.
4. 발치는 원칙적으로 금기이지만 증상이 완화되는 시기에는 가능하다.
5. 진료받는 환자 중에는 자신의 병명을 모르는 경우도 있으므로 진료 중 배려가 필요하다.

참고문헌

1. 대한치과마취과학회 역: 치과진료실에서의 응급처치 6판. 대한나래출판사, 2009.(Malamed SF: Medical Emergency in the Dental Office. Mosby, New York, 2007.)
2. 대한구강악안면외과학회 편찬: 구강악안면외과학 교과서 3판. 의치학사, 2013.
3. 대한치과마취과학회 역: 치과국소마취과학 6판. 대한나래출판사, 2014.(Malamed SF: Handbook of Local Anesthesia. Mosby, New York, 2013.)
4. 김영설(역): 내과의 불편한 진실. 군자출판사, 2014.
5. 정진우, 등: 전신질환 환자의 치과치료 8판. 대한나래출판사, 2015.(Little JW, Falace DA, Miller CS, Rhodus NL: Dental Management of the Medically Compromised Patient. Elsevier, 2013.)
6. 高北義彦, 大曾根洋: 全身疾患を有する患者の対処法. 日本歯科評論社, 1996.
7. 永原國央, 等: 歯科インプラント治療のリスク度チェクとその對応. クインテッセンス, 2012.
8. Curtis JW Jr: Implant placement and restoration following bone marrow transplantation for chronic leukemia: a case report. 11(1):81-86, 1996.
9. Little JW, et al: Antithrombotic agents: implications in dentistry, Oral Surg Oral Med Oral Path Oral Radiol Endod 93:544-551, 2002.
10. Nurden AT: Qualitative disorders of platelets and megakaryocytes, J Thromb Haemost 3:1773-1782, 2005.
11. Debby H, Hom-Lay W: Medical contraindications to implant therapy: Part I: absolute contraindications.

Implant Dentistry 15(4):353-360, 2006.

12. Scully C, Hobkirk J, Dios PD: Dental endosseous implants in the medically compromised patient. J. Oral Rehabilitation 34(8):590-599, 2007.
13. Pham A, Wang J: Bernard-Soulier syndrome: an inherited platelet disorder, Arch Pathol Lab Med 131:1834-1836, 2007.
14. Salles II, et al: Inherited traits affecting platelet function, Blood Rev 22:155-172, 2008.
15. Kannan M, Saxena R: Glanzmann's thrombasthenia: an overview, Clin Appl Thromb Hemost 15:152-165, 2009.

3 출혈성 소인과 치과 치료

1) 질환의 특성

출혈성 소인(hemorrhagic diathesis)은 피부, 구강, 호흡기, 비뇨기, 위장, 생식기, 뇌 내, 근육 및 관절 등 전신에 걸쳐 자반에서부터 출혈을 일으키는 질환의 총칭이다. 주로 선천성 출혈성 소인과 후천성 출혈성 소인으로 나눌 수 있으며, 지혈 기전에 의해 ① 혈소판 이상, ② 혈액응고 이상, ③ 혈관 이상으로 나눌 수 있다.

(1) 혈소판(Platelet) 이상

혈소판 수가 감소하면 출혈시간이 연장되며, 출혈 경향을 일으킨다. 혈소판 수가 약 3×104/μL 이하가 되면 자연 출혈이나 출혈 경향을 나타낸다. 특발성 혈소판감소성 자반병(idiopathic thrombocytopenic purpura; ITP)은 비교적 흔한 질환이며, 면역성으로 혈소판 수가 감소한다. 혈소판 수가 정상이어도 혈소판 기능이 저하되면 출혈 시간이 연장된다. von Willebrand 병은 응고이상증이며, 혈소판기능이상증(qualitative disorders of platelet function)이기도 하다.

① 특발성 혈소판감소성 자반병(Idiopathic thrombocytopenic purpura)

혈소판 자가항체에 의해 비장에서 혈소판 파괴 항진이 일어나 혈소판 수가 감소한다. 초기 증상으로 피부의 자반, 치은 출혈, 코피, 성기 출혈 등이 나타난다. 검사에서 혈소판 수의 현저한 감소, 출혈 시간 연장, 모세혈관 저항 감소, 혈병 퇴축 불량이 있다. PT(prothrombin time)와 APTT(activated partial thromboplastine time: 활성 부분 트롬보플라스틴 시간) 등 혈액응고검사에는 이상이 없다. 치료는 부신피질 스테로이드 투여이며, 긴급 시에는 혈소판 수혈이 필요하다. 예후는 비교적 양호하나, 혈소판 수가 3만/μL에서는 사망률이 증가한다.

② 약제 유발성 혈소판감소증(Drug induced thrombocytopenia)

헤파린 유발성 혈소판감소증과 항혈소판 항체 생산에 의한 혈소판감소증이 있다. 항혈소판 항체 생산에 의한 혈소판감소증은 각종 항생제, 설파제, 항경련제 등이 원인이며, 항혈소판 항체를 만들어 혈소판을 손상시켜 혈소판 수가 감소하므로 약제 사용에 주의가 필요하다.

(2) 혈액응고(Blood coagulation) 이상

혈액응고 이상으로 선천성 혈액응고이상증에는 혈우병 A, 혈우병 B, von Willebrand 병이 있다. 후천성으로는 비타민 K 결핍증이 있다.

① 혈우병(Hemophilia)

유전성 혈액응고 이상의 대표 질환이며, 성염색체 열성 유전한다. 혈우병 A는 혈액응고인자 제Ⅷ 인자, 혈우병 B는 제Ⅸ 인자의 결손 또는 활성 저하가 원인이다. 발생비는 A : B = 9 : 1, 남아 : 여아 = 99.5 : 0.5(%)로, 혈우병 A가 남아에 발병되는 것이 대부분이다. 유아기부터 관절 내나 근육 내 출혈과 피하 출혈 등의 출혈 경향이 있으며, 일단 지혈되었다가 재출혈되는 후출혈에 주의해야 한다(그림 7-12). APTT가 연장되나, PT, 혈소판 수, 출혈시간은 정상이다. 치료는 각각 부족한 제Ⅷ 인자, 제Ⅸ 인자 농축제제 보충요법이다.

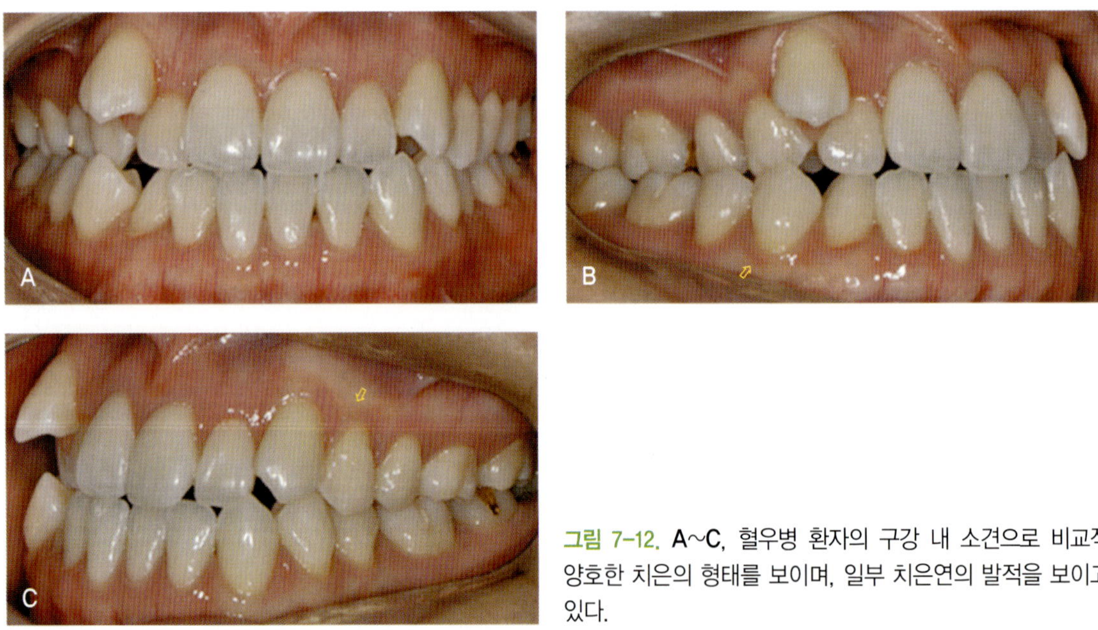

그림 7-12. A~C, 혈우병 환자의 구강 내 소견으로 비교적 양호한 치은의 형태를 보이며, 일부 치은연의 발적을 보이고 있다.

② von Willebrand 병

혈우병에 이어 발생 빈도가 높은 유전성 혈액응고 이상이다. 상염색체 유전성으로 남녀 모두에서 발병한다. von Willebrand 인자의 기능은 혈소판 점착능과 제4 인자의 안정화이다. 따라서 이 질환은 혈소판 기능이상증이며, 혈액응고이상증이기도 하다. 증상으로는 자반과 점막 및 피부의 표층부 출혈과 심부 조직의 출혈이다. 검사소견에서 혈소판 수는 정상이나, 출혈시간이 연장되고, APTT도 연장된다. 치료는 제 4 인자 농축제제의 보충이다.

③ 비타민 K 결핍증(Vitamin K-deficiency)

비타민 K의 K는 독일어의 Koagulation(응고)을 의미한다. 비타민 K 결핍에서는 비타민 K 의존성 응고인자가 활성화되지 않아 응고가 지연된다. 혈액응고 억제제인 와파린은 비타민 K 의존성 인자의 활성을 억제하여 혈액의 흐름을 좋게 하는 것이다. 따라서 관혈적 처치를 시행하기 전에 그 작용을 감소시킬 목적으로 비타민 K제를 투여한다.

(3) 혈관 이상

혈관의 이상에는 알레르기성 자반병(allergic purpura)이나 유전성 출혈성 말초혈관확장증(hereditary hemorrhagic telangiectasia; HHT)이 있다. 오슬러병(Osler's disease)이라고도 하며 자반과 출혈이 있고, 예후는 비교적 양호하다.

2) 담당의사에게 진료 의뢰와 치료 내용 확인

우선 출혈성 소인의 질환명과 상태를 파악할 필요가 있다. 검사 결과를 확인하여 치료 가능성 여부를 판단한다. 상태가 안정되어 있어도 국소마취 하에 외래에서 관혈적 처치가 가능할지 상의해 둔다. 치료 중이면 현재 상태, 투약 내용, 환자의 예후에 대해 파악한다. 적극적 치료를 시행하지 않아도 혈소판 수가 3×104/μL 이하이면 자연 출혈이 될 수 있어서 압박 지혈을 10분 이상 하여도 지혈이 어려우면 담당의사에게 연락하여 혈소판 수혈을 하도록 한다. 또한 γ-글로불린 대량요법, 메틸프레드니솔론 펄스요법 등이 필요한 때도 있다. 그 밖의 출혈성 소인도 치과의원에서 대처하기 어려운 경우가 많다. 이에 대비하여 환자 상태 확인과 아울러 담당의사와 면밀한 치료계획을 세울 필요가 있다. 특히 악화 가능성 및 예후에 대해 자세한 정보를 얻을 필요도 있다. 관혈적 처치가 가능한 상태에서도 주의사항이나 감염 대처에 대하여 미리 준비해 두어야 한다. 관해기에도 재발할 우려가 있으며, 구강 내 변화(출혈)가 있으면 즉시 연락하여 대처할 수 있도록 협진이 필요하다.

투약 내용은 질환과 상태에 따라 다르지만, 정맥 투여도 있다. 특발성 혈소판감소성 자반증이나 알레르기성 자반병에서는 부신피질호르몬의 경구 투여가 주된 치료법이다. 투여가 장기적으로 계속되면 턱뼈에 대한 영향을 방사선학적으로 검색해 둔다. 면역억제제 투여에서는 감염이 질환의 사인이 될 수 있으므로 처치 시 감염 예방이 중요하다. 그 외의 질환에서도 담당의사와 협진하여 약제의 부작용 및 병용의 주의점에 대해 알아두어야 한다.

3) 환자 상태 평가

출혈성 소인 환자의 치료를 위해 상태에 따른 진단 과정과 위험도의 검사 순서는 그림 7-13과 같다. 치료가 필요 없고, 완전 완화 또는 자연히 좋아지면 일반 환자처럼 위험이 낮고, 치료는 가능하다고 생각한다. 치료가 필요한 경우나 치료 중이거나, 출혈 경향이나 응고 이상 등의 검사 결과에 이상이 없으면 "중등도"의 위험이나, 검사 결과에 이상이 있어 생명에 위협이 되면 치료는 금기이다.

출혈성 소인의 초진 시 위험도 판단에는 그 질환이 지혈 기전의 어느 부분에 이상이 있는지 검사해보지 않으면 안 된다. 즉 임상증상(표 7-4), 지혈기능검사결과(표 7-5), 출혈 경향 진단(표 7-6)을 조사한다. 이것에 의해 출혈 경향이나 응고 이상이 있으면 관혈적 처치를 포함한 적극적 치료는 위험성이 높다고 판단한다. 질환이 판명되지 않은 경우에도 난치성 치은 출혈이 있으면 백혈병이나 ITP를 의심한다. 관혈적 처치나 발치 후 난치성 후출혈이 있어도 백혈병, ITP와 함께 혈우병 및 von Willebrand 병을 의심한다. 이러면 혈액내과에 진료 의뢰한다.

또 반복된 혈액제제 주사에 의한 C형 간염이나 후천성 면역부전증후군(acquired immune deficiency syndrome; AIDS) 등의 감염도 볼 수 있기 때문에 이에 대한 검사도 필요하다.

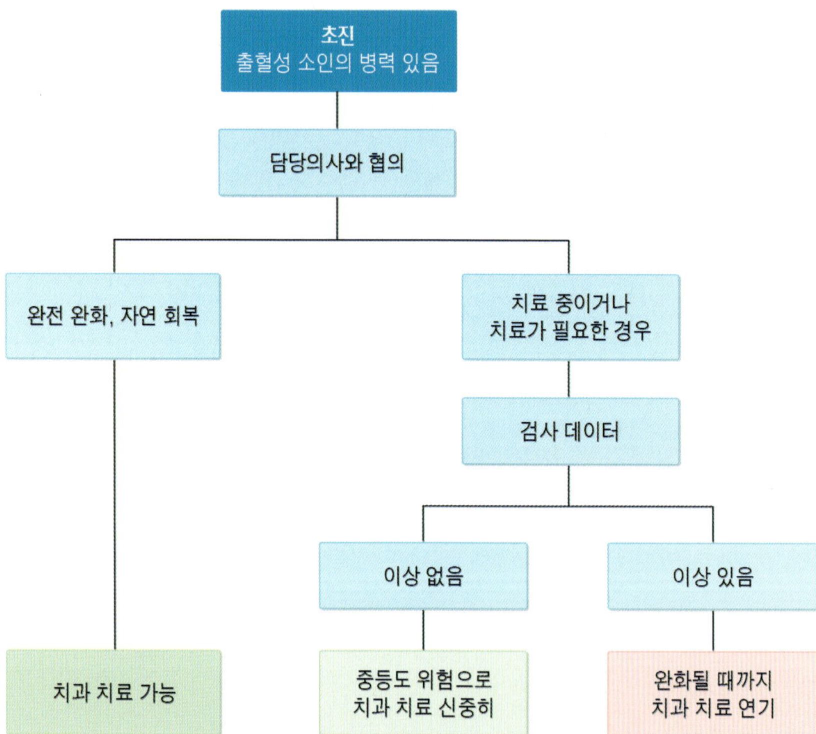

그림 7-13. 초진 시 출혈성 소인 환자의 위험도 검사를 위한 순서.

표 7-4. 출혈성 소인 환자의 부위별 임상증상

부위	임상증상
피부	점상 출혈(petechia): 5mm 이하의 자반
	자반(purpura): 5~10mm의 자반
	반상 출혈(ecchymosis): 10mm 이상의 자반
구강 점막	점상 출혈 또는 혈종
치은	점상 출혈 또는 혈종
호흡기계	비출혈, 폐출혈(pulmonary hemorrhage)
소화기계	하혈(melena), 토혈(hematemesis)
비뇨기계	혈뇨(hematuria)
생식기계	월경과다
운동기계	관절 내 출혈, 근육 내 출혈
신경계	만성 경막하출혈(chronic subdural hemorrhage), 뇌출혈(cerebral hemorrhage)

표 7-5. 지혈기능검사와 기준치

항목	기준치
1. **혈소판계**(platelet system)	
혈소판 수(Plt)	2.5만/μL
출혈시간(BT): Duke법	5분 이내
모세혈관 저항시험: Rumple-Leeds법	9개 이내(점상 출혈 개수)
von Willebrand 인자(vWF) 활성	70~150%
2. **응고계**(coagulation system)	
프로트롬빈 시간(PT)	10.5~13.5초
PT-INR	0.85~1.15
활성화 부분 트롬보플라스틴 시간(APTT)	25.5~36.5초
제VIII 인자 활성	70~150%
vWF 활성	70~150%
3. **섬유소 용해계**(fibrinolysis system)	
피브린 분해산물(FDP)계	5.0ug/mL 이하
FDP-D Dimer	150ng/mL 이하
α2-플라스민 억제제(α2-PI)	80~120%

표 7-6. 출혈 경향의 진단

혈소판 수	BT	APTT	PT	생각할 수 있는 질환
감소	연장	정상	정상	혈소판감소증, ITP, 약물 등
정상 또는 증가	연장	정상	정상	혈소판 기능 이상, 혈소판무력증, 약물
정상	연장	연장	정상	von Willebrand 병
정상	정상	연장	정상	내인계 응고 이상, 혈우병 A, 혈우병 B
정상	정상	연장	연장	내인 및 외인계 공통응고인자 이상, 간질환, 비타민 K 결핍증
정상	정상	정상	연장	외인계 응고인자 이상
정상	정상	정상	정상	혈관계 이상, 유전성 출혈성 말초혈관확장증(오슬러병), 괴혈병
감소	연장	연장	연장	혈소판 및 응고 이상, 광범성 산재성 혈관 내 응고(disseminated intravascular coagulation; DIC)

4) 치료계획

(1) 치과 치료의 가능성

치과 치료 중 발치나 임플란트 치료 등은 관혈적 처치가 포함된 치료이므로 출혈 경향 및 응고 이상이 있으면 치료를 하지 말아야 한다. 출혈성 소인에 대한 치료가 효과적이어서 완전히 완화된 경우나 알레르기성 자반병처럼 자연 완쾌된 경우에는 치료할 수 있다고 생각할 수 있으나, 일반 치과 치료에도 지혈 상태가 나쁘고, 제Ⅷ 인자나 제Ⅸ 인자 농축제제 보충요법이 필요한 경우는 고위험군이라고 생각하여 치료하지 말아야 한다.

또한 치료 시 부신피질 스테로이드를 장기간 투여한 때도 있어서 턱뼈에 영향을 줄 수 있으므로 이 경우에도 치과 수술은 금지해야 한다.

(2) 치과 치료 시 위험도

임플란트 등 치과 치료는 출혈성 소인이 있으며, 지혈기능검사결과에 출혈 경향 또는 응고 기능 이상이 있는 환자는 위험도가 높다고 생각할 수 있다.

일반 치과 치료에도 출혈이 있으면 장시간의 압박 지혈이 필요하며, 지혈이 어렵거나 발치 등의 관혈적 처치를 시행한 경우에는 입원하여 전신관리를 시행하고, 때에 따라서는 응고인자 농축제제의 치료 전, 후 투여가 필요하다. 따라서 출혈성 소인의 병력이 있으며, 검사 결과에서 지혈 기능 이상으로 진단된 증례는 임플란트 치료를 시행할 때 적어도 입원 시설이 있고, 응고인자 농축제제 투여나 그 외의 지혈 처치가 가능한 병원에서 시행해야 한다.

5) 증례 연구

증례 7-5 62세 여성, 임플란트 치료 상담을 위해 내원

초진 소견에서 상악 좌우측 제1대구치 결손(#16, 26)이 있었다(그림 7-14).

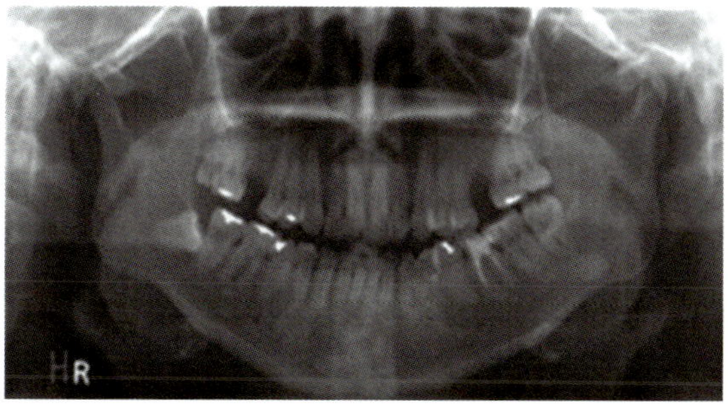

그림 7-14. #16, 26의 결손.

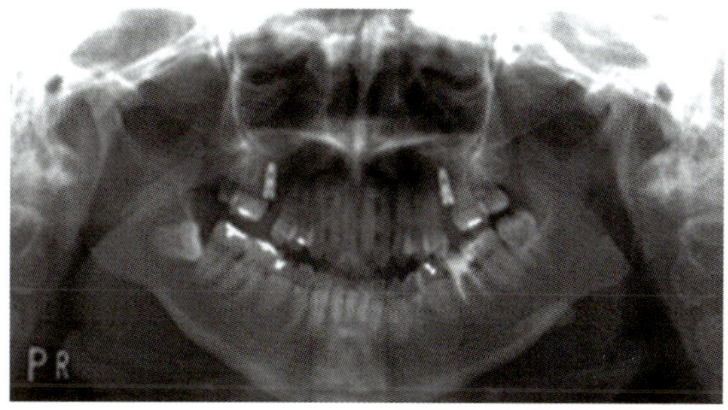

그림 7-15. #16, 26 부위에 임플란트 고정체 식립.

병력에 혈소판무력증(Glanzmann's thrombasthenia)이 있었으며 혈소판 수치는 정상이나 기능저하로 출혈 경향이 있는 질환으로 확인되어 종양혈액내과에 의뢰하여 다음과 같은 회신을 받았다.

"혈소판무력증으로 점막 출혈이 쉽게 일어나거나 자연 지혈이 안 되는 문제가 있음. 출혈이 예상되는 시술을 할 예정이면 중증 혈소판감소증에 준하여 혈소판 수혈이 필요함. Platelet pheresis(환자의 혈액에서 혈소판을 분리 제거한 후 다시 주입하는 방법) 최소 2 unit 이상 수혈이 필요할 것으로 사료되며, 지속적 출혈 감시를 요함."

입원하여 Platelet pheresis 2 unit 수혈 및 PT-INR 검사 후 국소마취 하에 #16, 26 부위에 임플란트 고정체를 식립하였다(그림 7-15). 거즈를 단단히 물도록 하여 지혈되는 것을 확인 후 귀가하도록 하여 좋은 결과를 얻었다.

이 증례는 혈소판무력증에 의한 출혈 경향이 있었으며, 관혈적 치료 전 수혈 및 PT-INR 검사를 시행하고, 임플란트 고정체를 식립하였으며, 수술 후 지혈을 확인하여 문제없이 치료되었다.

증례 7-6 20세 남성, 악교정 수술 상담을 위해 내원

초진 소견에서 중안면 부위 함몰과 하악골 전돌이 있었으며, 하악 우측 제3대구치(#48)가 매복되어 있었다(그림 7-16). 촉진 시 통증이 있었으며 주변 잇몸의 부종과 발적이 있었다. 우측 악하부에 림프절병증이 있었다.

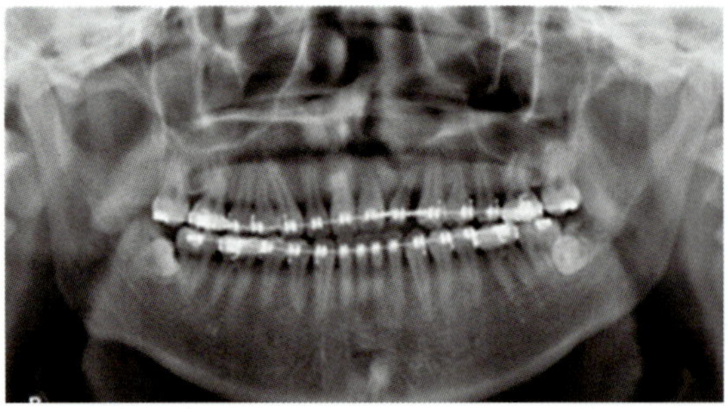

그림 7-16. 수술 전 파노라마 방사선소견.

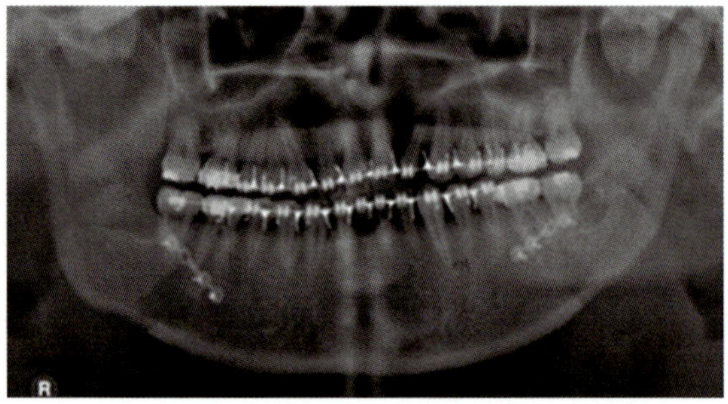

그림 7-17. 수술 후 파노라마 방사선소견.

병력에 혈우병 A(factor Ⅷ)가 있어 담당의사에게 의뢰하였다. 수년간 출혈 증상 없이 지내고 있으며, FVIII 38%, vWFAg 84%, cWF: RiCof(platelet ristocetin cofactor) 69%이므로 수술 시 투여할 응고인자로 vWF가 필요할 수 있다는 회신이었다. 장시간 걸리는 수술이고 출혈이 많을 가능성이 있으면 수술 전에 Ⅷ 응고인자 수치를 80~100%까지 올리도록 권고하고 있다.

전신마취 하에 하악 양측 시상분할골절단술(B-SSRO) 및 좌우측 하악 제3대구치(#38, 48)를 발치하기로 하였다. 2개월 후 악교정술을 시행하였고(그림 7-17), 7일간 시프록사신, 잘토프로펜을 처방하였다.

이 증례는 담당의사에게 의뢰하여 지혈이 어려웠던 하악골에서 양측 시상분할골절단술을 성공적으로 시행할 수 있었다.

6) 전문의 의견

출혈 경향의 원인은 다양하며 병력에 의해 상태를 파악할 수 있다. 일상생활에 지장이 없고, 진찰 소견에서 출혈반이 없으면 안정된 상태라고 볼 수 있으나 관혈적 처치 전에 지혈검사의 확인과 출혈성 질환에 따른 대책을 마련해 둔다. 출혈성 소인이 있는 환자가 치과 치료를 위해 병원을 방문하였다가 출혈성 질환이 있다고 하면 많은 병원에서 무조건 치료를 거부당해 치료에 어려움이 있다고 호소하는 때도 있다. 증세가 가벼우면 담당의사의 소견을 참고하여 치료함으로써 환자의 만족도를 높여줄 필요가 있다. 출혈성 소인 환자에서 치과 치료의 일반적 원칙은 다음과 같다.

1. 발치 등의 관혈적 치료는 최소한이 되도록 진료계획을 세운다.
2. 치료 시 기구 등에 의한 물리적 손상을 주지 않도록 주의한다. 작은 상처에도 과도한 출혈을 일으키기 쉽다. 이 경우 지혈 치료는 치조골이나 치은에는 보호막과 surgical pack을 병용하고, 점막(입술, 볼, 혀, 연구개 등)은 봉합 치료를 한다.
3. 지혈 후 응고인자 보충요법이 필요한 경우에 보충요법에만 의존하여 국소치료를 소홀히 해서는 안 된다.
4. 보존치료(발수, 치수 절단, 치수 폴립 제거 등)에서는 국소지혈이 보통이며, 응고인자 보충요법이 반드시 필요하지는 않다.
5. 가능하면 혈관수축제를 첨가한 침윤마취제를 사용하며, 특히 주사침은 27~30G로 가는 주사침이 적

당하다. 출혈 소인이 심한 환자는 근육주사나 피하주사로 커다란 혈종을 초래할 수 있어서 위험하므로 원칙적으로 금기이다.

6. 발치 시 겸자를 이용하고 발치기자의 사용은 피한다.
7. 치관 장착 시 치관연은 치은연 위에 둔다.

■ 와파린을 사용하고 있는 사람에서 긴급 수술이 필요할 때 출혈의 대책

와파린(warfarin)은 비타민 K 의존성 혈액응고인자의 생산을 억제하여 효과를 나타낸다. 심방세동에서 색전 예방, 인공판막치환술 후, 심부정맥혈전증 치료 등에서 항응고제로 사용되고 있다. 와파린은 임상적으로 매우 중요한 위치를 차지하고 있으나, 식품, 약제, 환자의 전신상태 등에 따라 크게 영향을 받는다. 때로 출혈성 합병증이 동반되거나 극단적으로 PT-INR(정상: 0.8~12.0초)이 연장되므로 비타민 K로 와파린 작용을 억제하는 방법을 알고 있어야 한다.

비타민 K 투여 방법에는 경구 투여·피하주사·정맥주사의 3가지가 있다. 과거 보고에 의하면 피하주사는 길항작용 출현까지 시간이나 효과가 불충분하다는 결과가 많다. 또 경구 투여나 정맥주사가 유효하며, 그 효과가 거의 같다는 보고도 있다. 경구와 정맥주사를 선택할 때 보다 빠른 효과를 기대하는 상황, 즉 급속히 진행되는 출혈성 합병증이 있거나 수술 전 등에서 일시적으로 조기에 와파린 작용을 차단해야 할 상황에서는 정맥주사를 하고, 경구 섭취가 가능하고 출혈성 합병증이 없거나 가벼워 시간적 여유가 있으면 경구 섭취가 바람직하다.

INR(International Normalized Ratio: 국제 정상화 비율) 연장에 대한 구체적 대처는 표 7-7과 같으며, 투여량은 어떤 상황에 비타민 K를 투여하는가에 따라 결정된다. 단순히 INR이 연장되어 치료 범위 정도까지 개선을 목적으로 하면 경구로 1.0~10mg 정도를 투여한다. INR이 연장되고, 출혈이 동반되어 충분한 작용 억제가 필요한 경우에는 정맥주사로 10mg 정도를 투여한다.

외과 수술에서 와파린 작용을 일시적으로 억제할 경우 와파린을 중지하고 비타민 K 0.5~1.0mg을 정맥주사한다. 고용량 투여로 조기에 충분히 억제되지만, 와파린을 다시 투여하여 치료 범위에 도달하기까지 시간이 걸릴 수 있다.

긴급히 대처하지 않으면 안 되는 출혈에는 와파린을 중지하고 비타민 K 10mg를 천천히 정맥주사한다. 작용이 억제될 때까지 시간이 걸리므로 FFP(fresh frozen plasma: 신선 동결 혈장)를 추가 투여하여 혈액응고인자를 보충한다.

표 7-7. INR 연장에 대한 구체적 대책

INR	출혈 유무	대책
치료 범위~5.0	없음	와파린 감량 또는 1회분 중지
5.0~9.0	없음	1회 또는 2회 와파린 중지, INR 추적
9.0 이상	없음	와파린 중지, 경구 비타민 K 5~10mg 투여, INR 추적
INR치와 관계없이	중증 출혈	와파린 중지, 비타민 K 10mg 정맥주사, FFP, 프로트롬빈 제제 등의 고려

참고문헌

1. 대한치과마취과학회 역: 치과진료실에서의 응급처치 6판. 대한나래출판사, 2009.(Malamed SF: Medical Emergency in the Dental Office. Mosby, New York, 2007.)
2. 대한구강악안면외과학회 편찬: 구강악안면외과학 교과서 3판. 의치학사, 2013.
3. 대한치과마취과학회 역: 치과국소마취과학 6판. 대한나래출판사, 2014.(Malamed SF: Handbook of Local Anesthesia. Mosby, New York, 2013.)
4. 김영설(역): 내과의 불편한 진실. 군자출판사, 2014
5. 정진우, 등: 전신질환 환자의 치과치료 8판. 대한나래출판사, 2015.(Little JW, Falace DA, Miller CS, Rhodus NL: Dental Management of the Medically Compromised Patient. Elsevier, 2013.)
6. 高北義彦, 大曾根洋: 全身疾患を有する患者の対処法. 日本歯科評論社, 1996.
7. 永原國央, 等: 歯科インプラント治療のリスク度チェクとその對応. クインテッセンス, 2012.
8. Wahl M: Dental sugery in anticoagulated patients, Arch Intern Med 158:1610-1616, 1998.
9. Wahl MJ: Myths of dental surgery in patinets receiving anticoagulant therapy, J Am Dent Assoc 131:77-81, 2000.
10. Ansell J, et al: Managing oral anticoagulant therapy, Chest 119(1 Suppl):22S-38S, 2001.
11. Akopov S: Withdrawal of warfarin prior to a surgical procedure: time to follow the guidelines? Cerebrovasc Dis 19:337-342, 2005.
12. Gornitsky M, Hammouda W, Rosen H : Rehabilitation of a hemophiliac with implants: a medical perspective and case report. J. Oral Maxillofac Surg 63:592-597, 2005.
13. McVey JH: Coagulation factors. In Young NS, Gerson SL, High KA, editors: Clinical gematology, St. Louis, Mosby, pp 103-123, 2006.
14. Debby H, Hom-Lay W: Medical contraindications to implant therapy: Part I: absolute contraindications. Implant Dentistry 15(4):353-360, 2006.
15. Scully C, Hobkirk J, Dios PD: Dental endosseous implants in the medically compromised patient. J. Oral Rehabilitation 34(8):590-599, 2007.
16. Weitz JI: New oral anticoagulants in development, Thromb Haemost 103:62-70, 2009.

08 알레르기 및 류마티스질환

1 아토피 피부염과 치과 치료

1) 질환의 특성

아토피는 알레르기를 일으키기 쉬운 체질을 말한다. 아토피 피부염(atopic dermatitis)은 악화와 완화를 반복하는 가려운 습진을 주 병변으로 하는 질환이며, 환자의 대부분은 아토피 소인이 있다. 아토피 소인이란 가족력과 환자의 과거 병력에 기관지 천식, 알레르기성 비염, 결막염, 아토피 피부염 등이 있으며, IgE 항체 양성, 혈청 총 IgE 항체 증가 등이 있다. 즉 아토피 피부염은 알레르기 체질인 사람에게 생긴 가려운 만성 습진이다. 아토피 피부염 환자의 피부는 방어 기능이 저하되어 건조해지기 쉽고, 이를 통해 세균이나 항원이 침입하기 쉬워져 증상이 악화된다.

가장 중요한 증상은 가려움이다. 가려움은 발작성으로 심하게 나타나며, 긁으면 피진이 악화하여 가려움이 더 심해져 다시 긁게 되는 악순환을 반복한다.

피진은 습진성 병변이며, 급성 병변은 홍반, 구진 또는 장액성 구진을 보이고, 가피를 만든다. 만성 병변은 피부가 두껍고 딱딱해지며, 굳은 소양진을 만든다. 피진은 좌우 대칭으로 형성되어 앞이마, 눈꺼풀, 입 주위, 전신 관절 주위, 등이나 복부에 나타난다. 유아기에 머리나 얼굴에서 시작되어 몸통과 사지로 확대되며, 사춘기나 성인기에는 상반신(얼굴, 손, 가슴 등)에 피진이 심하게 나타나는 경향이 있다. 증상 정도에 따라 아토피 피부염의 중증도를 정한다(표 8-1). 검사소견에서 혈중 IgE 상승이나 호산구 증가가 환자의 약 80%에서 나타난다.

표 8-1. 아토피 피부염의 중증도

중증도	특징
경증	면적의 크기에 관계없이 가벼운 피진*이 있다.
중등도	심한 염증과 피진**이 체표 면적의 10% 미만이다.
중증	심한 염증과 피진이 체표 면적의 10% 이상, 30% 미만이다.
최고	중증 심한 염증과 함께 피진이 체표 면적의 30% 이상이다.

* 경증 피진: 경도의 홍반, 건조
** 심한 염증과 피진: 홍반, 구진, 미란, 침윤, 태선화 등의 병변

합병증으로 백내장(cataract), 망막박리(retina detachment) 등이 나타날 수 있다. 원인은 명확하지 않지만, 얼굴 피진이 심한 환자에서 피부를 긁을 때 안구의 기계적 압박으로 생각된다. 이런 합병증이 있으면 임플란트 치료는 연기한다.

성인의 중증 아토피 피부염에서는 인간관계, 바쁜 업무, 진로 갈등, 자립 불안 등의 심리적 및 사회적 스트레스가 관여하여 긁는 행동이 심해져 피진이 악화하는 때도 적지 않다. 이러면 정신과 치료를 병행한다.

2) 담당의사에게 진료 의뢰와 치료 내용 확인

담당의사에게 아토피 피부염 중증도, 지금까지 치료경과, 사용 약제, 합병증 유무, 다른 알레르기질환 동반 여부, 정신적 스트레스 등이 있는지 확인한다.

치과 치료는 정신적 스트레스가 될 수 있기 때문에 정신과 의사와의 협진도 필요할 수 있다.

아토피 피부염의 항원비교검사를 위해 scratch 피부검사를 할 수 있다. 피부에 가벼운 상처를 내고 항원으로 생각되는 물질을 떨어뜨려 변화를 확인하며, 발적, 습진 등이 나타나면 그 물질을 항원으로 생각할 수 있다. 패치검사는 항원을 피부에 붙이고 48~72시간 후 피부 발적 여부를 확인한다. 혈액검사에서 호산구 수와 IgE가 상승한다. 이와 같은 검사는 아토피 피부염의 원인이 되는 특정한 항원을 알고 있을 때 가능하다.

스테로이드 외용제의 부작용에 대한 잘못된 정보로 많은 환자가 오해하고 있으며, 임의로 치료를 중단하여 증상 악화나 치료가 안 되는 경우가 많다. 스테로이드 외용제에 의해 부신 기능 억제가 일어날 수 있는 1일 용량은 단순 도포는 20g 이상이다. 다시 말해서 10g 연고 2개를 하루에 바르는 용량이며, 이것은 일상적으로 계속 사용하는 양을 크게 넘는 수치이다. 따라서 스테로이드 외용제는 적절히 사용하면 부신 부전, 당뇨병, 둥근 얼굴 같은 내복약에서 볼 수 있는 전신 부작용은 일어나지 않는다.

3) 환자 상태 평가

아토피 소인을 가진 환자는 천식 등 다른 알레르기질환을 동반하기 쉬우므로 다른 알레르기에 대한 자세한 정보 수집이 필요하다. 환자의 과거력은 물론 가족력에서 기관지 천식, 알레르기성 비염, 아토피 피부염 등 알레르기질환 유무를 확인한다.

4) 치료계획

(1) 치과 치료의 가능성

아토피 피부염 환자의 대부분은 치과 치료에 위험성이 거의 없다. 그러나 아토피의 본질이 알레르기이므로 약물 알레르기나 금속 알레르기에 주의해야 한다. 의심스러운 소견이 있으면 약물 알레르기를 확인하기 위해 피부검사를 하고, 금속 알레르기를 위해 패치검사를 한다. DLST(drug lymphocyte stimulation test: 약제림프구 자극검사)를 고려해야 할 경우도 있다.

(2) 치과 치료 시 위험도

위험도는 경증에서부터 치과 치료 금기까지 다양하게 나뉜다. 스테로이드 제제를 복용하고 있는 경우 당연히 중증도가 높아서 치과 치료를 연기하는 것이 좋다. 아토피 소인이 있는 사람은 약물 알레르기 위험성이 있어 치과 치료 시 약물 사용에 주의하여야 한다. 백내장 등의 합병증이 의심되는 환자는 그것을 먼저 치료하고, 치과 치료는 연기한다(그림 8-1).

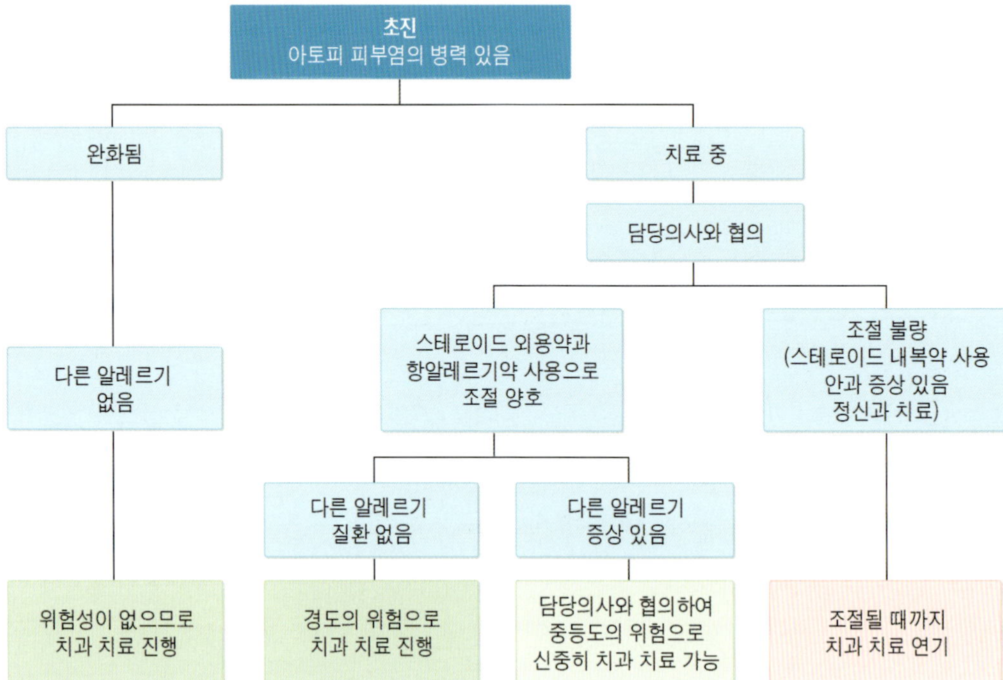

그림 8-1. 초진 시 아토피 피부염 환자의 위험도 검사를 위한 순서.

5) 증례 연구

증례 8-1 35세 여성, 보철치료 후 치은 염증과 입술 발진

병력에 아토피 피부염(atopic dermatitis)이 있었으며, 상악 좌측 제2대구치(#27) 부위의 근관치료 및 보철치료 후 한 달 이상 지속된 치은 염증 및 입술 부위 발진이 있었다. #27 치아의 동요로 발치 후(그림 8-2) 발진과 염증이 소실되었다. 패치검사에서 니켈 및 팔라듐에 양성 반응을 나타냈으며, 임플란트 치료를 계획 중이다.

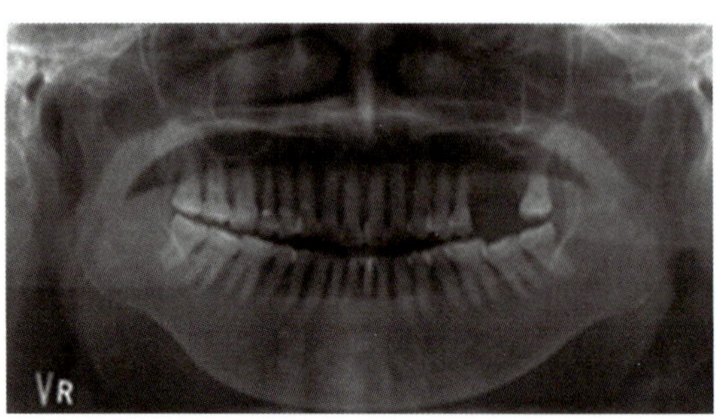

그림 8-2. #27의 동요로 치아 발치.

6) 전문의 의견

아토피 피부염은 알레르기 질환이지만 기후 변화나 스트레스 증가와 같은 환경적 요인에 의해 많이 증가하고 있다. 이런 아토피 치료의 원칙은 강력한 소염작용이 있는 스테로이드 연고와 피부 보습제의 꾸준한 도포 및 증세 악화 시 면역 기능을 조절하는 경구 약제의 복용이다. 피부세포의 순환 사이클이 다른 조직 세포에서 더욱 빨라 피부의 손상이 신속히 회복되지만, 아토피 피부염에서 일단 피부 증상이 나타나면 그 배경에는 장기간에 걸친 피부의 면역반응이 있었던 결과이다. 따라서 며칠간의 치료로 피부의 면역반응이 쉽게 소실되지 않으며 피부가 정상화되기까지 장기간의 치료가 필요하다. 아토피 피부염도 다른 만성 질환처럼 장기적인 대책으로 치료해야 한다. 한두 번 연고를 바르고 낫기를 바라거나 약 한 봉으로 피부의 면역반응이 좋아질 수 없다.

그러나 환자의 생각은 그렇지 않으며, 한 병원에서 반응이 없으면 다른 병원을 찾고, 이 약을 쓰다가 저 약을 쓰는 등 우왕좌왕하면서 상태가 나빠진다. 여기에 매스컴이나 다른 사람의 조언이 끼어든다. 부작용이 심한 스테로이드를 쓰면 안 된다든지, 면역조절제 같은 위험한 약을 쓰느냐고 하면서 자신이 대가인 듯이 함부로 하는 말에 솔깃하여 잘 되던 치료를 중단하여 상태를 악화시키는 경우가 있다. 아토피 피부염은 이처럼 오랜 세월에 걸친 역사를 가진 환자가 많다.

이런 환자가 치과 치료의 스트레스나 투약으로 악화될 수 있지만, 기존 치료를 꾸준히 하도록 권고해주고, 병원의 처방을 잘 지켜 상태가 좋아지면 같이 기뻐하고 칭찬해주면 치과 치료에 의한 아토피 피부염 악화는 없을 것이다. 치과 치료를 계기로 자신의 병을 돌아보고 상태를 호전시킬 수 있는 의사와 환자의 관계를 만들면 치과 치료도 성공적일 것이다.

참고문헌

1. 대한구강악안면외과학회 편찬: 구강악안면외과학 교과서 3판. 의치학사, 2013.
2. 정진우, 등: 전신질환 환자의 치과치료 8판. 대한나래출판사, 2015.(Little JW, Falace DA, Miller CS, Rhodus NL: Dental Management of the Medically Compromised Patient. Elsevier, 2013.)
3. 永原國央, 等: 歯科インプラント治療のリスク度チェクとその對応. クインテッセンス, 2012.
4. Lamoreux MR, Sternbach MR, Hsu WT: Erythema multiforme, Am Fam Physician 74:1883-1888, 2006.
5. Femiano F, et al: Guidelines for diagnosis and management of aphthous stomatitis, Pediatr Infect Dis J 26:728-732, 2007.
6. Chattopadhyay A, Shetty KV: Recurrent aphthous stomatitis, Otolaryngol Clin North Am 44:79-88, 2011.

2 금속 알레르기와 치과 치료

1) 질환의 특성

어떤 금속(금속 이온)과 접촉하여 일어난 알레르기 반응(과민한 염증 반응)이며, 여러 가지 증상이 나타난다. 구강 증상으로 구내염, 설염, 알레르기성 의치성 구내염, 편평태선 등이 있다. 입술에는 입술염(cheilitis), 입 주위 피부염, 육아종성 입술염(granulomatous cheilitis), 전신적으로는 손바닥농피증(pyoderma), 땀샘 습진(eczema), 화폐모양 습진, 피부의 편평태선(lichen planus) 등이 생긴다.

검사방법으로 많이 이용하는 것은 패치검사이다. 패치검사 세트가 시판되고 있으며, TiCl4, TiO2가 포함된 것이 있다. 금속에 대한 알레르기검사를 시행하여 금속 알레르기 진단이 가능하며, 티타늄 금속에 대한 알레르기의 위험성을 추측한다.

2) 담당의사에게 진료 의뢰와 치료 내용 확인

금속 알레르기로 피부과 진료를 받은 병력이 있는지 조사한다. 당시의 증상(발진 발생 부위, 발생 상황 등)을 통해 금속 알레르기를 확인하며, 발생원인 금속을 확인하였는지 조사한다. 치과용 금속에 대한 금속 알레르기가 발생하여 구강 내 충전물, 치관 수복물 등을 제거한 병력이 있으며, 중증이면 티탄, 티탄 합금을 이용한 치과 치료는 하지 않는다.

금속 알레르기를 포함하여 알레르기질환에는 항히스타민제, 부신피질 스테로이드, 면역억제제 등의 내복약, 외용약이 사용된다(표 8-2). 문제가 될 수 있는 것은 장기적으로 내복약을 복용하면 부작용이 있을 수 있다.

표 8-2. 금속 알레르기 치료에 사용하는 약제와 부작용

약제	장기 투여에 의한 부작용
항히스타민제	진정, 수면작용, 집중력 및 주의력 장애 등
부신피질 스테로이드제	쉽게 감염됨, 창상 치유의 지연, 칼슘대사 이상, 당대사 이상, 지방 축적, 전해질대사 이상, 부신피질 위축, 위산 분비 항진, 소화성 궤양의 악화 등
면역억제제	소화기 증상, 점막염, 골수 억제, 간 장애, 신장 장애, 쉽게 감염됨, 심독성, 치은 비후 등

3) 환자 상태 평가

금속 알레르기 병력에 대해 목걸이, 반지, 귀고리, 피어스 등에 이상이 없었는지 묻는다. 또 구강 내 충전물(아말감, 크라운, 브리지, 의치 등)이 있는지 조사한다. 장신구에 알레르기가 없고, 구강 내 충전물,

보철물에 이상이 없으면 문제가 없다고 생각한다.

그러나 장신구에 이상이 있으면서 구강 내에 충전물, 보철물이 없다면 티타늄 금속에 대한 알레르기 가능성을 검사하기 위해 패치검사를 시행한다.

4) 치료계획

(1) 치과 치료의 가능성

치과 치료에 사용하는 금속은 티탄 또는 티탄 합금으로, 일반적으로 알레르기 반응을 일으키지 않는 금속이나, 금속 알레르기 병력이 있는 환자에서는 티탄, 티탄 합금에 대한 알레르기 반응 위험이 없다고 할 수 없다. 수술 전 패치검사에서 티탄(TiCl4, TiO2)에 양성 반응이면 치과 치료 금기라고 생각한다(그림 8-3).

금속 알레르기를 확인하지 않고 수술을 시행하여 2~3일 후(지연되는 경우는 수년 후)에 손바닥농피증이나 다른 부위에 습진이 발생하거나 구강 점막에 편평태선이 나타나면 패치검사를 시행하여 확인하거나 림프구 자극시험(말초 혈액에서 분리한 림프구에 알레르기를 작용시켜 3H-티미딘 유입을 측정한다)을 시행하여 양성이면 보철물을 제거한다.

금속 알레르기 환자용으로 세라믹 이식 시스템이 발매되고 있으므로, 이것의 이용을 고려한다.

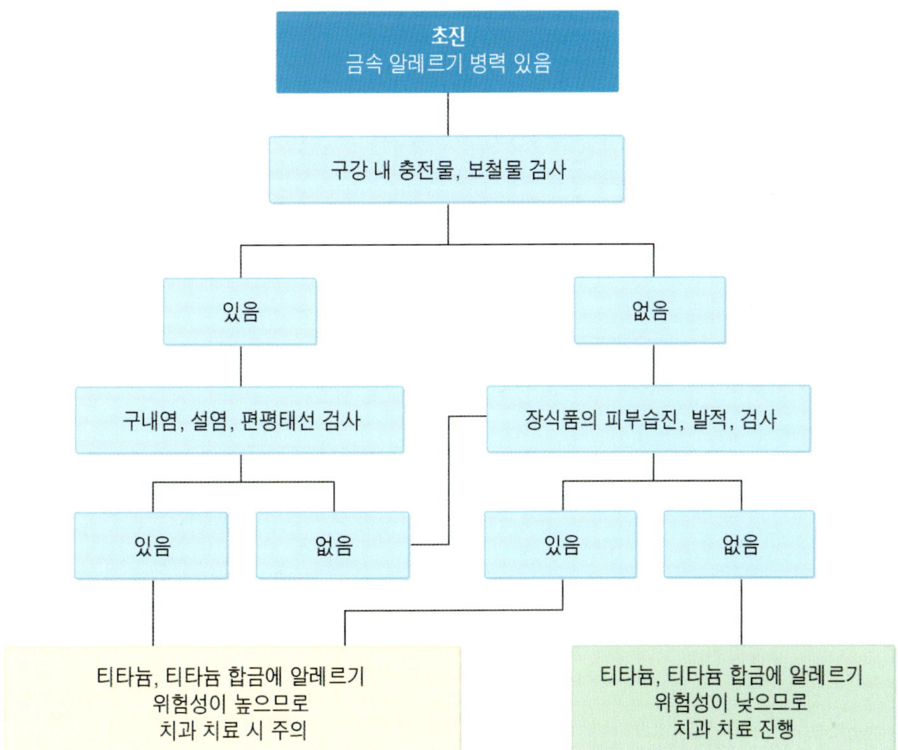

그림 8-3. 초진 시 금속 알레르기 환자의 위험도 검사를 위한 순서.

(2) 치과 치료 시 위험도

금속 알레르기 병력이 있으면 "중등도 이상"의 위험으로 인식한다. 티탄이나 티탄 합금에 대한 알레르기가 확인되면 티탄 치료는 금기이다. 금속 알레르기 병력이 있으면 패치검사나 림프구 자극시험을 시행하여 티탄, 티탄 합금에 대한 알레르기를 확인한다.

티탄, 티탄 합금에 대한 알레르기가 확인되면 금속이 사용되는 치료는 단념하고, 세라믹제를 이용한 치과 치료를 검토한다.

5) 증례 연구

증례 8-2 장신구 알레르기가 있는 환자에서 임플란트 치료

이 증례는 수년 전 장신구에 의한 피부 발진 등으로 진료받은 병력이 있어 금속 알레르기 판정을 받은 환자였으며, 구강 내에 다수의 치과용 합금을 이용한 보철물이 있었다(그림 8-4). 초진 소견에서 보철물 주변에 발적 등의 이상 소견이 없어 티탄을 이용한 임플란트를 식립하였고, 특이 소견은 없었다.

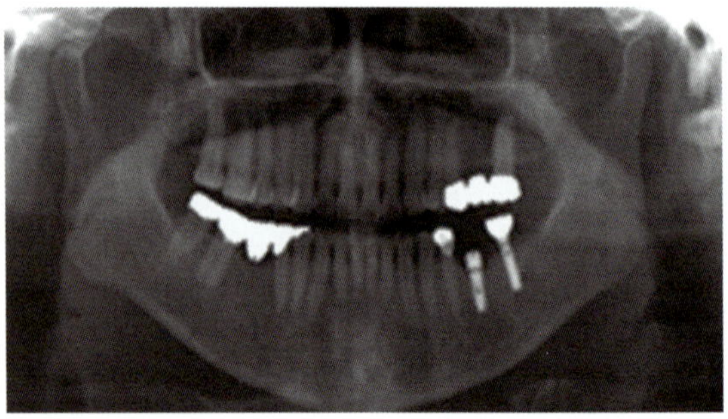

그림 8-4. 구강 내 다수의 치과용 합금을 이용한 보철물 관찰.

6) 전문의 의견

금속 알레르기의 확진은 쉽지 않다. 병력으로 확인하기는 힘들며 패치검사에서 위양성과 위음성이 많다. 금속 알레르기는 페니실린 알레르기 같이 즉시 반응형이 아니고, 일단 알레르겐이 노출되고 다시 알레르겐에 재차 노출되어 발생하는 것이 대부분이다. 따라서 과거에 금속 알레르기가 있었거나 금속을 몸에 부착하여 알레르기 반응이 있었던 사람에서 같은 금속에 다시 노출되면 상당한 시간이 지나 나타나는 경우가 대부분이다. 따라서 금속 장치를 부착하고 즉시 알레르기 반응이 나타나면 금속 알레르기보다는 약제에 대한 반응이나 염증 증상의 하나일 가능성이 있다. 과거 장식품이나 다른 물질에 의해 알레르기가 있던 환자에게 알레르기가 나오는지 계속 물어보면 환자는 알레르기와 관계없는 증상도 모두 알레르기로 생각하게 된다. 금속 장치물 치료 후 진료 시 장치부의 발적, 부종 등의 상태 관찰이 중요하며, 검사할 수 있으면 혈청 면역글로불린(IgE)이나 말초 혈액의 호산구를 측정하여 알레르기 상태를 파악한다.

참고문헌

1. 대한구강악안면외과학회 편찬: 구강악안면외과학 교과서 3판. 의치학사, 2013.
2. 정진우, 등: 전신질환 환자의 치과치료 8판. 대한나래출판사, 2015.(Little JW, Falace DA, Miller CS, Rhodus NL: Dental Management of the Medically Compromised Patient. Elsevier, 2013.)
3. 永原國央, 等: 歯科インプラント治療のリスク度チェクとその對応. クインテッセンス, 2012.
4. Hosoki M, et al: Allergic reactions caused by dental restorative products, SADJ 57:372-375, 2002.
5. Pretorius E: Allergic reactions caused by dental restorative products, SADJ 57:372-375, 2002.
6. Kalimo K, Mattila L, Kautiainen H: Nickel allergy and orthodontic treatment, J Eur Acad Dermatol Venereol 18:543-545, 2004.
7. Gawkrodger DJ: Investigation of reactions to dental materials, Br J Dermatol 153:479-485, 2005.
8. Hamann CP, DePaola LG, Rodgers PA: Occupation related allergies in dentistry, J Am Dent Assoc 136:500-510, 2005.
9. Basko-Plluska JL, Thyssen JP, Schalock PC: Cutaneous and systemic hypersensitivity reactions to metallic implants. Dermatitis 22(2):65-79, 2011.

3 약물 알레르기와 치과 치료

1) 질환의 특성

약물에 의한 유해반응 중에서 체내에 들어온 약물 또는 그 대사산물을 항원으로 특이 항체 또는 감작 림프구가 만들어져 일어난 반응을 약물 알레르기라고 한다. 임상적으로 일반 용량으로 예측 불가능한 증상이 나온 경우, 즉 면역기전이 관여하지 않는다고 생각되는 증례도 약물 알레르기(drug allergy)라고 부른다.

약물 대부분은 저분자이며, 생체 내 단백과 결합하여 합텐(hapten)이 되어 항원성을 획득한다. 약물 알레르기의 발생 빈도는 3~7% 정도이다. 이 질환은 어린이와 고령자에서는 적고 또 경증이다. 전신성 루푸스나 류마티스 관절염 등의 자가면역질환 환자나 아토피 소인을 가진 사람에서 발생하기 쉽다. 약물 알레르기의 원인 약제로는 주로 항생제, 소염진통제, 방사선 조영제 등이 있다(표 8-3).

표 8-3. 주요 약물 알레르기의 증상별 약제 순위

순위	피부 증상	혈액 장애	간 장애	신장 장애	기타
1	항생제	항생제	중추신경계 약제 (해열제, 항경련제)	중추신경계 약제 (진통소염제)	항생제
2	중추신경계 약제 (진통소염제)	중추신경계 약제 (진통소염제)	항생제	항생제	진단용 약제 (방사선 조영제)
3	순환기 약제	소화성 궤양약	순환기 약제 (기관확장약)	화학요법제	중추신경계 약제 (진통소염제)
4	진단용 약제 (방사선 조영제)	순환기 약제	화학요법제	진해거담제	화학요법제
5	화학요법제	항암제	기타 대사성 약제	알레르기약	기타 대사성 약제

임상증상으로 80% 이상이 약진(drug eruption)이다. 발진, 다형 홍반, 두드러기 형태 등으로 나타나는 경우가 많다. 장기 장애로는 혈액 장애(백혈구 감소, 혈소판 감소, 용혈성 빈혈 등), 간 장애, 신 장애 등을 들 수 있다. 전신 증상으로 아나필락시스(anaphylaxis), 발열(약열) 등이 있다.

중증 약물 알레르기로 문제가 되는 것은 스티븐스-존슨 증후군(Stevens Johnson syndrome)과 아나필락시스이다. 스티븐스-존슨 증후군은 약제(항생제, 소염진통제, 항경련제, 감기약 등)가 원인이 되고, 고열은 없으나, 발진, 수포 등의 심한 증상이 단기간 내에 전신의 피부, 입, 눈에 나타나는 중증 약물과민증이며, 실명이나 죽음에 이르기도 한다. 발생 빈도는 인구 100만 명당 연간 1~6명 정도이다.

발현 시기는 원인 약제 투여 후 2주 이내에 발생하는 경우가 많지만, 수일 이내 또는 1개월 이상인 경우도 있다.

위험인자로는 과거에 약제 투여로 피진이나 호흡기 증상, 간 기능 장애 등이 있었던 환자로서 이런 환자는 주의가 필요하다. 발열(38.0℃ 이상), 점막 증상(결막 충혈, 입술 미란, 인두통, 음부 미란, 배뇨 통증), 다발성 홍반(multiple erythematosus)을 동반한 피진의 3가지가 주요 징후이다. 전신 발진 증가에 따라 눈의 염증이 심해져서 위막 형성, 각막 및 결막의 상피 장애를 동반한다. 특히 심한 후유증을 남기기 쉬운 눈질환 관리가 중요하다. 치료는 원인약 복용 중지, 엄격한 눈 관리, 피진 및 입술, 외음부 점막의 국소적인 치료, 수액영양관리, 감염방지 등이 중요하다. 치료는 스테로이드 전신 투여, 고용량 면역글로불린 주사, 혈장 교환요법, 급성기의 눈질환 관리이다.

아나필락시스는 IgE가 관여하는 I형 알레르기 반응으로 발생한다. 비만세포에서 유리되는 다양한 화학전달물질이 장기 장애의 원인이 된다. 병인으로 다양한 약물이나 곤충독, 항혈청 등의 이종 단백을 비경구로 주입할 때 생기기 쉽다. 원인물질에 강하게 감작되어 있을 때는 경구 섭취에서도 생길 수 있다. 임상증상으로 항원 침입 후 단시간(대부분 수분 이내 발병하나, 1시간 이상 경과하여 발병하는 경우도 있다)에 발생한다. 초기 증상은 입술이나 사지 말초의 저림감이나 냉감, 재채기, 콧물, 두근거림, 흉통, 기침, 메스꺼움, 구토, 복통, 설사 등이다. 또 전신의 홍조, 두드러기, 그렁거림 등의 소견도 볼 수 있다. 심한 상태에서는 혈압저하, 호흡곤란, 의식소실 등이 나타나고, 급성 순환부전(acute circulatory failure)에 빠진다. 일반적으로 아토피 체질인 사람이 아나필락시스를 일으키기 쉽다는 보고도 있다.

2) 담당의사에게 진료 의뢰와 치료 내용 확인

과거의 약물 알레르기 병력이 있으면 담당의사에게 의뢰한다. 원인 약제와 사용해서는 안 되는 약제명, 출현 시 상황과 시간 경과, 투여 약물명과 투여기간, 그 외 알레르기질환 유무를 조사하여 대책을 세운다. 특히 아나필락시스나 스티븐스-존슨 증후군을 일으킨 환자는 치료한 담당의사와의 연락이 치과 치료계획에 중요하며, 응급치료 시설을 갖추고 치료해야 한다.

과거 약물 알레르기 병력이 있는 환자가 치과 치료를 희망하여 내원한 경우에 이미 치료약 투여를 중단하였을 수 있으므로, 원인이 되었던 약이나 가능성 있는 약제명, 치료를 위해 사용한 약제 등을 담당의사에게 확인해 두는 것이 중요하다.

3) 환자 상태 평가

약물 알레르기의 진단이나 원인약을 알기 위해 가장 중요한 것은 자세한 문진에 의한 정확한 병력 청취이다(그림 8-5). 약물 투여 시작 후 얼마나 경과하여 증상이 나타났는지 알 필요가 있다. 많은 약물 알레르기의 증상은 원인약 중단으로 없어진다. 약열은 투약 중지 후 48~72시간 이내에 해열된다. 그러나 증상이 소실된 후 재투여하면 알레르기 증상은 쉽게 재발한다. 재투여 후 증상 재발은 단시간에 소량 투여에도 나타날 수 있다.

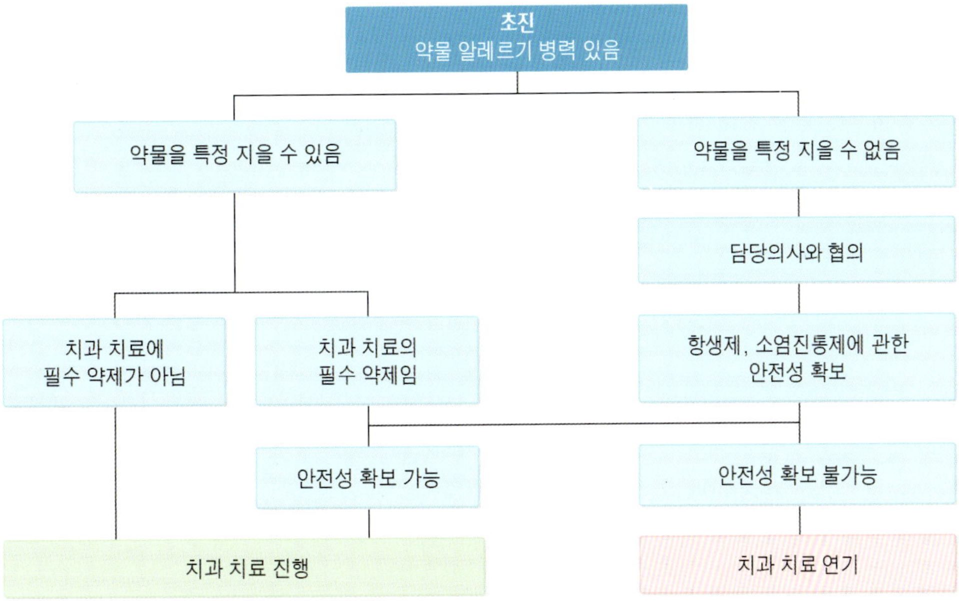

그림 8-5. 초진 시 약물 알레르기 환자의 위험도 검사를 위한 순서.

4) 치료계획

(1) 치과 치료의 가능성

약물 알레르기 병력이 있어도 치과 치료의 위험군은 되지 않는다. 그러나 일반적으로 아토피 체질인 사람은 약물 알레르기를 일으키기 쉽고, 아나필락시스도 생기기 쉽다. 따라서 치과 치료 시 약물 알레르기 병력이 있는 환자는 다른 약제에도 주의가 필요하다. 또 투약 시 환자에게 약물의 필요성과 부작용을 설명하여 어떤 이상이 있으면 즉시 진료를 받도록 지시해 둔다.

(2) 치과 치료 시 위험도

치과 치료에 필수적인 약물에 대해 알레르기가 있으면 금기된다. 그러나 필수적 약물이 아니거나 알레르기를 나타내지 않는 약물 사용이 가능하면 위험이 없다고 생각한다.

약물 알레르기 병력이 있는 환자, 아토피 체질인 환자, 가족 중에 약물 알레르기가 있는 환자 등은 약물 알레르기 위험이 크다고 생각할 수 있다. 이런 환자는 담당의사와 연락하여 아나필락시스 발생 시 대처방법을 준비하고 치료를 시작한다.

약물 알레르기가 나타나면 원인 약물을 중지하고 증상에 대한 대증요법 시행이 원칙이다. 대부분 수일 내에 개선된다. 피부 증상에 대해 경증은 항히스타민제를 투여하나, 중등도 이상에서는 부신피질 스테로이드제 투여가 필요하다. 또 현저한 장기 장애에도 부신피질 스테로이드제 투여가 필요하고, 증례에 따라서는 스테로이드 펄스요법(steroid pulse therapy)이나 혈장 교환요법(plasma exchange)도 시행된다.

아나필락시스가 나타나면 신속히 치료를 시작하며, 주위의 의료진 동원이 필요하다. 기도 확보와 순환상태 개선, 아드레날린 투여가 원칙이다. 긴급 상황 시 우선 아드레날린을 투여한다. 보통 1회 0.3mg을 주사하고 효과를 보면 10~15분마다 근육주사한다. 아드레날린은 말초혈관 수축에 의한 혈압 유지, 기관지확장 작용이 있다. 동시에 대량의 수액을 공급하여 순환혈장량을 유지한다. 혈압 저하에는 승압제를 투여한다. 아나필락시스 반응의 연장이나 지연 반응 출현을 방지할 목적으로 속효성 스테로이드제를 정맥주사한다. 치명적 아나필락시스의 발생 빈도는 100만 명에 0.4명 정도이며, 약물 중에서 가장 주의해야 할 페니실린에서 중증 쇼크 발생은 0.002%라는 보고가 있다.

08

5) 증례 연구

증례 8-3 56세 남성, 치아가 흔들려 임플란트 치료 희망

초진 소견(그림 8-6)에 의한 치료계획으로 상악 잔존 치아를 모두 발치하고, 상악 좌우측 중절치(#11, 21), 견치(#13, 23), 제1, 2소구치(#14, 15, 24, 25), 우측 제2대구치(#17)와 좌측 제1대구치(#26) 부위의 임플란트 고정체를 식립하기로 하였다.

병력에 세파로스포린계 항생제에 알레르기(allergy)가 있어 항생제 선택에 참고하여 치료를 계획하였다.

초진 당일 상악의 잔존 치아(#11, 13, 14, 22, 23, 25)를 발치하였다(그림 8-7). 수술 후 록시트로마이신, 이부프로펜, 아세트아미노펜을 3일간 처방하였다.

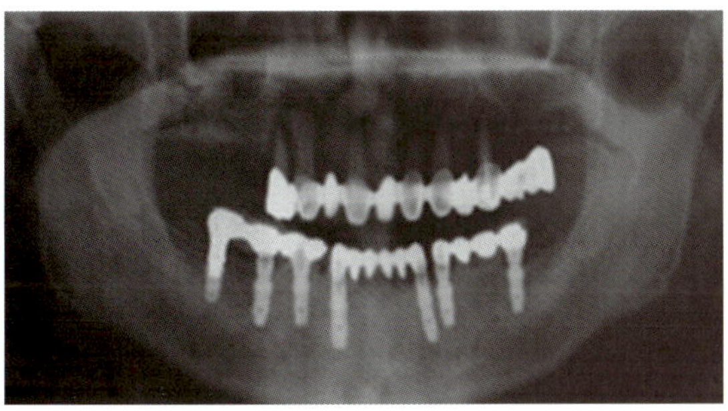

그림 8-6. 초진 시 파노라마 방사선소견.

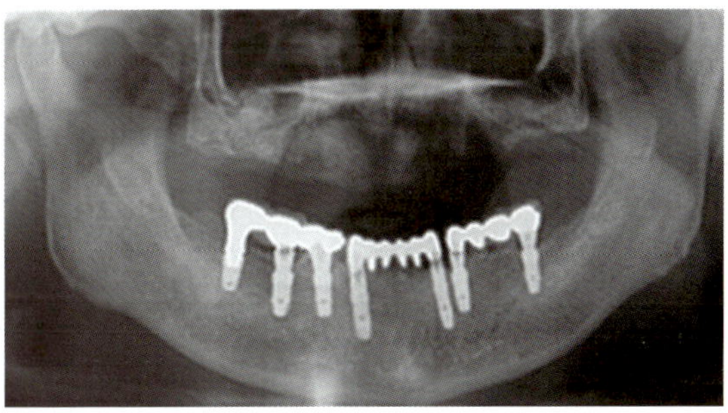

그림 8-7. 상악의 잔존 치아를 모두 발치.

2개월 후 #11, 13-15, 17, 21, 23-26 부위에 Dynablast와 Osteon을 사용한 골이식과 함께 임플란트 고정체를 식립하였다(그림 8-8A). 수술 후 전과 같은 약을 처방하였다. 약 6개월 후 2차 수술을 시행하고 전과 동일한 약제를 3일간 투여하였다. 4개월 후 임플란트 보철물 제작을 위한 인상을 채득하였다(그림 8-8B).

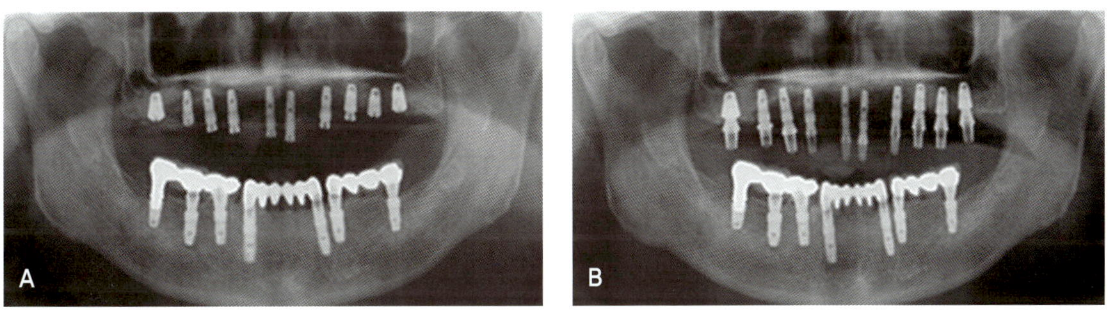

그림 8-8. #11, 13-15, 17, 21, 23-26 부위의 골이식과 10개 고정체를 식립하였으며(A), 보철물 제작을 위한 인상 채득 작업을 하였다(B).

순서에 따라 상악의 임플란트 보철치료를 완료하였다(그림 8-9A).

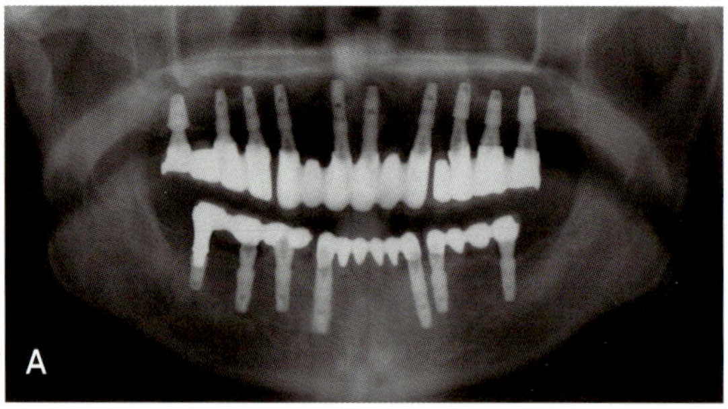
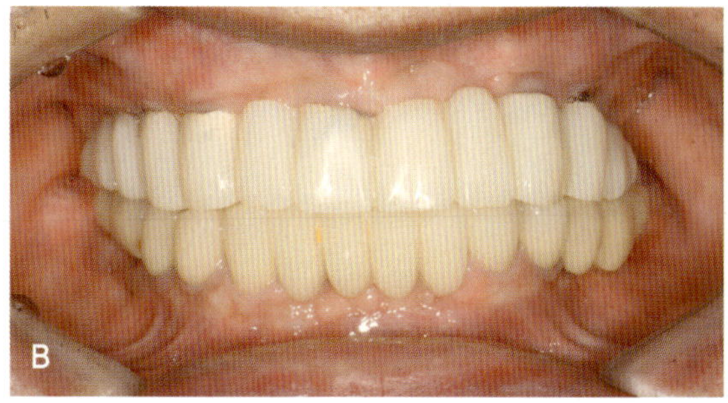

그림 8-9. 임플란트 보철이 완료된 방사선 사진(A)과 구강 내 임상 사진(B).

이 증례는 세파로스포린계 항생제에 알레르기가 있어 수술 전 이를 고려하여 투약하므로 어려운 수술을 마무리할 수 있었다.

증례 8-4 58세 여성, 발치와 임플란트 치료를 위해 내원

초진 소견에서 불편을 호소한 하악 좌측 제1소구치(#34)에 잔존 치근이 있었으며, 제1대구치(#36)는 결손되어 있었다(그림 8-10). 병력에 페니실린 알레르기(penicillin allergy)가 있었다.

국소마취 하에서 #34를 발치하고, #34 부위와 #36 부위에 임플란트 고정체를 식립하였다(그림 8-11).

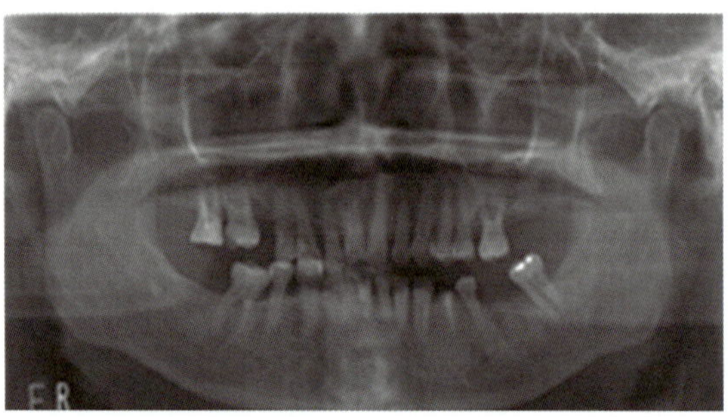

그림 8-10. 초진 시 파노라마 방사선소견.

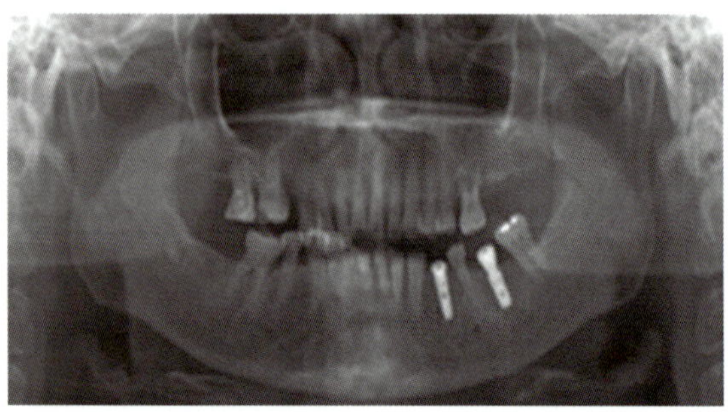

그림 8-11. #34 발치 및 #34, 36 부위에 임플란트 고정체 식립.

이 증례는 페니실린 알레르기 병력이 있어 페니실린과의 교차반응 위험을 낮추기 위해 clindamycin 계열의 약물을 처방하였다.

6) 전문의 의견

약제 알레르기가 일어나면 의심스러운 약제는 가능한 한 즉시 사용을 중지하고 경증에는 항히스타민제를 사용한다. 중증은 수액 보충과 함께 스테로이드제를 투여한다. 아나플락시 쇼크는 증상에 따라 응급치료를 시행한다. 최근의 예로 상악 전치 속의 다발성 치근단농양(#12, 21, 22)으로 발치 후 임플란트를 계획한 환자로서 병력에서 알레르기에 대한 언급이 없었으며, 에피네프린 포함 2% 리토카인 마취와 술전에 세파클러, 알마겔, 타이레놀, 바리움을 투여하였다. 발치를 하고 30분 정도 경과 후 전신적으로 발적, 두드러기, 간지럼증 및 눈 주위의 종창과 발적을 보여서 인근 내과로 전원하였는데, 상기의 증상과 함께 혈압의 저하를 보여 스테로이드제 및 항히스타민제의 투여와 수액을 주사하였다고 한다. 환자는 안정되었으나 병력에도 없었고, 알레르기의 원인도 명확히 규명하지 못한 상태로서 향후 치료에도 주의가 필요할 것으로 생각된다. 술 후 아목시실린을 투여하였는데 알레르기 반응은 나타나지 않았다.

08

참고문헌

1. 대한구강악안면외과학회 편찬: 구강악안면외과학 교과서 3판. 의치학사, 2013.
2. 정진우, 등: 전신질환 환자의 치과치료 8판. 대한나래출판사, 2015.(Little JW, Falace DA, Miller CS, Rhodus NL: Dental Management of the Medically Compromised Patient. Elsevier, 2013.)
3. 高北義彦, 大曾根洋: 全身疾患を有する患者の対処法. 日本歯科評論社, 1996.
4. 永原國央, 等: 歯科インプラント治療のリスク度チェクとその對応. クインテッセンス, 2012.
5. Ivy RS: Anesthetics and methylparaven. J Am Dent Assoc 106:302, 1983.
6. Kay AB: Allergy and allergic diseases. First of two parts. N Engl J Med 344:30-37, 2001.
7. Malamed SF: Allergy and toxic reactions to local anesthetics. Dent Today 22:114-116, 118-121, 2003.
8. Lichtenstein LM, Busse WW, Geha R: Current therapy in allergy, immunology, and rheumatology. ed 6, Mosby, St. Louis, 2004.
9. Issa Y, et al: Oral lichenoid lesions related to dental restorative materials. Br Dent J 198:361-366, 2005.
10. Adkinson NF, et al: MiddLeton's allergy: principles and practice. ed 7, Mosby, St. Louis, 2008.
11. Shehab N, et al: Emergency department visits for antibiotic-associated adverse events. Clin Infect Dis 47:735-743, 2008.
12. Douglas GC, Karkos PD, Swift AC: Aspirin sensitivity and the nose. Br J Hosp Med (Lond) 71:442-445, 2010.
13. Yagiela JA, et al: Pharmacology and therapeutics for dentistry. ed 6, Mosby, St. Louis, 2011.

4 류마티스 관절염과 치과 치료

1) 질환의 특성

전신성 자가면역질환(systemic autoimmunune disease)의 하나이며 다발성으로 관절염을 일으키는 진행성 질환이다. 유전적 경향이 있어 가족력 청취도 중요하다. 또 쉐그렌증후군과 같은 자가면역질환을 동반할 수 있다.

쉐그렌증후군은 눈물샘, 침샘의 분비 저하를 특징으로 하는 만성 질환으로 류마티스 인자나 항핵항체(antinuclear antibody; ANA: 면역글로불린에 속하며 핵성분에 대한 자기항체) 등 각종 자기항체가 검출되며, 만성 갑상선염, 원발성 담즙성 간경변증 등을 동반한다. 눈물샘, 침샘에 대한 자가면역질환이며, 증상으로 구강건조, 안구건조가 나타난다.

류마티스 관절염의 치료는 통증 완화를 위한 소염진통제를 장기적으로 투여하며, 그 외에 항류마티스제, 메토트렉세이트, 부신피질호르몬, 항TNF-α제, 면역억제제 등이 사용된다.

2) 담당의사에게 진료 의뢰와 치료 내용 확인

류마티스 관절염(rheumatoid arthritis)의 경과 및 치료 내용에 대한 정보를 얻는다. 또 그 외의 교원병 동반 여부도 조사한다.

류마티스 관절염의 치료법으로 관해 도입성 항류마티스제(disease-modifying antirheumatic drugs; DMARDs), 엽산대사 길항제(methotrexate; MTX)가 적극 사용되고 있다. 따라서 부작용도 심하고 식욕부진, 메스꺼움, 구토, 피진, 구강 점막질환, 신 기능 장애, 간질성 폐렴, 골수 장애, 면역 부전 등이 발생된다.

또 대증요법으로 소염진통제, 스테로이드 등을 장기간 투여하는 때도 있다. 이런 경우의 부작용으로 많은 것은 위장 장애이다. 또 스테로이드의 부작용으로 골다공증 발생도 잘 알려져 있다.

3) 환자 상태 평가

류마티스 관절염의 병력이 있으면 현재의 증상을 묻는다. 기상 시 관절 경직, 관절 변형, 관절 통증, 종창 등이 있으면 류마티스 관절염 상태이며, 치료가 필요하거나 이미 치료하고 있다. 치료를 받고 있다면 대부분 내복약을 복용하고 있으므로 그 내용을 검사한다(그림 8-12).

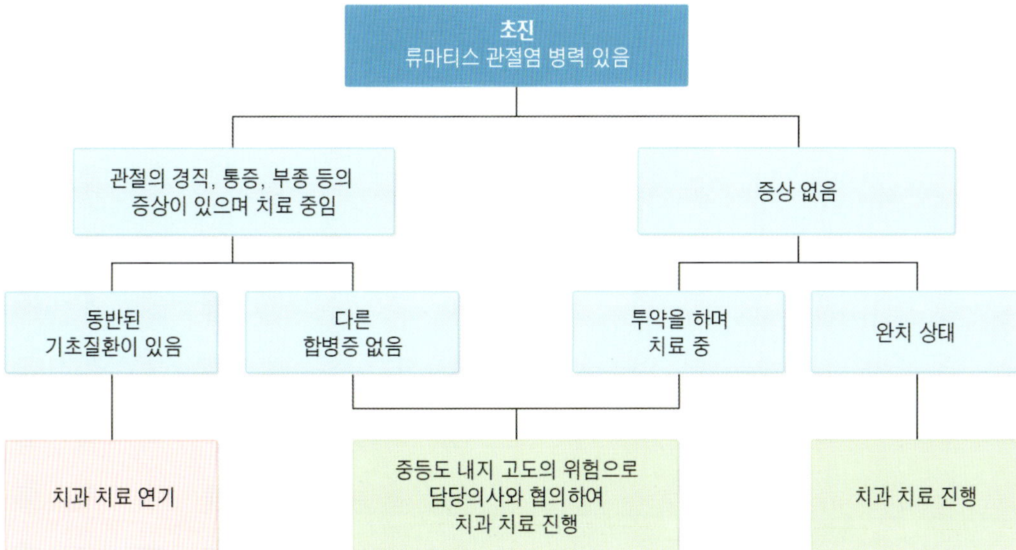

그림 8-12. 초진 시 류마티스 관절염 환자의 위험도 검사를 위한 순서.

4) 치료계획

(1) 치과 치료의 가능성

이 질환은 진행성 병변이고, 완치가 어려우므로 치과 치료를 적극 시행하지는 않는다(표 8-4). 또 쉐그렌 증후군이 동반되어 구강건조증이 있으면 감염 가능성이 높아진다. 또 부신피질호르몬 장기 투여 증례에서는 골다공증 상태가 되어 치과 치료는 금기라고 생각하는 편이 좋다.

표 8-4. 검사 결과에 주의해야 할 항목과 그 결과

검사 항목	결과
류마티스 인자	양성(높은 수치)
항핵항체	양성
CRP	높은 수치

(2) 치과 치료 시 위험도

위험도는 "중등도에서 중증"이라고 생각한다. 병력이 길거나 급성기에는 치과 치료를 시행하지 않는다. 그러나 초기이고 증상이 가벼운 환자에서 강하게 원하면 충분한 설명과 동의서를 작성한 후 시행할 수 있다.

류마티스 관절염이 진행성 질환이고 완치가 어려운 교원병이며, 또 다른 교원병을 동반할 가능성을 생각하고, 특히, 임플란트 치료의 경우 고정체를 식립하여 턱뼈에 감염 경로를 만들어 주는 것으로 생각된다면 임플란트 치료는 금기라고 생각한다.

5) 증례 연구

증례 8-5 58세 여성, 상악 우측 대구치 보철물 탈락

초진 소견에서 상악 우측 제1, 2소구치(#14, 15) 및 제2대구치(#17)를 지대치로 한 브리지를 제거한 후 평가에서 #14는 보존하고, #15는 2차 치아우식증이 발생하여 상악 우측 제3대구치(#18)와 함께 발치 후, #15, 16, 17 부위에 임플란트 치료를 계획하였다(그림 8-13).

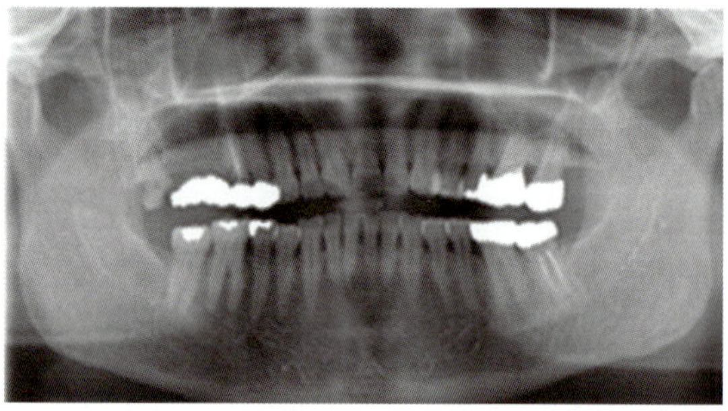

그림 8-13. 초진 시 파노라마 방사선소견.

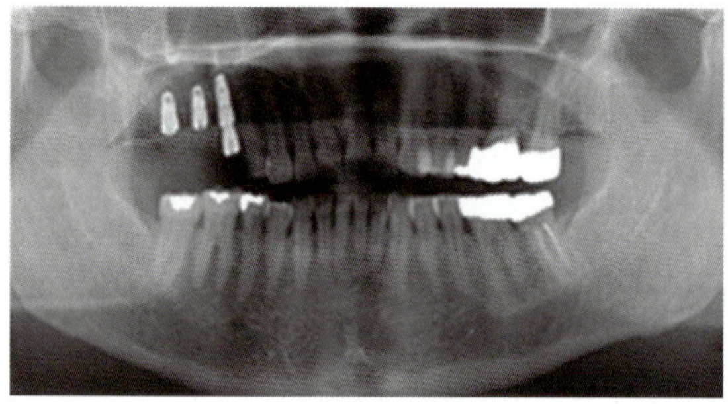

그림 8-14. #15, 16, 17 부위에 상악동거상술과 동시에 임플란트 고정체 식립.

병력에서 류마티스 치료제를 복용 중이었으며, 치과 치료를 하더라도 문제가 없다는 담당의사의 회신을 받고 #15, 18을 발치하고, #15-17 부위에 상악동거상술과 함께 임플란트 고정체를 식립하였다(그림 8-14). 술 전 린코마이신과 케토롤락을 근주하였다. 술 후 amoxicillin-clavulanate을 7일간, 아세트아미노펜을 3일간 처방하였다. 2주 후 잔존 치아의 잇몸 치료를 시행하였다. 4개월 후 2차 수술을 시행하였다(그림 8-15). 술 후 세파드록실을 3일간 처방하였다. 1개월 후 임플란트 보철치료를 완료하였다. 3개월 후 상악 좌측 제2소구치(#25)를 발치하고 고정체를 식립하였다(그림 8-16). 술 전, 술 후 약제는 전과 같게 하였다. 3개월 후 #25의 보철치료를 완료하였다.

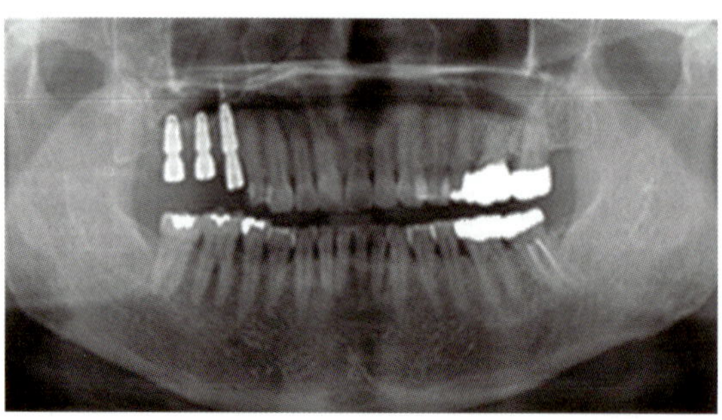

그림 8-15. #16, 17 부위의 고정체에 2차 수술.

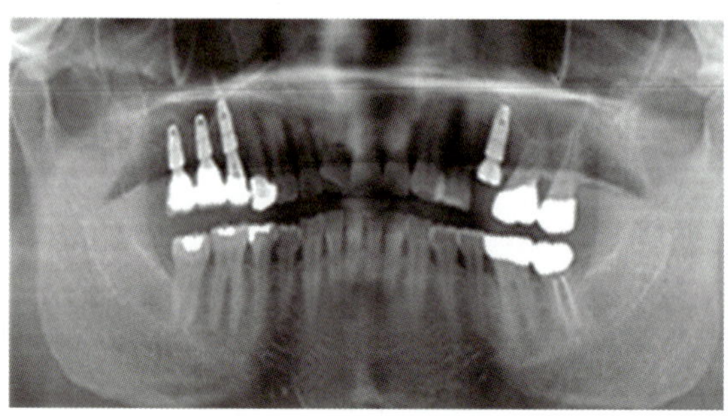

그림 8-16. #25를 발치하고 고정체 식립.

3개월 후 통증을 호소한 상악 좌측 제1대구치(#26)를 조사한 결과 치근 파절이 발견되어(그림 8-17A) 발치하고, 1개월 후 고정체를 식립하였다(그림 8-17B). 수술 전 세파드록실과 아세트아미노펜을 투여하고, 수술 후 세파클러를 7일간, 아세트아미노펜을 3일간 처방하였다. 3개월 후 검진에서 고정체는 안정적으로 식립되어 있었다. #26 부위의 고정체 식립 약 6개월 경과 후 2차 수술을 시행하였다. 술 전, 술 후 처치는 전과 동일하게 하였다(그림 8-17C). 1개월 후 보철치료를 완료하였으며, 현재 잘 사용하고 있다.

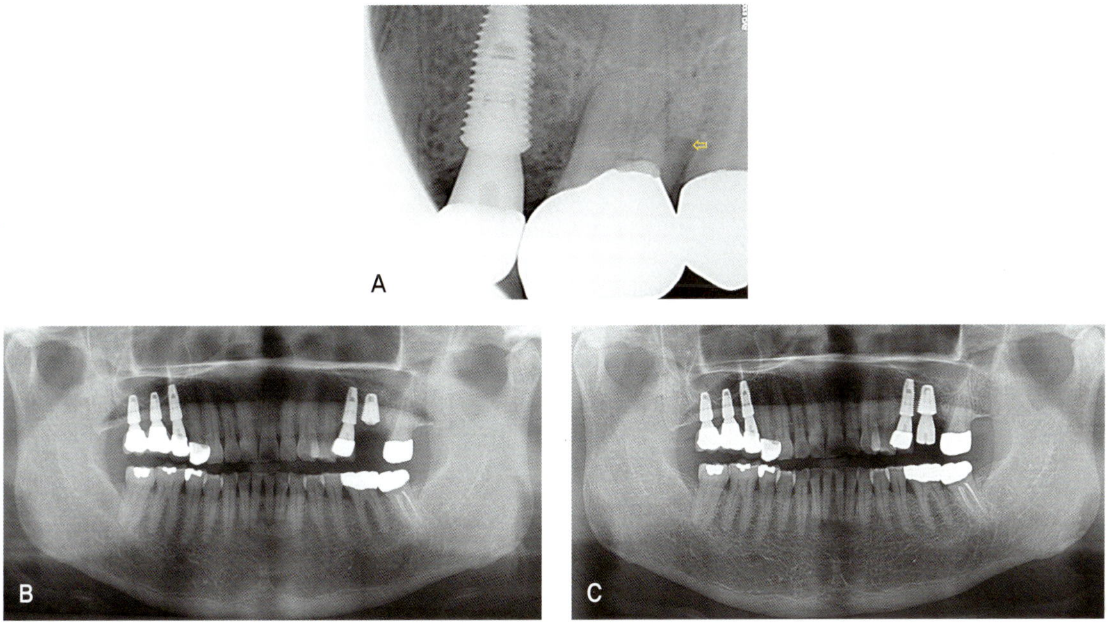

그림 8-17. #26의 협측 원심 치근 파절(A)로 발치 후 상악동거상술과 함께 임플란트 고정체를 식립(B)하였으며, 고정체 식립 약 6개월 경과 후 2차 수술을 하였다(C).

이 증례는 고혈압(hypertension)과 류마티스 관절염(rheumatoid arthritis)을 치료 중인 환자로 치료 내용을 자세히 설명하여 안정적 치료 분위기를 만들어 안심하고 치료받을 수 있도록 하였고, 수술 전, 후 예방적 항생제 투여로 임플란트 치료를 완료하였다.

증례 8-6 74세 여성, 잇몸이 없을 때 임플란트 치료 가능성

병력에서 류마티스 관절염(rheumatoid arthritis)으로 약을 복용하고 있었으며, 담당의사에게 의뢰한 결과 통증에 예민하므로 안정적 치료가 필요하고, 감염 예방을 위하여 항생제 clindamycine을 권고하였다.

환자가 내원 시 자신의 잇몸이 너무 없는 것 같다며 임플란트 치료가 가능한지를 물었다. 초진 시 상태(그림 8-18A)를 참조하여 치료계획으로 하악 좌우측 중절치(#31, 41)와 견치(#33, 43) 부위에 임플란트 고정체를 식립하고, 이를 이용하여 로케이터 덴쳐를 제작하기로 하였다. 3일 후 #31, 33, 41, 43 부위에 고정체를 식립하였다(그림 8-18B). 술 전 디아제팜을 투여하고 린코마이신을 근주하였으며, 술 후

clindamycine을 7일, 아세트아미노펜을 5일 처방하였다. 3개월 후 2차 수술을 시행하고(그림 8-19) 전과 동일한 약제를 투여하였다. 7일 후 의치를 제작, 장착하였다.

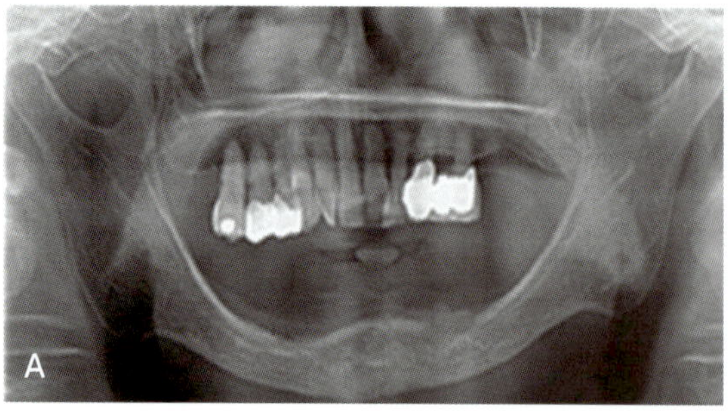

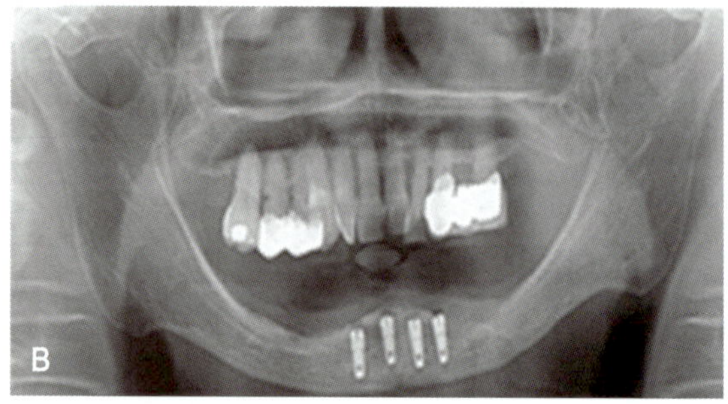

그림 8-18. 초진 시 파노라마 방사선소견에서 하악 무치악 상태(A)와 #31, 33, 41, 43 부위에 임플란트 고정체 식립(B).

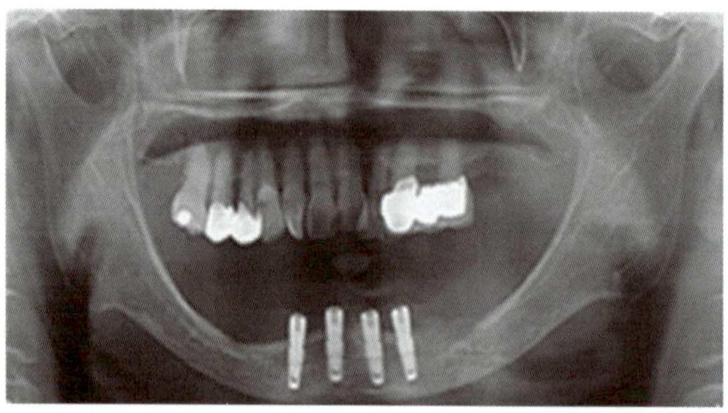

그림 8-19. 식립 3개월 후 #31, 33, 41, 44 부위의 2차 수술 시행.

이 증례는 류마티스 관절염 환자로 담당의사와 협의하여 안정적으로 치료를 마무리할 수 있었다.

증례 8-7 29세 여성, 상악 좌측 대구치 통증

초진 시 상악 좌측 제3대구치(#28)의 우식증이 있었다(그림 8-20).

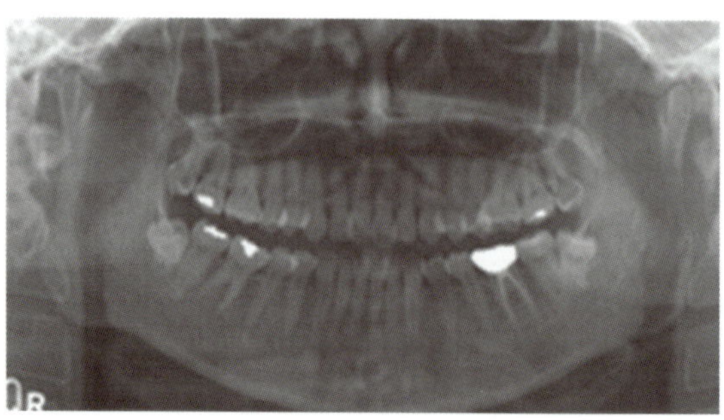

그림 8-20. 초진 시 파노라마 방사선소견에서 #28의 심한 치아우식증 관찰.

병력에 류마티스 관절염(rheumatoid arthritis) 치료를 받고 있어 담당의사에게 의뢰하여 다음과 같은 회신을 받았다.

"시술에 문제가 없으며, 현재 사용하는 methotrexate와 steroid 유지 바람."

1개월 후 국소마취 하에 #28을 발치하였고, 거즈를 물려 지혈 확인 후 귀가하였다. Amoxicillin-clavulanate과 아세트아미노펜을 3일간 투여하였다.

이 증례는 류마티스 관절염 환자로 투약을 유지한 상태에서 문제없이 치료를 진행할 수 있었다.

증례 8-8 75세 여성, 하악 우측 제2소구치 발치

초진 소견에서 #45 치아의 동요와 치조골 노출이 있었으며, 농이 배출되고 있었다. 하악 우측 측절치(#42)까지 확장된 골융해 소견과 하악관을 둘러싼 피질골 파괴도 있었으며, 골파괴상 주변에 경화된 골 소견이 있었고, 우측 상악골에도 골파괴 소견을 보였다(그림 8-21). 상, 하악골 병소 부위의 CBCT를 촬영하여 심한 골파괴상을 관찰할 수 있었다(그림 8-22).

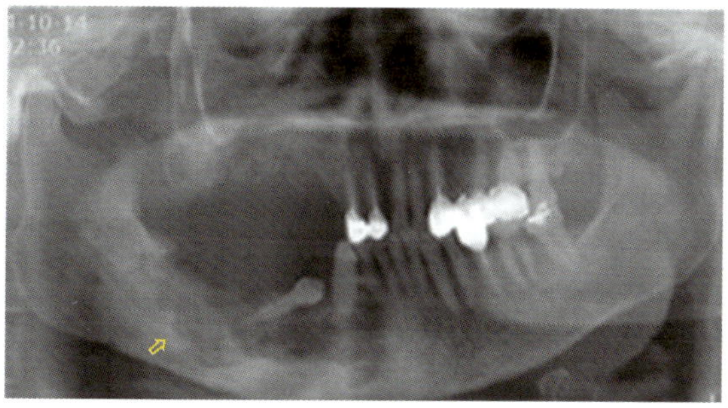

그림 8-21. 초진 시 파노라마 방사선소견.

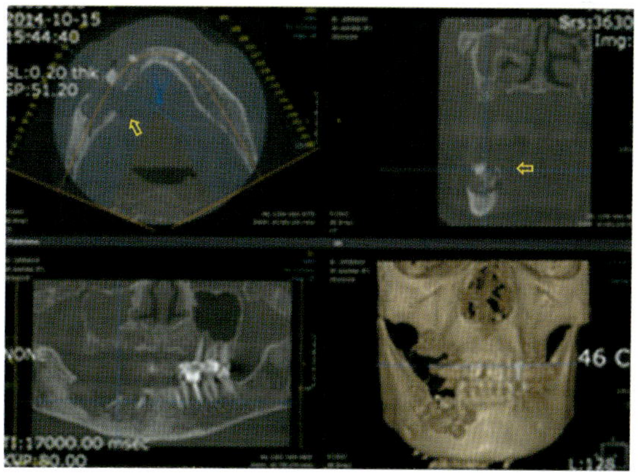

그림 8-22. 상, 하악골 병소 부위의 CBCT 소견.

병력에서 류마티스 관절염(rheumatoid arthritis) 약제를 20년간 복용 중이었으며, 골다공증, 허리 통증, 신경과민으로 약제를 복용 중이었다. 내원 시 골다공증약은 중단하고 1년째였으며, 현재 복용 중인 류마티스 관절염 치료제는 leflunomide, granisetron, folic acid, methylprednidone, 메토트렉세이트였다. 복용 약제 중 레플루노미드, 메토트렉세이트는 수술 2주 전에 중단하고, 메틸프레드니솔론은 유지하기로 하였다. 다음 날 입원하여 항생제 치료를 받았고, 1개월 후 재입원하여 전신마취 하에 #42, 43의 발치와 부골을 포함하여 상악골 부분절제술과 하악골 변연절제술을 시행하였다. 치유는 순조롭게 이루어졌다(그림 8-23).

조직검사 결과는 Actinomycotic osteomyelitis이었다.

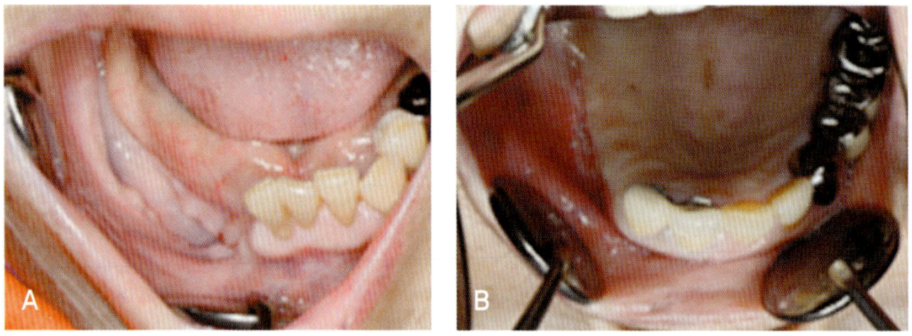

그림 8-23. 하악 우측 구치부의 수술 부위(A)와 상악 우측 구치부의 수술 부위(B).

6) 전문의 의견

류마티스 관절염 환자는 스테로이드제를 장기간 사용하는 경우가 많아서 치주조직의 감염이나 수술 치료 후 감염에 대해 대비가 필요하다. 또 심외막염이나 폐 병변을 동반하는 증례도 적지 않기 때문에 감염 예방이 요구된다. 장기간이 지나면 골다공증이 되어 발치 후 치유 지연이 일어나기 쉽다. 수족 관절의 변형이나 강직이 있는 환자에서는 치과 치료 시 자세에 대한 배려가 필요하다.

최근 난치성 류마티스 관절염에 면역억제제나 사이토카인에 대한 단일항체인 생물학적 제제가 많이 사용되고 있다. 환자가 사용하고 있는 약제에 대한 정확한 정보로 약제 중단 시기나 약에 의한 부작용으로 감염 증가 등에 대한 대처가 필요하다.

참고문헌

1. 대한치과마취과학회 역: 치과진료실에서의 응급처치 6판. 대한나래출판사, 2009.(Malamed SF: Medical Emergency in the Dental Office. Mosby, New York, 2007.)
2. 대한구강악안면외과학회 편찬: 구강악안면외과학 교과서 3판. 의치학사, 2013.
3. 김영설(역): 내과의 불편한 진실. 군자출판사, 2014.
4. 정진우, 등: 전신질환 환자의 치과치료 8판. 대한나래출판사, 2015.(Little JW, Falace DA, Miller CS, Rhodus NL: Dental Management of the Medically Compromised Patient. Elsevier, 2013.)
5. 高北義彦, 大曾根洋: 全身疾患を有する患者の対処法. 日本歯科評論社, 1996.
6. 永原國央, 等: 歯科インプラント治療のリスク度チェクとその對応. クインテッセンス, 2012.
7. de Leeuw R, et al: Radiographic signs of TMJ osteoarthritis. Oral Surg Oral Med Oral Pathol 79:382-392, 1995.
8. Little J: Patients with prosthetic joints: are they at risk when undergoing dental procedures. Spec Care Dent 17:153-160, 1997.
9. Rhodus NL: Sjogren's syndrome. Quintessence Int 30:689-699, 1999.
10. Cutando-Soriano A, Galindo-Moreno P: Antibiotic prophylaxis in dental patients with body prostheses. Med Oral 7:348-359, 2002.
11. ADA/AAOS: Antibiotic prophylaxis for dental patients with prosthetic joints. J Am Dental Assoc 134:895-897, 2003.

12. Bauer T, et al: Dental care and joint prostheses. Rev Chir Orthop Reparatrice Appar Mot 93:607-618, 2007.
13. Lockhart PB, et al: The evidence base for the efficacy of antibiotic prophylaxis in dental practice. JADA 138:458-474, 2007.
14. Inman R: Psoriatic arthritis. In Ausiello DA, Goldman L, editors: Cecil Textbook of Medicine, ed 23, Saunders, Philadelphia, 2007.
15. Ritchlin C: Psoriatic disease from skin to bone. Nat Clin Pract Rheumatol 3:698-706, 2007.
16. Pischon N, et al: Association among rheumatoid arthritis, oral hygiene, and periodontitis. J Periodontol 79:979-986, 2008.
17. Ishi Ede P, et al: Periodontal condition in patients with rheumatoid arthritis. Braz Oral Res 22:72-77, 2008.
18. Griffin SO, et al: Oral health needs among adults in the United States with chronic diseases. JADA 140:1266-1274, 2009.
19. Little JW, et al: The dental treatment of patients with joint replacements. J Am Dent Assoc 141:667-671, 2010.
20. Krennmair G, Seemann R, Piehslinger E: Dental implants in patients with rheumatoid arthritis: clinical outcome and periimplant findings. J Clin Periodontol 37(10):928-936, 2010.

5 방사선 골괴사증과 치과 치료

1) 질환의 특성

방사선치료는 방사선, 전자선, 감마선 등의 방사선을 이용하여 암세포 내 유전자(DNA)에 손상을 주어 암세포를 파괴하나 동시에 정상세포에도 손상을 준다. 조사하는 방사선 선량에 따라 쌍방이 받는 손상이 다르지만, 종양세포와 정상세포에 대한 방사선 조사 효과는 일정한 선량 이하에서는 종양조직이나 정상조직에도 손상이 없으나, 어느 선량을 넘으면 선량 증가에 따라 손상도 증가된다.

악골과 얼굴의 악성 종양에 방사선치료를 시행하여 정상조직에 장애가 나타나며, 특히 악골의 증상을 총칭하여 "방사선 골괴사증(osteoradionecrosis)"이라고 한다. 가장 보고가 많은 것은 골괴사이고, 그다음에 악골 골수염이다. Wildermuth 등에 의해 1953년 많은 연구가 이루어졌다. 대략 30Gy 이상의 조사량에서 골세포 사망이 일어나고, 50Gy 이상에서 혈관 소실이 일어나며, 60Gy 이상에서 골괴사 발생이 높아진다.

일반적으로 구강암의 방사선치료에서 조사량은 40~120Gy이며, 80Gy를 넘으면 골괴사를 일으킬 빈도가 높아진다. 방사선 조사 종료 후 방사선 골괴사 발생은 1년 후에 24%로 가장 많다. 한편 6개월 이내의 급싱기와 3~4년 경과된 지연기가 2개의 피크로 골괴사가 많이 발생된다고 보고되고 있다.

2) 담당의사에게 진료 의뢰와 치료 내용 확인

담당의사에게 어느 부위의 악성 종양이었는지, 어떤 치료를 언제부터 언제까지 시행하였는지 확인한다. 방사선치료에 대해 방사선 조사과정(언제부터 언제까지), 조사량 등의 정보를 얻는다. 치아 결손에 대하여 언제 발치하였는지 또는 결손 상태가 되었는지, 그리고 방사선 조사 부위의 발치와 및 수술창의 치유 상태를 확인한다.

악성 종양에 대한 방사선치료 후 투약은 없다. 때로 BP계 약제를 투여할 수 있다.

3) 환자 상태 평가

방사선치료 병력이 있으면 어느 부위의 악성 종양에 대한 치료였는지 확인한다(그림 8-24). 또 조사 총량, 치료기간, 수술 후 경과 등 환자가 잘 알고 있으면 문제가 없으나 가능하면 당시 치료를 담당한 의사에게 진료 정보를 얻는 것이 필요하다. 특히 치아 발치가 있으면 언제, 어떤 목적으로 하였는지 확인한다. 잇몸이나 턱뼈의 원발성 악성 종양에서 방사선 조사 목적으로 발치하는 경우가 있다. 또 악성 종양 치료 전에 발치하거나 종양 치료를 위한 외과 수술 시 절제 또는 적출하는 경우가 있다. 특히, 방사선치료 후에 발치한 경우에 그 부위의 치유가 정상적이었는지 확인한다.

두경부 이외의 악성 종양에 대한 방사선치료에서도 방사선 조사를 받은 적혈구를 비롯한 혈구 성분이 전신을 돌아 방사선의 영향을 나타낼 수 있다. 따라서 방사선치료 병력이 있으면 경도의 위험이 있다고 생각해야 한다.

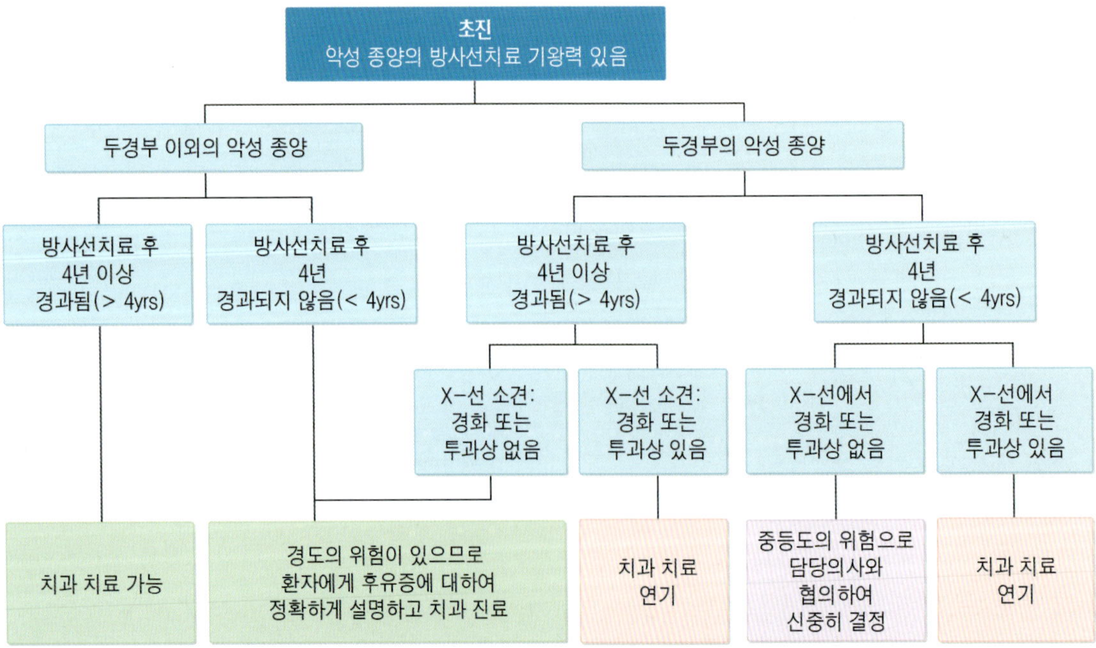

그림 8-24. 초진 시 방사선 골괴사 환자의 위험도 검사를 위한 순서.

08

4) 치료계획

방사선치료로 경도에서 치유부전과 뼈접합이 어렵거나, 중증으로 골염에서 골괴사, 골수염 등으로 진행될 수 있다.

(1) 치과 치료의 가능성

두경부 이외의 악성 종양에서 방사선치료를 하고 4년 이상 지난 경우 전신적으로 다른 문제가 없으면 치료는 가능하다. 그러나 두경부 악성 종양에 80Gy 이상의 방사선이 수술 부위에 조사되었고, 방사선 조사 후 4년 이상 경과되지 않았다면 치과 치료는 금기증이라고 생각해야 한다.

(2) 치과 치료 시 위험도

방사선치료 병력이 있으나 방사선소견에서 악골에 영향이 보이지 않고, 4년 이상 지났으면 위험도는 낮다. 그러나 방사선소견에서 골량의 경화상 또는 골량이 거칠게 보이며(그림 8-25), 조사 후 4년이 지나지 않았으면 위험도는 높다.

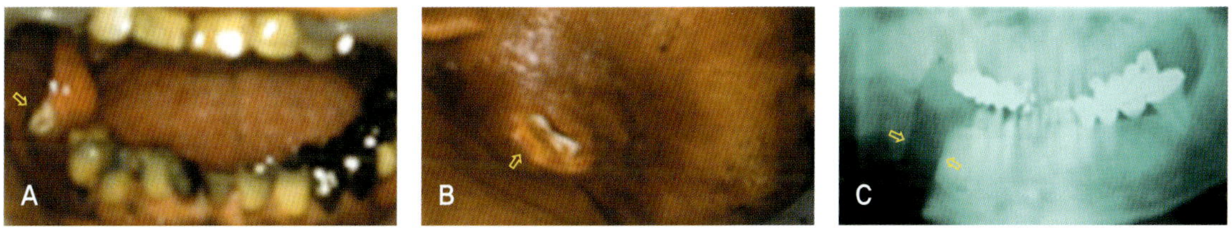

그림 8-25. 방사선 조사에 의한 골괴사가 초래되어 골절이 발생하였던 증례. A, 후두암으로 방사선치료 12개월 후 상악 우측 제3대구치를 발치하여 원활히 치유되었으나, 하악 제3대구치를 발치 후 발치 부위의 골괴사가 초래되었다. B, 구강 외로 연조직의 괴사도 보였다. C, 여러 번 치료하였으나 인접 부위에 골괴사가 지속하여 부분골절제술을 시행하였다.

위험도가 낮은 증례는 전신검사 소견에서 당뇨병, 순환기질환, 혈액질환 등이 없으면 방사선의 전신적인 영향을 환자에게 충분히 설명한 후 경도의 위험이 있는 것을 이해시킨 후, 동의를 얻을 수 있으면 임플란트 치료와 같은 수술도 시행할 수 있다. 그러나 상악동거상술과 같은 위험도가 높은 증례의 임플란트 치료는 금기라고 생각한다.

이 경우 임플란트 치료를 적극 시행하지 않고, 의치에 의한 보철을 권고한다. 의치에 의한 구강 점막 손상에 주의한다. 또 인접 치아에 하중이 걸리지 않게 주의한다.

5) 증례 연구

증례 8-9 방사선치료 2년 후 임플란트 치료

병력에서 2년 전 중층편평상피세포암(stratified squamous cell carcinoma)으로 부분설절제술과 하악골 변연절제술을 받았으며, 수술 후 2개월간 방사선치료(68Gy)를 하였다. 방사선치료 2년 후 임플란트를 받았다(그림 8-26). 6개월 후 염증의 재발로 하악골의 병적 골절이 발생하였으며, 8개월 후 보철치료를 완료하였다.

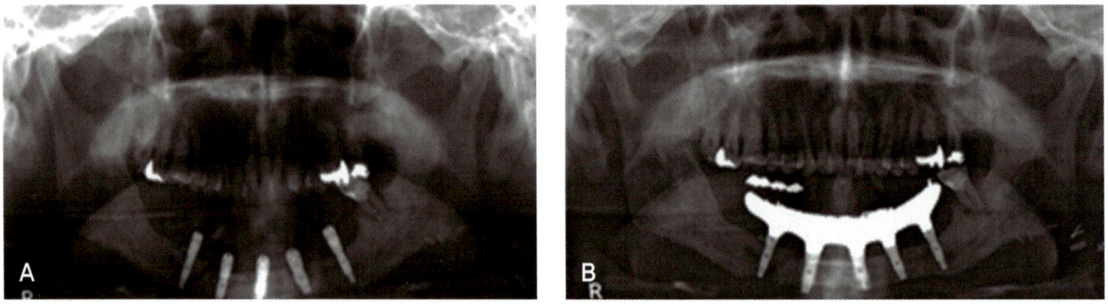

그림 8-26. 암 제거를 위해 변연골절제술 후 임플란트 고정체의 식립(A) 및 임플란트 보철치료(B).

이 증례는 방사선치료 후 2년을 기다려 임플란트를 식립하였으나, 잔존 골량 부족과 골질 불량으로 식립 부위에 병적 골절이 발생하였다. 부하를 가하지 않고 6개월 이상 기다려 골절편 접합 및 임플란트 기능을 얻을 수 있었다.

6) 전문의 의견

기침이 나거나 가슴이 아파서 병원에 왔을 때 가슴 사진을 찍자고 하면 대부분 환자는 방사선에 대한 부담이 없이 방사선 촬영을 받는다. 심지어 정밀 건강검진이라는 명목으로 전신의 컴퓨터 촬영을 받거나 PET 검사까지 받아도 방사선 노출에 신경을 쓰지 않는다. 그런데 치과에서 치료를 받을 때마다 방사선 촬영을 하면 방사선에 너무 쬐는 것은 아닌지 찜찜하다는 환자가 있다. 이런 환자에게 분명하게 설명하기 위해 방사선 노출에 대한 기본적인 개념의 이해가 필요하다.

환자를 대상으로 한 의료방사선의 제한 선량은 없다. 방사선 노출의 한도를 마련하면 필요한 검사를 시행할 수 없기 때문이다. 그러나 의료인은 방사선 촬영 전에 다음과 같은 전제를 알고 있어야 한다.

① 방사선 노출이 환자의 진단과 치료에 분명한 이익이 있다.

② 의료인이 방사선 과잉 노출 방어와 관리에 대해 충분한 지식을 갖고 있다.

③ 의료인은 방사선노출선량을 줄이기 위해 끊임없이 노력하고 있다.

따라서 “왜 이 방사선검사를 시행합니까?”라는 질문에 제대로 대답할 수 없으면 방사선 촬영을 시행해서는 안 된다.

방사선량(radiation dosage)을 나타내는 단위에는 다음 2가지가 종류가 있다.

- 흡수선량(absorbed dose)을 나타내는 Gy(그레이): 현재 사용하는 단위는 Gy이며, 과거의 단위는 rad(radiation absorbed dose)이었다. 방사선 종류에 관계없이 몸에 흡수되는 선량이며, 1Gy는 물질 1kg당 1J의 에너지가 흡수되는 선량이다. 방사선치료나 대량의 방사선에 노출되었을 때 나타나는 확정적 영향을 평가하기 위해 사용한다.
- 등가선량(equivalent dose)을 나타내는 Sv(시버트): 현재 사용하는 단위는 Sv이며, 과거의 단위는 rem(roentgen equivalent man)이었다. 방사선이 인체에 주는 영향은 흡수선량뿐만 아니라 방사선의 종류에 따라 다르다. 이것을 고려하여 조직과 장기의 평균 흡수선량(Gy)에 방사선 가중 계수를 적용하여 종류가 다른 방사선이더라도 같은 척도로 인체에 대한 영향을 나타낼 수 있도록 한 것이다.

잘 이해가 안 되면 다음과 같은 비유를 들어보자. 쇠로 만든 망치와 고무로 만든 망치를 생각해보자. 쇠망치와 고무망치로 사람의 머리를 같은 힘으로 두드리면 어떻게 될까? 쇠망치라면 크게 위험할 것이라고 쉽게 상상할 수 있다. 여기서 두드리는 힘을 그레이, 맞은 사람의 머리를 시버트라 하고, 망치의 재료를 방사선 종류라고 생각해 본다면 이해가 될 것이다.

방사선 중에서 X선과 γ선은 계수가 1이므로 1Gy = 1Sv이지만, α선은 계수가 20이므로 1Gy = 20Sv가 된다.

방사선 과잉 노출 방어를 위해 사용하는 개념이며, 방사능노출피해에 대한 건강조사, 자연 방사선에 의한 발암률 조사 또는 일반 대중이나 방사선 종사자의 방사능 노출조사 등에 사용되고 있다.

의료 현장에서 Gy와 Sv의 사용 구분에 혼란이나 당황스러움이 있다. 그러나 앞의 설명처럼 X선이나 γ선에서 1Gy = 1Sv이므로, 일반적으로 알기 쉽게 하려고 Gy나 Sv 중 하나로 통일하는 경우가 많다.

방사선 촬영에 대해 불안해하는 환자에게 어떻게 설명하면 좋을까?

먼저 자연 방사선과 인공 방사선의 개념을 알아보자. 우리는 우주선, 대지, 채소 등의 식품으로부터 항상 미량의 방사선을 받으며 생활하고 있기 때문에 방사선 그 자체가 매우 위험한 것은 아니다. 따라서 방사선량에 따른 위험성의 관계를 이해시킬 필요가 있다. 자연 방사선에 의한 방사선노출선량은 전 세계 평균으로 연간 2.4mSv이다(남미에 연간 80mSv에 달하는 지역도 있다). 한편 방사선검사(의료용 방사선)는 인공 방사선이며, 흉부 단순 방사선 촬영은 0.14mSv의 방사선에 노출된다. 각종 방사선검사에 의한 추정 방사선노출선량(exposure dose)은 표 8-5와 같다.

표 8-5. 방사선검사의 추정 피폭선량

검사	피폭선량(mSv)
일반 촬영(흉부)	0.14
일반 촬영(흉부 이외)	0.7
위장관검사(위, 대장)	5
CT	8.6
방사선동위원소 촬영	5.9
PET-CT	12

방사선 노출 위험을 우리가 살아가는 일상생활의 위험요인과 비교하면 그 정도가 얼마나 되는지 짐작할 수 있다. 일상적인 위험요인을 수명 손실로 나타내면 표 8-6과 같다. 위장 조영검사의 방사선 노출은 담배 0.2개비에 해당한다. 이렇게 의료용 방사선노출량의 수명 손실은 크지 않기 때문에 방사선 노출보다 일상생활의 위험인자에 대한 주의가 더 중요할 것이다.

표 8-6. 일상생활의 위험에 의한 수명 손실

원인	평균 수명에서 감소 일수
독신 남성	3,500일
흡연(하루 20개비)	2,250일
비만(20%)	900일
자동차 사고	207일
음주	130일
병원의 방사선검사	11일
자연 방사선(세계 평균)	8일
커피	6일

젊은 여성이 방사선 촬영을 받고 얼마 후 임신이 판명되면 태아에 대한 방사선 영향을 걱정하는 경우도 있다. 태아의 기형(수정 후 2~8주인 기관 형성기에 방사선 노출, 이 시기에는 본인이 임신하고 있는지 모른다)이 나타나거나 정신 지체나 발육 지연(수정 후 8주~출생, 특히 8~15주의 태아기에 방사선 노출)이 나타나는 선량은 100mSv이다. 표 8-5와 같은 진단 방사선의 노출 수준으로 기형이나 다른 장애가 나타나지 않기 때문에 임신 중절을 생각할 필요는 없다. 국제방사선방어위원회(International Commission on Radiological Protection; ICRP)는 1962년 "10일 규칙"(임신 가능한 여성의 복부 방사선검사는 월경 시작 일부터 10일 이내에 시행한다)을 도입하여 1960년대에 권고하였다. 그러나 과도한 위험 평가에 근거한 것으로 밝혀져 1970년대부터 완화되다가 1983년에는 10일 규칙이 폐지되었다. 현재는 폐기된 규칙이지만 일반인이나 의료인에게는 아직도 10일 규칙이 남아 있다. ICRP는 이 현상을 우려하여 1999년 방

사선 진단에 의한 태아 방사선 노출이 임신 중절을 정당화하는 이유가 되지 않는다고 권고하였다.

진단 방사선의 노출 수준에서 기형과 같은 확정적 영향이 일어나지 않는다고 해도 확률적 영향인 발암은 1mSv의 태아기 방사선 노출에 의해 0.02~0.03%의 암 발생률이 증가하는 것으로 생각되고 있다. 임신을 알고 있을 때 방사선검사를 시행하는 경우에는 조사 범위를 좁히고, 조사 횟수나 조사 시간을 고려하여 태아에 대한 방사능노출선량을 가능하면 최소화하려는 노력이 중요하다.

참고문헌

1. 대한구강악안면외과학회 편찬: 구강악안면외과학 교과서 3판. 의치학사, 2013.
2. 김영설(역): 내과의 불편한 진실. 군자출판사, 2014.
3. 정진우, 등: 전신질환 환자의 치과치료 8판. 대한나래출판사, 2015.(Little JW, Falace DA, Miller CS, Rhodus NL: Dental Management of the Medically Compromised Patient. Elsevier, 2013.)
4. 永原國央, 等: 齒科インプラント治療のリスク度チェクとその對応. クインテッセンス, 2012.
5. Wildermuth O, Cantril ST: Radiation necrosis of the mandible. Radiology 61:771-785, 1953.
6. Rhodus NL: Dysphagia in post irradiation therapy head and neck cancer patients. J Cancer Res Ther Control 4:49-54, 1994.
7. Epstein J, et al: Post irradiation osteonecrosis of the mandible: a long term follow up study. ORAL Surg Oral Med Oral Pathol Oral Radiol Endod 83:657-662, 1997.
8. Abu-Serriah M M, et al: Extra-oral craniofacial endosseous implants and radiotherapy. Int J Oral Maxillofac Surg 32:585-592, 2003.

찾아보기(국문)

ㅇ

ㅈ

찾아보기(영문)

저자 약력

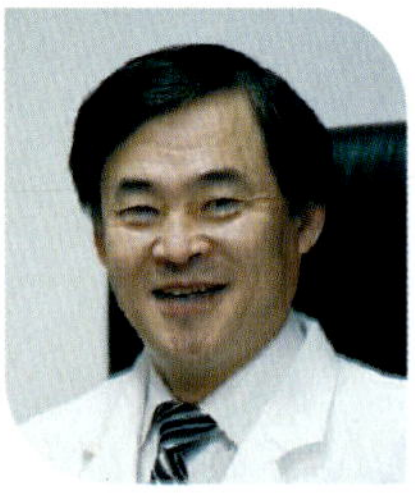

김여갑

- 경희대학교 치과대학 졸업, 동 대학원 치의학 박사(구강악안면외과학 전공)
- 미국 University of Texas, Southwestern Medical Center at Dallas, 방문교수
- 경희대학교 치과대학 병원장 및 학장 역임
- 대한치의학회 회장 역임
- (현재) 대한민국의학한림원 정회원
  일본 오사카치과대학교, 오우대학교 객원교수
  성남예치과병원 대표원장

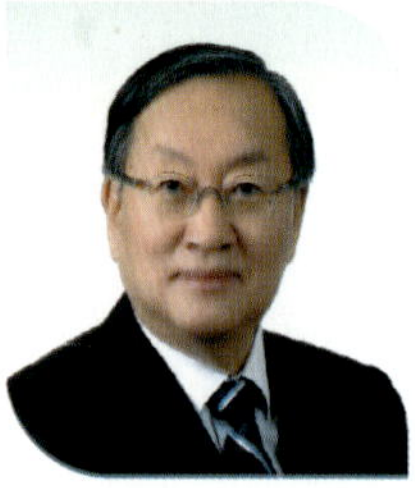

김영설

- 경희대학교 의과대학 졸업, 동 대학원 의학 박사
- 내분비내과 전문의, 경희대학교 의대병원 내분비내과 과장 역임
- 경희대학교 의대병원 병원장 역임
- 경희대학교 의과대학 학장 역임
- (현재) 정병원 명예원장

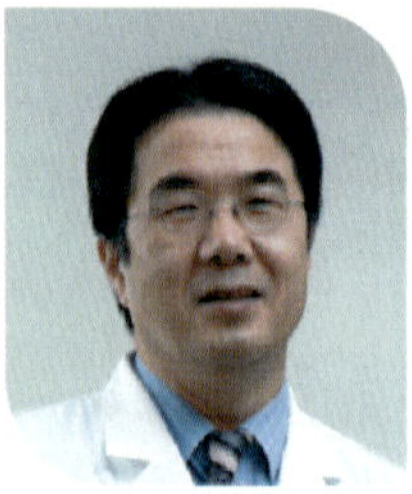

이종호

- 서울대학교 치과대학 졸업
- 전남대학교 치과대학 부교수 역임
- 독일 튀빙엔대학교 악안면외과학교실 방문교수
- 미국 하버드대학교 의과대학 근골격재활실험실 리서치펠로우
- (현재) 서울대학교 치과대학 교수(구강악안면외과학 전공)
  서울대학교 구강암센터, 임상시험센터 센터장

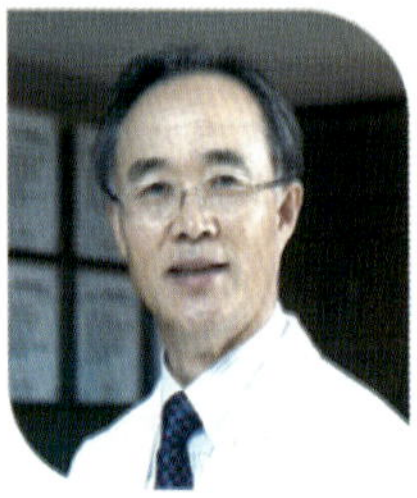

이재광

- 경희대학교 치과대학 졸업
- 경희대학교 대학원 치의학 박사
- 대한치과이식임플란트학회 정회원 및 우수회원
- (현재) 성남예치과병원 병원장

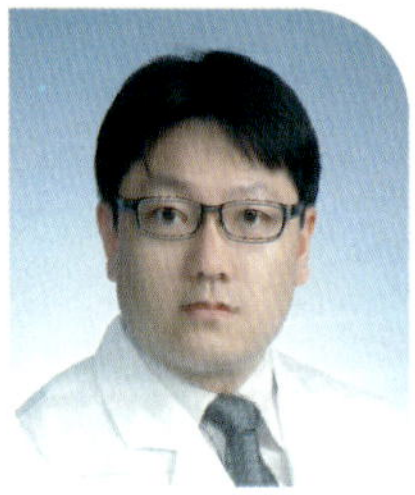

최병준

- 경희대학교 치과대학 졸업
- 경희대학교 치과병원 구강악안면외과 수료, 치의학 석사
- 경희대학교 치과병원 구강악안면외과 전임의, 치의학 박사
- (현재) 경희대학교 치의학전문대학원 부교수
  대한치과이식임플란트학회 치무이사
  대한구강악안면외과학회 교육과정위원

전신질환과 치과치료

발행일 2016년 10월 5일
저 자 김 여 갑 외
발행인 최 용 원
편 집 장 순 임
표 지 장 순 임
교 정 김 경 순
발행처 **대한나래출판사**
등 록 제2012-000051호(1994.6.10)

주 소 서울특별시 성동구 성수이로 147 (성수동2가 289-319번지)
아이에스비즈타워 903호
전 화 (02) 922-7080
팩 스 (02) 922-0841
이메일 nrpub@naver.com

ISBN 978-89-5741-475-0 **정가 80,000원**